決定版！ 作りおき＆レンチンで簡単！

糖質オフのやせる！ ラクうま弁当 350

高雄病院理事長
江部康二／著　**新谷友里江**／料理

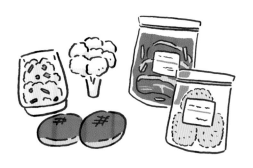

ナツメ社

自分に合った糖質オフ弁当でおいしく食べてやせる！

　本書は、糖質オフのお弁当の本です。カロリー制限食の場合、減量は極めて困難で、そもそもひもじくて長く続けることは不可能といえるでしょう。その点、糖質制限食なら、厚生労働省のいう「推定エネルギー必要量」をしっかり摂取してよいので、満足感や満腹感があり、しかも減量効果が速やかに出ることでモチベーションも高まるため、長く続けることが可能になります。糖質を食べて血糖値が上昇すると、分泌されたインスリンが血液中のブドウ糖を筋肉に取り込ませることで血糖値を下げますが、余ったブドウ糖は全て中性脂肪に変えられ、脂肪細胞に蓄えられます。これが、インスリンが肥満ホルモンといわれる理由です。一方、たんぱく質と脂質は直接血糖値を上げることはないので、食べても太りません。

　いざ減量のために糖質制限食を始めたけれど、お昼は社員食堂に行くしかないなど、昼ごはんで挫折する人が多いようです。外食やコンビニを利用する手もありますが、糖質制限中でもOKなメニューの選択肢は限られます。そこで、家庭で作る糖質オフ弁当の出番です。容量が決まっており、糖質量の管理がとても簡単です。おかずを作りおきしておけば、当日詰め合わせるだけなので悩む必要もなくラクに続けることができ、毎日おいしく楽しく食べられます。電子レンジ調理のレシピもあり、手早く一品追加できるのも魅力的です。きちんと糖質オフのほうが、減量効果が速く出るのは必然なのですが、ゆる糖質オフでも一定の効果は期待できます。是非、実践していただければ幸いです。

2020年1月吉日　江部康二

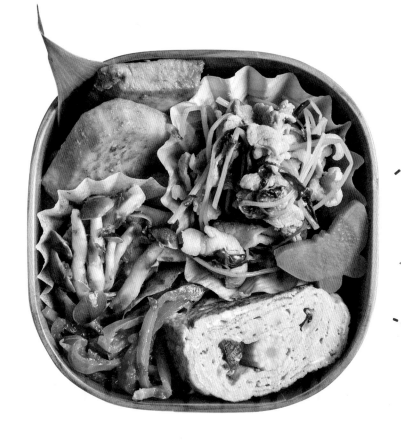

あなたは
きちんと
糖質オフ?

それとも
ゆる
糖質オフ?

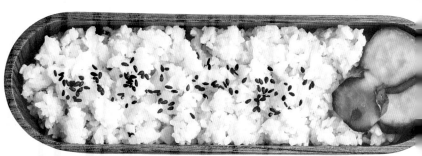

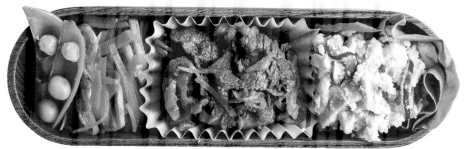

CONTENTS

Part 1
肉の作りおき＆レンチンおかず

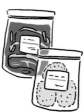

がっつり＆きちんと糖質オフ!弁当

鶏肉 の定番メインおかず

豚肉 の定番メインおかず

牛肉 の定番メインおかず

ひき肉 の定番メインおかず

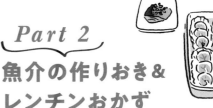

Part 2
魚介の作りおき＆
レンチンおかず

がっつり＆ゆる糖質オフ!弁当

Part 3
卵&大豆製品・豆の作りおき&レンチンおかず

きちんと糖質オフ!で麺&パン弁当

卵 の定番メイン&サブおかず

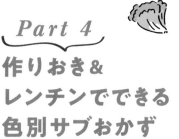
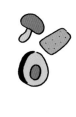

Part 4
作りおき＆
レンチンでできる
色別サブおかず

ゆる糖質オフ!でワンディッシュ弁当

野菜のサブおかず-赤-

野菜＆卵のサブおかず-黄-

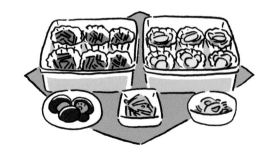

この本の特徴と決まり

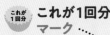
Yummy!

本書に掲載しているお弁当のおかずは、糖質制限ダイエットをしている人に安心の低糖質なものばかり。1回分の糖質量が表示されているから、どれを組み合わせるにも便利です。

これが1回分マーク

味がパッとわかるアイコンつき

塩味　みそ味　梅味

パッと見てすぐにわかる味アイコンつきで、マンネリ化しがちなお弁当の味のバリエーションも広がります。

1回分の糖質量とたんぱく質量、エネルギー量

お弁当のおかずや低糖質ごはんの1回分について、糖質量とたんぱく質量、エネルギー量をわかりやすく表示。

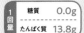

1回量	糖質	0.0g
	たんぱく質	13.8g

1回量 176 kcal

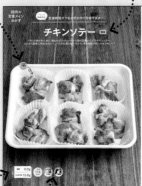

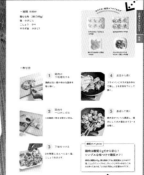

自由に組み合わせても糖質オフ！おすすめのサブおかず

メインおかずには、組み合わせるとバランスがよくなるサブおかずを提案。どれを組み合わせても糖質オフ！

ひと目でわかる冷蔵・冷凍マーク

作りおきおかずの冷凍、冷蔵の保存期間をかわいいアイコンで表示。冷凍に向かないおかずはNGとしています。

冷蔵 1～2日

冷凍 1週間

1回分マーク　1回分

パッと見て、1回分のレシピだとわかるマークつき。食べる分だけ作ればいいので、食べ過ぎの防止にも◎。

糖質オフ！pointでやせるコツをマスター

レシピに対する糖質オフポイントをわかりやすく解説します。理解を深めて、やせるコツをマスターしましょう。

●この本の使い方

・材料は6回分、または1回分、作りやすい分量を基本としています。
・計量単位は1カップ＝200ml、大さじ1＝15ml、小さじ1＝5mlとしています。
・「少々」は小さじ⅙未満を、「適量」はちょうどよい量を入れることを示します。
・電子レンジは600Wを基本としています。500Wの場合は、加熱時間を1.2倍にしてください。
・本書で使用している「ラカント」は、血糖値に影響しないため、糖質量は「0」として計算しています。

●糖質制限を始める前の注意事項

・糖尿病の方で経口血糖降下剤の内服やインスリン注射をしておられる場合は、低血糖を起こす心配があるため、必ず医師と相談してください。
・診断基準を満たす膵炎がある場合、肝硬変の場合、そして長鎖脂肪酸代謝異常症は、糖質制限食の適応となりませんのでご注意ください。
・腎不全の方が糖質制限食を実施する際は、必ず医師に相談してください。

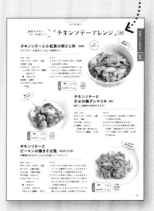

バリエ、アレンジも豊富に紹介！

定番のおかずに関して、味や調理法のバリエーションや、アレンジ方法を豊富に紹介しています。

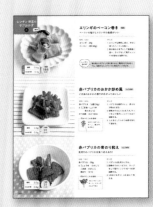

レンチン、半調理レシピも豊富！

作りおきおかずの他にも、思い立ったらすぐにできる、レンチン、半調理レシピもたくさん紹介。

糖質オフ弁当で
効率よくやせる仕組み

ダイエット中のランチは何を選んでいいかわからず、成果が思うように出ない…という人も多いのでは？
まずは、糖質オフ弁当でやせる仕組みを理解することから始めていきましょう！

つい食べ過ぎてしまうランチこそ、糖質オフ弁当で糖質量を管理!

糖質オフダイエット中のランチは、ごはんや麺、パンなどの糖質を抜くのが基本。とはいえ、意外と外食やコンビニでは、食べられるものがなかったり、物足りない食事になったりしがちです。外食で「ごはん抜きで！」と伝えるのも勇気がいりますし、ごはんを少なめにしてもらったとしても、結局はおかずやお菓子を食べ過ぎてしまう結果に…。糖質オフ弁当なら、低糖質のおかずを組み合わせて詰めるだけで、糖質量が管理できます。そのうえ、満足感もあり、食べ過ぎも予防できるのです。

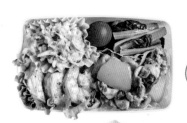

手作りのお弁当で
糖質量を管理!

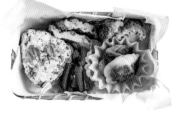

糖質オフダイエット中のランチの悩み TOP3

第1位 外食が多くて、つい食べ過ぎてしまう…

お弁当は毎朝作るのが面倒だから、外食へ。糖質の低いメニューがなかなか見つからず、炭水化物が多いメニューを食べてしまい、なかなかやせられない…。

第2位 サラダだけだとお腹が空き過ぎてつらい…

炭水化物抜きでサラダだけにしたけれど、お腹が満たされず、空腹に苦しむ午後…。ダイエットは続けることが大切なのに、つらいと挫折してしまうこともしばしば。

第3位 食べられるものがない!

外食は糖質が多いものばかりだから、コンビニで買うことに。でも、糖質が低い商品は限られていて、毎日同じものばかり選ぶようになり、飽きてしまった…。

糖質オフ弁当があれば、大満足しながらやせる!!

糖質オフ弁当でやせるポイント6

point 1 糖質量が管理しやすくて安心!

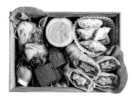

外食でボリューム満点の食事をついつい全部食べてしまい、食べ過ぎを後悔…なんてことも多いのでは? その点お弁当は、1食分の量をあらかじめ決めて持って行くので、食べ過ぎを防げ、糖質量が管理しやすくなるのです。

point 2 糖質オフの作りおきおかずを詰めるだけだから簡単

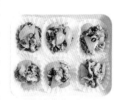

糖質オフの作りおきおかずを用意しておけば、詰めるだけで糖質オフ弁当が完成するから、とにかく簡単です。ダイエットにはお弁当がいいとわかっていても、朝は時間がないから作れないという人におすすめです。

point 3 朝起きてすぐ作れるレンチンおかずを利用してもっとラクに

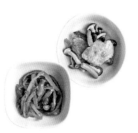

ある程度、作りおきおかずを用意しておき、朝起きてからでも簡単&すぐ作れるレンチンおかずを組み合わせるのも便利です。レンチンおかずなら洗い物が少ないうえ、たくさん作りおきをしておくのが苦手な人でも手軽に続けられます。

point 4 低糖質のおかずだからたくさん詰めても太らない!

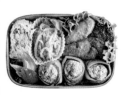

おかずそれぞれが低糖質だから、たくさん詰めてもOK! ダイエット中の食事でありがちな物足りなさを感じさせない、ボリューム感のあるお弁当が作れるのは、糖質オフおかずだからこそ。これなら毎日続けられそうですね。

point 5 野菜やきのこ、海藻を意識することで効率的にやせる!

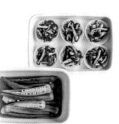

ただただ糖質を減らすのではなく、食物繊維が豊富な野菜やきのこ、海藻を積極的に取り入れることも大切です。糖の吸収を穏やかにしたり、便通をよくしたりする他、ビタミンやミネラルも豊富なので、健康的なダイエットが可能に。

point 6 低糖質のごはん、麺、パンを活用すれば続けられる!

ごはん、麺、パンを一切食べないダイエットは、つらくて続かずに、結局失敗に終わることも。カリフラワーごはんやおからごはん、糖質オフの麺、ブランパンなどを上手に活用し、無理なく続けていくことが、ダイエット成功への近道です。

そもそも糖質オフって?

最近よく耳にする糖質オフ。糖質を減らすだけでやせるメカニズムや
糖質オフのポイントをおさえて、お弁当作りだけでなく、日々の食事に役立てましょう!

糖質の多い食材を避け、糖質の少ない食材を選んで食べるだけのダイエット!

そもそも太る原因は、糖質の摂り過ぎにあります。糖質の多い食材(ごはん、パン、麺などの主食、いも類、かぼちゃ、ごぼうなどの根菜類、砂糖、スイーツなど)をたくさん食べると、血液中のブドウ糖が増え、血糖値が上昇します。すると、膵臓でインスリン(肥満ホルモン)が放出され、ブドウ糖が肝臓や筋肉に取り込まれます。その際、肝臓や筋肉で使い切れなかったブドウ糖が脂肪として蓄えられると太るのです。逆に糖質の少ない食材を選んで食べると、食べ物由来の「ブドウ糖」が少量しか得られなくなることから、自分の肝臓でブドウ糖をつくり出す仕組み、「糖新生」が起こり、消費カロリーを増やすことでやせるのです。これが「糖質オフ」です。

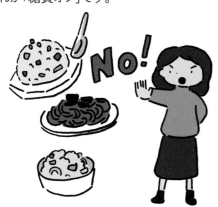

【 やせるメカニズム 】

糖質の少ない食事を摂る

▼

食事由来のブドウ糖が少量になる

▼

肝臓で糖新生が始まる
(ブドウ糖が体内でつくられる)

▼

ブドウ糖をつくり出す作業の
エネルギー源として
脂肪が燃やされる

▼

蓄えられていた脂肪が
どんどん燃やされる

▼▼
▼▼

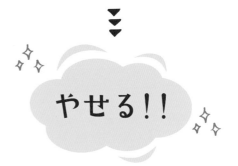

やせる!!

\\ これを守れば完ペキ! //
〖 糖質制限食十か条 〗

左ページでやせるメカニズムを理解したら、次は糖質オフの具体的なルールをおさえましょう。まずは、糖質オフの食事で大切なポイントの十か条に沿って実践してみましょう。

1 魚介、肉、豆腐、納豆、チーズなど、たんぱく質や脂質が主成分の食品はしっかり食べてもOK。

2 白米や玄米、白いパン、全粒粉のパン、麺類、菓子、砂糖などの糖質は、できるだけ摂らないようにする。

3 やむを得ず、主食（白米、玄米、パン、麺類など）を食べるときは、できるだけ少量にする。

4 飲み物としては、甘いジュース類はもちろん、牛乳や果汁もNG。成分無調整の豆乳、水、お茶などを。

5 糖質含有量の少ない野菜、海藻、きのこ類は食べてOK。果物はいちごなど、甘味の少ないものを少しだけに。

6 オリーブオイルや魚の脂（EPA、DHA）は積極的に摂り、リノール酸（サラダ油など）は減らす。

7 マヨネーズやバターも摂って大丈夫。ただし、マヨネーズには糖質が含まれているものもあるので、原材料をチェック。

8 お酒は種類を選ぶこと。蒸留酒（焼酎、ウイスキーなど）と辛口ワインはOKだが、醸造酒（ビールや日本酒など）は控えて。

9 間食やおつまみはチーズやナッツ類を中心に。スナック菓子、ドライフルーツはNG。

10 できるだけ化学合成の添加物が含まれていない食品を選ぶ。

---

what's
糖新生？
糖質が少なくなると肝臓でブドウ糖をつくる

糖質が少ない食材を選んで食べると、食事由来のブドウ糖が少なくなり、体は、肝臓で乳酸などからブドウ糖をつくるようになります。この仕組みが「糖新生」です。この作業のエネルギー源として、脂肪が燃やされます。糖質をほとんど摂らない体では、必要最低限のブドウ糖を得るために、24時間、糖新生が行われます。体に蓄えられていた脂肪がどんどん燃やされるので、やせるのです。

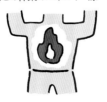

what's
AGEs？
たんぱく質と糖が結合してできた物質で老化を招く

糖質を食べて血糖値が上がると、たんぱく質が「糖化」という反応によって劣化してしまうことがわかっています。その際に最終的にできる物質が、AGEs（エージーイー／終末糖化産物）。このAGEsが血管に溜まると動脈硬化を、骨に溜まると骨粗鬆症を、皮膚に溜まるとシワ、シミなどの老化を招きます。その点、糖質オフ中はAGEsが蓄積されず、これらの老化防止に役立ちます。

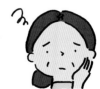

何を選ぶ?
何を避ける?

糖質オフの
OK&NG食材・調味料

糖質オフダイエットは糖質の少ない食材を選ぶことが基本です。
ただし、味つけで糖質を多く摂ってしまうことがあるので、調味料も意識して使いましょう。

OK!!
糖質の少ない安心食材

- 牛肉、豚肉、鶏肉などの肉類
- ソーセージやハムなどの肉加工品
- 魚介類
- ツナなど魚の水煮、油漬け缶詰
- 卵
- 豆腐、無調製豆乳などの大豆製品
- 野菜（玉ねぎ、ごぼうは量に注意）
- 豆類、ごま、くるみなどの種実類
- きのこ類
- 海藻（ただし昆布は大量に食べない）
- 油脂類
- こんにゃく
- アボカド

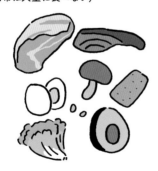

NG!!
糖質の多い要注意食材

- 肉や魚介の味つけ缶詰
- かまぼこなどの練り物
- 牛乳
- 小豆、いんげん豆、調製豆乳
  （炒った大豆、きな粉は量に注意すればOK）
- かぼちゃ、くわい、そら豆、とうもろこし、
  ゆりね、れんこん、にんじん
- きのこや海藻の佃煮
- 米、小麦、そば、コーンフレーク、ビーフン
- いも類、片栗粉、春雨、マロニー
- 果物（甘味が少ないものなら量に注意すればOK）
- ドライフルーツ、ジャム、フルーツジュース
- 甘い菓子、スナック菓子、米菓子、清涼飲料水

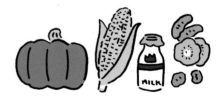

糖質オフ*memo*

お弁当は彩りも大切だから「NG」と思いがちな食材も少量ならOK!

糖質が高い食材を使ったおかずも、少量なら食べてOKです。詰める際に他のおかずを低糖質なものにして、お弁当全体で糖質が抑えられるように調整しましょう。彩りのよいお弁当は、目でも満足感が得られ、栄養バランスも整います。

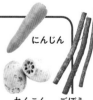
にんじん
れんこん　ごぼう

OK!!
糖質の少ない調味料

- しょうゆ
- 塩
- みそ（白みそ以外）
- 酢
- マヨネーズ
- 香辛料
  （ハーブ・スパイス）

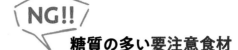

NG!!
糖質の多い要注意食材

- ウスターソース
- とんかつソース
- 甘みそ（白みそ）
- コンソメ、顆粒風味調味料
- 酒かす
- オイスターソース
- トマトケチャップ
- チリソース
- カレーなどのルウ
- 焼き肉のタレ
- ポン酢しょうゆ
- 砂糖
- はちみつ
- みりん

> **糖質オフ memo**
>
> ## 糖質高めでも少量なら OKの調味料で 味のバリエーションを広げる
>
> トマトケチャップやオイスターソース、ポン酢しょうゆなどの糖質の高い調味料も、風味づけに少量程度なら使っても大丈夫。風味が増すことで満足感を得られ、いろいろな味のバリエーションがあることで、食事を楽しみながらダイエットができます。

トマト
ケチャップ

ポン酢
しょうゆ

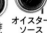
オイスター
ソース

砂糖の代わりに

エリスリトールという 糖アルコールを含む甘味料を

お弁当のおかずは、照り焼きなど甘辛い味つけが多く、普通は砂糖やみりんを使いますが、これらは糖質が多いのでNG。唯一おすすめなのが、エリスリトールという天然由来の糖アルコールを原材料とする糖質ゼロの甘味料。血糖値を上げないから安心です。

ラカントS

※砂糖・調味料売り場用

※健康食品売り場用

羅漢果の抽出エキスと、エリスリトールを原材料とする甘味料。

LOHAStyle エリスリトール

エリスリトール100％の甘味料。

小麦粉・パン粉の代わりに

おからパウダー、高野豆腐を すりおろしたものを使って

揚げ物の衣や、ハンバーグなどのつなぎで使う小麦粉やパン粉は糖質が高いので、糖質オフ中は控えましょう。便利なのが、おからパウダーとすりおろした高野豆腐です。糖質を抑えられるだけでなく、カルシウムや食物繊維も豊富だから栄養面でも◎。

おからパウダー

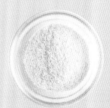

おからを粉末にして乾燥させたもの。スーパーなどで購入できます。

高野豆腐の すりおろし

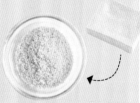

高野豆腐をすりおろすだけなので、家で簡単に作れます。

きちんと糖質オフ&
ゆる糖質オフのお弁当のポイント

主食なしできちんと糖質を減らしてやせたい人も、ちょっとゆるめに長いスパンでやせたい人も、
自分が挫折&リバウンドなく進められる方法を選んで、着実に成果を出していきましょう!

きちんと 糖質オフ弁当　　1食あたり：糖質量 10〜20g未満

野菜 のサブおかずは **2品**

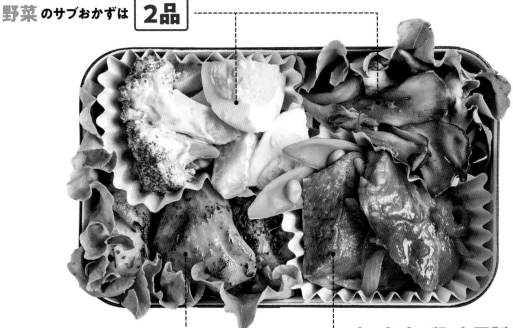

肉、魚介、卵・大豆製品・豆の
メインおかずは **2〜3品**

1日3食主食なし。スーパー糖質制限食のあなたは
ランチはメインおかず2品でモリモリ食べて満足感アップ

きちんと糖質オフダイエットを実践するなら、1食あたり、糖質量10〜20g未満を目安に。主食は基本的に詰めず、低糖質のおかずのみをチョイスしましょう。肉、魚介、卵・大豆製品・豆のメインおかずを2〜3品、野菜のサブおかずを2品組み合わせます。焼き物、揚げ物などのメインおかずはボリュームがあるので、主食がなくても大満足。サ

ブおかずは、赤、黄、緑、茶、白の5色を意識することで、栄養バランスがアップします。その他に、甘味、辛味、塩味、酸味など、味のバリエーションが豊富になるように組み合わせるのも◎。また、すき間にはサラダ菜などの低糖質の野菜や、チーズなどを詰めるのがおすすめです。

ゆる糖質オフの主食は低糖質の ごはん、麺、パンで工夫して

やっぱり主食が食べたいという人は、糖質を抑えた主食に代えましょう。ごはんならカリフラワーやおからを混ぜてかさ増ししたごはん、麺なら糖質オフの麺、パンならブランパンなどがおすすめです。糖質オフの麺は、中華麺タイプやうどんタイプなどの種類があるのもうれしい！

ゆる 糖質オフ弁当　昼のみ 糖質量 40〜50g未満

低糖質の主食は **1品**

肉、魚介、卵・大豆製品・豆の **メインおかず**は **1〜2品**

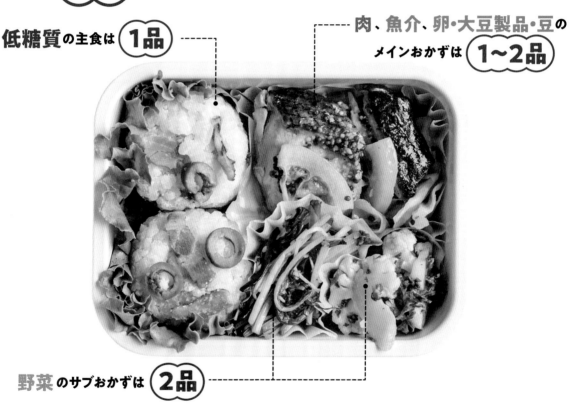

野菜のサブおかずは **2品**

主食OKはランチだけ。朝と夜は糖質量を10〜20g未満に。 いつものお弁当と変わらない満足感で無理なく続けられる

ゆる糖質オフダイエットを実践するなら、朝と夜の糖質量を10〜20g未満に、ランチは40〜50gを目安にしましょう。ランチで低糖質の主食をOKにすると、満足感が得られ、無理なく続けることができます。内容は、肉、魚介、卵・大豆製品・豆のメインおかず1〜2品、野菜のサブおかず2品、低糖質ごはんやブランパンなどを組み合わせてボリ

ューム満点に。いつものお弁当のごはんを低糖質ごはんに代えるだけでもいいですが、低糖質のおかずを選んで詰めることで、糖質＆カロリーオーバーになることも避けられます。主食はおにぎり、チャーハン、サンドイッチなどバリエーションを楽しんで。

これならみんなで楽しめる！
糖質オフの作りおき＋レンチンおかずで
家族も自分も満足する秘訣

ダイエット用に別のおかずを用意するのは大変だから、家族みんなで同じものを食べたい！
糖質オフおかずでも、家族がよろこぶレシピ満載なので、無理のないダイエット生活を。

糖質オフのおかずは
家族のお弁当にもぴったり！

糖質オフ弁当のおかずは、家族も一緒に食べられるおいしいものばかり。ダイエット用だと物足りない気がするかもしれませんが、甘辛味や揚げ物などもあるので、家族のお弁当のおかずとしても最適です。ダイエット中なら、P16-17の詰め合わせ例を参考に、糖質オフおかずを詰め合わせ、家族には、同じおかずにごはんやパスタなどの主食を組み合わせましょう。作りおきとレンチンおかずを組み合わせると、バリエーションが広がります。

お弁当のおかずは一緒でOK！

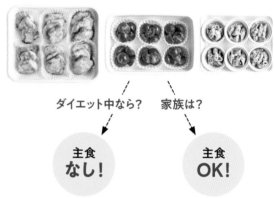

ダイエット中なら？　　家族は？

**主食
なし！**

**主食
OK！**

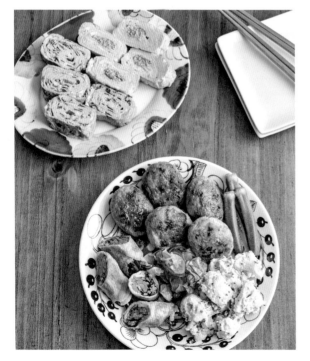

作りおきおかずを
お皿に盛りつければ
朝食や夕食のおかずにも

週末に作りおきおかずを作ったら、お弁当に詰めるだけでなく、大皿に盛り合わせて、家族みんなでいただきましょう。卵焼きや豆腐のおかずなら、忙しい朝のおかずの一品として、肉や魚介類のメインおかずなら、夕食の一品としても十分満足してもらえます。また、メインおかずは当日作って、野菜の作りおきおかずを添えるだけで、栄養バランスのとれた献立だってあっという間にできます。夜のお酒と楽しむおつまみにもぴったりです。

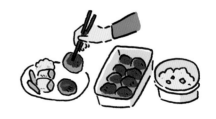

作りおきおかずをおいしく仕上げるコツ

1 食材は鮮度のいいうちに仕込む

できるだけおいしい状態で傷まずに長持ちさせるには、新鮮なものを使って調理しておくことが大切です。買い物から帰ってきたら、早めに調理を。使う食材の鮮度が落ちていると傷みやすく、日持ちしにくくなるので要注意。

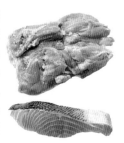

2 ゆで野菜は水分をしっかりと取る

作りおきおかずの大敵は水分です。水分が残ったままだと傷みやすくなってしまうので、ゆでた野菜の水分はしっかりと取ってから保存を。野菜同様に、おかずも汁けの少ないもののほうが長く保存できます。

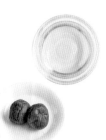

3 酢や梅干しなどの防腐効果を利用する

酢や梅干しの他に、レモン、しょうが、青じそなどにも、食材を傷みにくくする働きがあります。ごはんやおかずに混ぜたり、お弁当でおかずの仕切りに青じそを使っても◎。作りおきにも、お弁当にも活用できます。

4 スパイス・ハーブなどを上手に使う

スパイスとハーブにも防腐効果が期待できます。種類が豊富なので、味のバリエーションが広がるのもうれしいところ。満足感アップにもつながるので、スパイスとハーブを上手に使って、作りおきと糖質オフを成功させましょう。

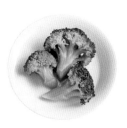
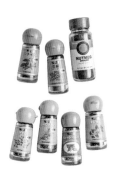

冷蔵・冷凍保存のコツは？

1 汁けのあるおかずは小分けカップで1回分ずつに分けて保存が便利

汁けのあるおかずは、あらかじめ1回分ずつカップに入れて保存しておきましょう。お弁当にそのまま詰められるのでとっても便利。特に冷凍保存する場合は、小分けにしておかないと、食べる分だけを解凍することが難しくなってしまいます。

2 下味をつけた状態で冷凍保存するとさらにおいしく食べられる！

ハンバーグは成形まで、豚のしょうが焼きは漬け込みまで、フライは衣をつけるまで準備しておき、冷凍用保存袋に入れて（ハンバーグはラップに包んでから）冷凍保存。食べるときは解凍して、火を通せば、できたてのおいしさに。保存期間は2週間が目安です。

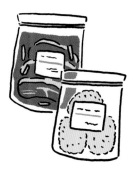

低糖質のごはん・麺・パン弁当のコツ

糖質たっぷりのごはん・麺・パンはダイエットの宿敵ですが、できれば食べたいのが
正直なところ…。そんな人におすすめの、糖質オフ中にうれしいワザを紹介します。

糖質オフでも主食メインのお弁当を楽しむコツ

糖質オフといえば、主食は食べないのが基本ですが、やっぱり物足りなさは残るもの。糖質オフダイエット中でも、主食メインのお弁当を楽しみたいときもあります。きちんと糖質オフの人は、ほぼ糖質ゼロの油揚げや厚揚げをパンに見立てたサンドイッチ弁当や、糖質オフの麺で作る麺弁当がおすすめ。ゆる糖質オフの人は、カリフラワーごはんやおからごはんを使って丼やチャーハン、おにぎり弁当も楽しめます。

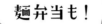
麺弁当も！

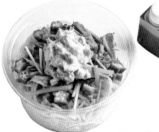

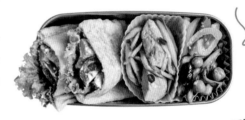
サンドイッチ弁当も！

麺なら…

おから麺やこんにゃく麺、しらたきを利用して。和え麺、スープ麺にぴったり

麺を楽しみたいなら、おから麺やこんにゃく麺などの糖質オフの麺、しらたきを利用しましょう。糖質はほぼゼロで低カロリーという最強ダイエット食材です。しらたきは一度さっとゆでたり、炒ったりすれば、プリプリとした食感が楽しめます。糖質オフの麺は丸麺、平麺など、バリエーションも豊富。パスタやうどんなどの代わりに使い分けを。和え麺、スープ麺などさまざまなメニューに利用して、ダイエットを楽しく乗り越えましょう。最近では、糖質オフのパスタもあるので、ゆる糖質オフで活用してみても。

パンなら…

ブランパンを使えばサンドイッチも楽しめる！高野豆腐や油揚げもパンの代わりに！

ゆる糖質オフの人は、ブランパンや大豆パンなど低糖質パンを上手に取り入れましょう。お好みの具を挟んでサンドイッチにする他、卵液に浸してバターで焼けば、フレンチトーストだって楽しめます。きちんと糖質オフの人は、ブランパンを利用してもいいですが、安心なのは、油揚げや厚揚げ、戻した高野豆腐をパンに見立てること。想像しているよりもはるかにボリュームがあっておいしいので、ぜひお試しを。

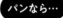

ゆる 糖質オフ弁当に おすすめ主食!

カリフラワーごはん

カロリーも糖質も大幅にカットしたヘルシーごはんです。
きちんと糖質オフしたい人は、ごはんに混ぜずに
カリフラワーだけで食べるのが効果的!

ゆる糖質オフなら

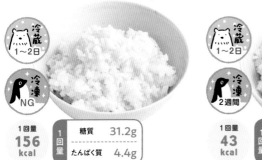

冷蔵 1～2日
冷凍 NG

| 1回量 156 kcal | 糖質 | 31.2g |
| | たんぱく質 | 4.4g |

カリフラワー80g＋ごはん80g

きちんと糖質オフなら

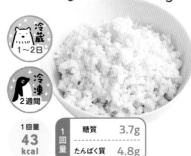

冷蔵 1～2日
冷凍 2週間

| 1回量 43 kcal | 糖質 | 3.7g |
| | たんぱく質 | 4.8g |

カリフラワー160g

カリフラワーはクセがなく、淡白な味わいなので、みじん切りにしてしまえば意外にも違和感なく食べられます。さっぱりとしていて、ビタミンCが豊富なのもうれしい!

チャーハンなど、炒めごはんにピッタリ＆軽くておいしい!

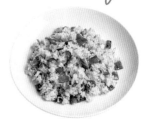

作り方

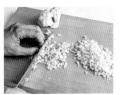 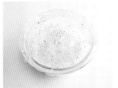 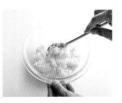

カリフラワーの房を包丁でそぎ落とします。

耐熱ボウルに入れ、ふんわりラップをして電子レンジで2分加熱します。

ごはんを混ぜ合わせます。

おからごはん

おにぎりにおすすめ!

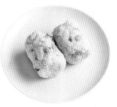

温めた生おからをごはんに混ぜるだけと、とっても簡単。
生おからは手に入れやすい値段のものが多いので、
毎日の食事に取り入れやすいのもうれしい!

食物繊維が豊富なおからをごはんに混ぜれば、糖質オフできるだけでなく、お腹もすっきり。また、少量でも満足感が得やすいので、ダイエットにぴったりのごはんです。おからも淡白な味わいなので、食べやすく、続けやすい!

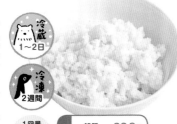

冷蔵 1～2日
冷凍 2週間

| 1回量 157 kcal | 糖質 | 29.9g |
| | たんぱく質 | 3.2g |

生おから20g＋ごはん80g

作り方

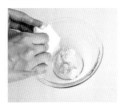 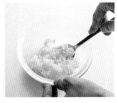

生おからを耐熱ボウルに入れ、ラップをせずに電子レンジで1分加熱します。

ごはんを混ぜ合わせます。

実践！ きちんと 糖質オフ！
作りおきおかずで1week弁当

糖質オフ弁当のやせる仕組みを理解したら、あとは実践あるのみ！ 作りおきおかずと
レンチンおかずを組み合わせた、きちんと糖質オフ派の月〜金曜日のお弁当を見てみましょう。

Monday	Tuesday	Wednesday
朝詰めるだけ！弁当	**チーズつくね＆肉巻き弁当**	**鮭とトマト煮パスタ風弁当**
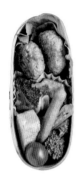	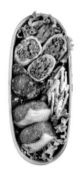	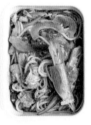
point バタバタしがちな休み明けの月曜日の朝は、作りおきおかずが大活躍。そのまま詰めて、すき間埋めおかずを入れれば完成です。	*point* チーズでアレンジしたつくねと、野菜たっぷりの肉巻きで、ガッツリボリューム弁当。作りおきのマヨサラダとアレンジしたミニトマトの梅ごま和えとともに。	*point* 基本は主食なしにするのがきちんと糖質オフ派のお弁当ですが、糖質オフの麺を使ったパスタ風なら大丈夫。作りおきおかず2品を追加して。

Monday	Tuesday	Wednesday
主菜 鶏つくね →→→	アレンジ 鶏つくねのチーズ焼き ／チーズをのせてトースターで焼いて	アレンジ 鮭のトマト煮パスタ ／トマト煮2回分で糖質ゼロ麺を和えて
主菜 鮭のトマト煮	追加 豆苗とにんじんの肉巻き →P48	アレンジ →豆苗とにんじんの肉巻きフライ ／溶き卵とおからパウダーの衣を順につけて揚げて
主菜 だし巻き卵	副菜 ごぼうとひじきのマヨサラダ	追加 黄パプリカのツナマヨ和え →P168
副菜 オクラの煮浸し	アレンジ ミニトマトの梅ごま和え	アレンジ オクラの煮浸し生ハム巻き ／生ハムを巻くだけ！
すき間 ・ミニトマト ・ゆでブロッコリー	／すりごまを加えて和えるだけ！	追加 いんげんのナンプラー炒め →P172

土日で作りおきするおかずはこれ！

肉、魚、卵の主菜を1品ずつと、副菜を3品作ります。きちんと糖質オフ派の主菜は、つくねのようにボリュームがあるものや、トマト煮のようにしっかり味がついているものがおすすめです。主食がなくても、満足感のあるお弁当になります。

鶏つくね
→P60

鮭のトマト煮
→P96

だし巻き卵
→P130

オクラの
煮浸し
→P174

ごぼうと
ひじきの
マヨサラダ
→P179

ミニトマトの
梅和え
→P164

Thursday

牛肉とクレソンの
エスニックマリネ弁当

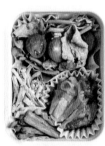

point

1週間の疲れが出てくる木曜日は、エスニック弁当で気分をリフレッシュ！作りおきを1品だけ追加し、あとは詰めるだけ＆簡単アレンジでOKです。

【追加】

牛肉とクレソンの
エスニックマリネ →P58

月曜日の流用
鮭のトマト煮

火曜日の流用

ごぼうとひじきの
マヨサラダ

【アレンジ】
いんげんのナンプラー
炒めカレー風味
／カレー粉を加えて混ぜて

Friday

厚揚げサンド弁当

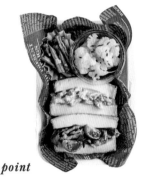

point

厚揚げでサンドしたサンドイッチ風の超ヘルシー弁当。最終日はアレンジおかずをメインにし、作りおきを1品追加。残ったおかずは休日の食事に取り入れて。

【アレンジ】
→厚揚げのエスニック
マリネサンド
／グリルで焼いた厚揚げに、切り目を入れて挟んで

【アレンジ】
→厚揚げのパプリカ
ツナマヨサンド
／グリルで焼いた厚揚げに、切り目を入れて挟んで

【追加】
カリフラワーの
クミン炒め →P180

水曜日の流用
いんげんの
ナンプラー炒め

Sat／Sun

買い出し＆作りおき

土日は1週間分の献立をざっくりと考えておくと、効率的に買い物ができ、買った食材をムダにしてしまったり、食材が足りなくなったりするのを防げます。きちんと糖質オフ派の人は主食なしで主菜多めのお弁当が多いので、たんぱく質の食材を多めに買っておいても◎。

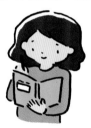

memo

使い切れなかった作りおきおかずは、朝や夜のおかずの1品にすると、普段の食事作りもぐっとラクチンに。土日などの休日のランチにするのもおすすめです。使い切れるかわからないおかずは、あらかじめ冷凍して、翌週のお弁当に使ってももちろんOK。

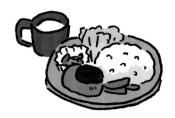

23

実践！ゆる糖質オフ！
作りおきおかずで1week弁当

ゆる糖質オフ派のあなたには、低糖質のごはん&パンを使ったお弁当を紹介します。
作りおきおかずとレンチンおかずで、お腹も心も満たされるお弁当生活を送りましょう！

Monday	Tuesday	Wednesday
朝詰めるだけ！弁当	**ぶりのペッパーステーキ弁当**	**親子丼弁当**
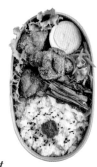	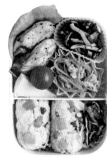	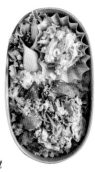
point 月曜日は、週末に作った作りおきおかずを詰めるだけのラクチン弁当。お弁当の人気おかず、から揚げと味玉を詰めて1週間をスタート！	*point* 火曜日は魚がメインのお弁当。つい詰め込み過ぎてしまいがちなごはんは、小さい俵形に握って食べ過ぎを防止しましょう。	*point* 折り返しの水曜日は、丼メインのお弁当で、手軽に作りましょう。低糖質ごはんを使えば、ダイエット中だって丼が食べられます。

Monday		Tuesday		Wednesday	
主菜 から揚げ		主菜 ぶりのペッパーステーキ		アレンジ から揚げと三つ葉の親子煮	鍋にだし汁、しょうゆ、ラカントS、酒を煮立て、切ったから揚げと三つ葉を加えてさっと煮、溶き卵を回し入れて
主菜 酢じょうゆ味玉		副菜 ひじきとしめじのナンプラー炒め			
副菜 にんじんとくるみのサラダ		アレンジ にんじんとくるみのツナサラダ	汁けをきったツナを混ぜて	追加 キャベツのヨーグルトコールスロー →P174	
副菜 小松菜のオイル蒸し		アレンジ 小松菜のオイル蒸しおにぎり	カリフラワーごはんと混ぜて握って	アレンジ 小松菜のオイル蒸しハム巻き	汁けをきってからハムで巻いて
主食 カリフラワーごはん+梅干し+黒ごま		すき間 ・6Pチーズ ・ミニトマト ・しば漬け		主食 カリフラワーごはん	

主菜3品、副菜3品を彩りよく作ります。作り
おきをまとめて作るときは、同じ色のおかずば
かりにならないように、彩りを意識して作って。
お弁当に詰めたときの仕上がりがきれいになり
ます。土日に低糖質ごはんをまとめて作ってお
くのもおすすめ！

から揚げ
→P40

ぶりのペッパー
ステーキ
→P102

酢じょうゆ
味玉
→P134

にんじんと
くるみの
サラダ
→P165

小松菜の
オイル蒸し
→P173

ひじきと
しめじの
ナンプラー
炒め
→P177

Thursday

ひじきとしめじの
混ぜごはん弁当

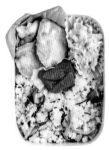

point

鶏肉の粉チーズ焼きが主菜のお弁当で
す。混ぜごはんも入ってボリューム満
点！パプリカを真ん中に詰めて、彩りよ
く仕上げます。

追加
鶏肉の粉チーズ焼き
→P44

アレンジ
ひじきとしめじの
混ぜごはん
／カリフラワーごはん、
塩と混ぜるだけ

水曜日の流用
→キャベツのヨーグルト
コールスロー

追加
赤パプリカのお浸し
→P167

Friday

鶏のチーズ焼きサンド弁当

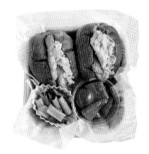

point

金曜日はブランパンを使った低糖質な
サンド弁当で、おしゃれなカフェ風に。追
加で作りおきは作らずに、アレンジのみ
だから簡単です。

アレンジ
→鶏肉の粉チーズ焼き
サンドイッチ

／ブランパンに切れ目を入
れ、半分の厚さに切った
鶏肉の粉チーズ焼きとコ
ールスローを挟んで！

アレンジ
赤パプリカと
ミニトマトのマリネ
／ミニトマトと
オリーブオイルを
加えて混ぜて

アレンジ
→小松菜のオイル蒸し
レモン和え
／レモン汁を加えて
混ぜるだけ！

Sat／Sun

買い出し＆作りおき

ゆる糖質オフ派の人も、1週間の献
立をざっくりと考えてからの買い物
がおすすめです。おかずはきちんと
糖質オフと同様ですが、低糖質のも
のであれば主食も食べられるので、
低糖質ごはんで使えるおからやカリ
フラワー、ブランパンなども買っておく
と便利です。

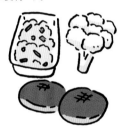

memo

ごはんはまとめて炊き、80gに小分
けして冷凍保存しておくと◎。炊き
立てのごはんをラップにのせ、平ら
にしてピッチリ包み、粗熱を取って
冷凍を。朝、電子レンジで温めて、
おからなどを混ぜれば、低糖質ご
はんの完成です。

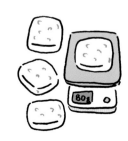

ゆる糖質オフ弁当で！ これで満足度アップ！

見栄えするおかずの詰め方*Lesson*

ダイエット中でも物足りなさを感じない、見栄えのいいお弁当にしたいですよね。
お弁当を詰めるのが苦手な人にもおすすめの、おかずの詰め方を順を追ってレクチャーします。

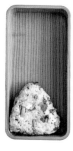

**1 おにぎりを
手前におく**

最初に主食を詰めるのがコツ。普通のごはんの場合は、詰めやすいよう温かいごはんを使い、粗熱が取れてから他のおかずを詰めて。

**2 つくねを
レタスを敷いた上に**

次はメインになるおかずを詰めます。汁けが少ないおかずなら、葉物野菜を下に敷くことで、彩りとボリューム感が出せます。

**3 卵焼きをつくねに
立てかけるように**

主食とメインおかずの間には卵焼きを。断面がきれいなおかずは、断面を見せるように詰めると見栄えがよく、食欲をそそります。

**4 すき間にカップに入れた
サブおかずを詰める**

大きなおかずを詰めたら、空いているすき間にサブおかずを詰めましょう。おかずが片寄らないように、なるべくしっかり詰めて。

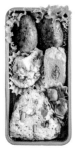

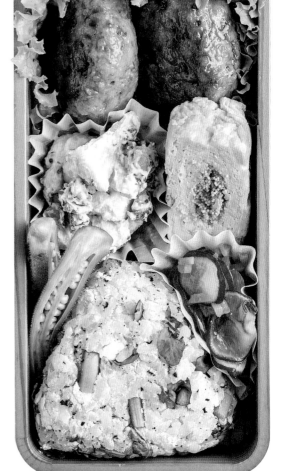

5 すき間にオクラを入れて
完成!!

Part 1

ラクうま糖質オフ！
肉の作りおき&
レンチンおかず

糖質が低く、食べ応えと満足感のある肉のおかずは、
ダイエット中の人にも大人気です。
鶏肉、豚肉、牛肉、ひき肉を食材別にご紹介。
簡単で作りたくなるおいしいおかずが満載です！

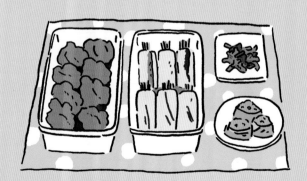

ハーブチキンソテー弁当

ハーブが香るチキンと、トマトで煮た鮭をメインに、ブロッコリーと卵のサラダも入った、
しっかりたんぱく質が摂れるお弁当です。糖質を抑えながらも、食べ応えがあるのがうれしい!

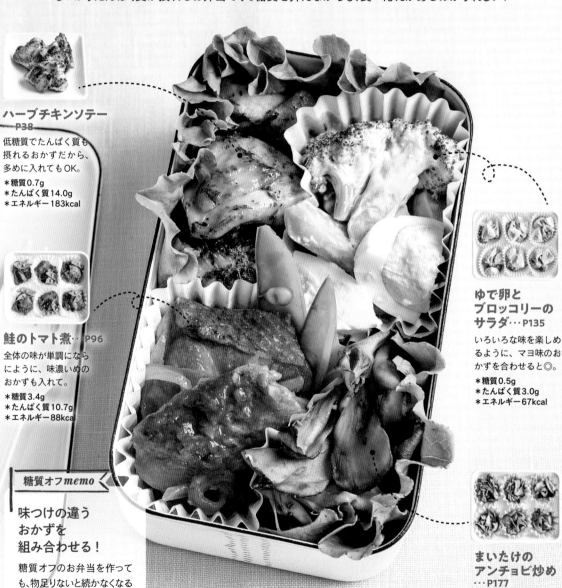

ハーブチキンソテー ··· P38

低糖質でたんぱく質も
摂れるおかずだから、
多めに入れてもOK。

* 糖質0.7g
* たんぱく質14.0g
* エネルギー183kcal

鮭のトマト煮 ··· P96

全体の味が単調になら
ないように、味濃いめの
おかずも入れて。

* 糖質3.4g
* たんぱく質10.7g
* エネルギー88kcal

ゆで卵と ブロッコリーの サラダ ··· P135

いろいろな味を楽しめ
るように、マヨ味のお
かずを合わせると◎。

* 糖質0.5g
* たんぱく質3.0g
* エネルギー67kcal

まいたけの アンチョビ炒め ··· P177

他のおかずを詰めてか
ら、空いたすき間に詰
めると簡単。

* 糖質0.3g
* たんぱく質0.9g
* エネルギー16kcal

糖質オフ memo

味つけの違う おかずを 組み合わせる!

糖質オフのお弁当を作って
も、物足りないと続かなくなる
ことも。トマト味、ハーブ風味、
マヨ味、アンチョビ風味と、味
にバリエーションがあると、
満足感が高くなります。

総エネルギー 354 kcal

お弁当全体 糖質 4.9g たんぱく質 28.6g

肉巻き弁当

パプリカの赤、卵の黄、オクラとスナップえんどうの緑で彩り豊かなお弁当です。
さわらのわさびの風味がアクセントに。味も栄養もバランスよく仕上がりました。

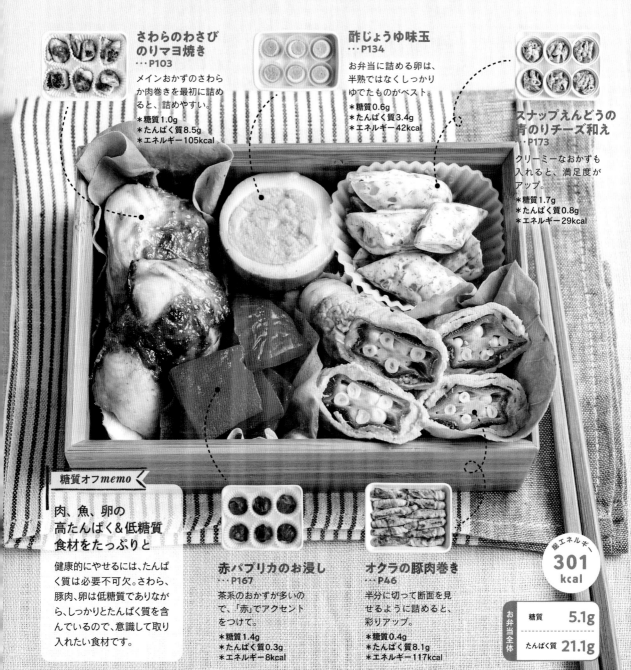

さわらのわさびのりマヨ焼き
・・・P103

メインおかずのさわらか肉巻きを最初に詰めると、詰めやすい。

* 糖質 1.0g
* たんぱく質 8.5g
* エネルギー 105kcal

酢じょうゆ味玉
・・・P134

お弁当に詰める卵は、半熟ではなくしっかりゆでたものがベスト。

* 糖質 0.6g
* たんぱく質 3.4g
* エネルギー 42kcal

スナップえんどうの青のりチーズ和え
・・P173

クリーミーなおかずも入れると、満足度がアップ。

* 糖質 1.7g
* たんぱく質 0.8g
* エネルギー 29kcal

糖質オフ memo

肉、魚、卵の高たんぱく&低糖質食材をたっぷりと

健康的にやせるには、たんぱく質は必要不可欠。さわら、豚肉、卵は低糖質でありながら、しっかりとたんぱく質を含んでいるので、意識して取り入れたい食材です。

赤パプリカのお浸し
・・・P167

茶系のおかずが多いので、「赤」でアクセントをつけて。

* 糖質 1.4g
* たんぱく質 0.3g
* エネルギー 8kcal

オクラの豚肉巻き
・・・P46

半分に切って断面を見せるように詰めると、彩りアップ。

* 糖質 0.4g
* たんぱく質 8.1g
* エネルギー 117kcal

総エネルギー
301
kcal

お弁当全体	糖質	5.1g
	たんぱく質	21.1g

エスニック弁当

ナンプラーが香る豚肉炒めと、ガーリックシュリンプがメインのお弁当。
パンチのある味わいのメインのおかずには、酸味がさわやかなヨーグルトのコールスローがよく合います。

ガーリックシュリンプ
…P106

エスニックにも合うシンプルなメインおかずを詰めて。

＊糖質0.2g
＊たんぱく質6.1g
＊エネルギー47kcal

豚肉とパプリカの
エスニック炒め
…P51

パプリカが見えるように詰めると、彩りがよく、明るいお弁当に。

＊糖質1.8g
＊たんぱく質9.7g
＊エネルギー130kcal

> 糖質オフ*memo*

えびと豚肉で、
効果的にダイエット

タウリンが豊富なえびには中性脂肪を減らす効果があり、ビタミンB₁が豊富な豚肉には疲労回復効果があります。低糖質なうえ、ダイエットを効果的に進められる食材を取り入れて。

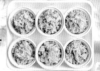

キャベツの
ヨーグルト
コールスロー…P174

ヨーグルト風味のコールスローでさっぱり。箸休めに◎。

＊糖質2.0g
＊たんぱく質3.0g
＊エネルギー47kcal

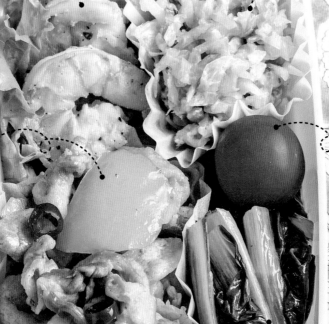

ミニトマト

最後、彩りを足したいときに、そのまま詰めれるから便利！

＊糖質0.9g
＊たんぱく質0.2g
＊エネルギー4kcal

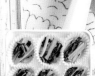

小松菜の
オイル蒸し…P173

片寄らないように、空いたスペースにすき間なく詰めましょう。

＊糖質0.4g
＊たんぱく質0.6g
＊エネルギー21kcal

総エネルギー
249 kcal

お弁当全体		
糖質	**5.3g**	
たんぱく質	**19.6g**	

※スープバリエから1品加えたり、チーズや無調整豆乳を加えるなどして、カロリーアップするのがおすすめです

たっぷりチャプチェ弁当

しらたきを使ったヘルシーチャプチェと、おからパウダーが入った食べ応えのある
アスパラつくねがメインのお弁当。噛み応えのあるブロッコリーや、コクのあるチーズを組み合わせました。

**ブロッコリーの
のり和え**
…P172

やわらかいおかずが多
いときは、噛み応えの
あるブロッコリーを。

＊糖質0.3g
＊たんぱく質1.0g
＊エネルギー20kcal

チーズ 1個18g

コクのあるチーズは、
すき間埋め＆満足度
アップに◎。

＊糖質0.2g
＊たんぱく質4.1g
＊エネルギー61kcal

しらたきチャプチェ
…P59

温かいまま詰めるとベ
チャッとする原因に。
粗熱を取って詰めて。

＊糖質1.6g
＊たんぱく質6.6g
＊エネルギー111kcal

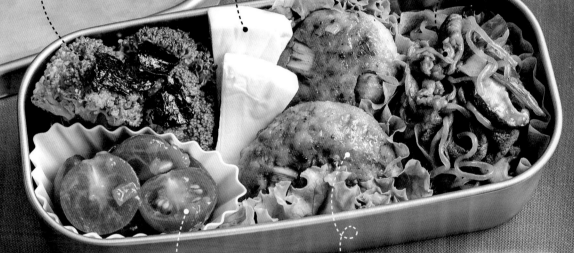

糖質オフ memo

低糖質の食材で
代用すればバリエー
ションが増える

春雨をしらたきで代用したチャ
プチェや、パン粉や小麦粉を
おからパウダーで代用したつ
くね。本来は糖質が高いけど、
低糖質食材で代用すれば、
糖質オフ中でも食べられます。

ミートマトの梅和え
…P164

メインおかずは味が濃
いめなので、さっぱり
したものを。

＊糖質2.7g
＊たんぱく質0.5g
＊エネルギー20kcal

アスパラつくね
…P62

お弁当にちょうどよい
大きさのつくね。真ん
中にドーンと詰めて。

＊糖質2.1g
＊たんぱく質14.6g
＊エネルギー180kcal

総エネルギー		お弁当全体		
392 kcal		糖質	**6.9g**	
		たんぱく質	**26.8g**	

チーズムニエル弁当

鮭のチーズムニエルとエスニックな味わいの牛肉のマリネを詰めました。お弁当のお供に
スープジャーに詰めたポトフも。具だくさんの汁物を合わせれば、お腹も心も満たされます。

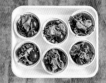

牛肉とクレソンの
エスニックマリネ …P58

汁けが多いのでカップ
に。最初に詰めると他
のおかずが詰めやすい。

＊糖質1.5g
＊たんぱく質9.2g
＊エネルギー156kcal

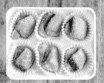

鮭のチーズムニエル
…P98

さっぱり食べられるお
かずが多いので、チー
ズのコクが引き立つ。

＊糖質0.1g
＊たんぱく質11.4g
＊エネルギー83kcal

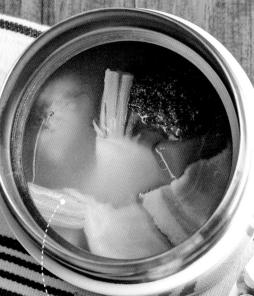

ポトフ …P195

サブおかずが1品なの
で、具だくさんの汁物
をプラス

＊糖質3.9g
＊たんぱく質4.4g
＊エネルギー113kcal

糖質オフ*memo*

満足感を
アップさせるには、
スープがおすすめ！

糖質を抑えながら満足感を
大幅にアップさせてくれるス
ープ。今回はたんぱく質多め
のお弁当なので、スープは野
菜たっぷりのポトフが◎。足り
ない栄養をスープで補えます。

うずらの卵（水煮）

詰めるだけで、簡単に
たんぱく質が摂れるか
ら常備しておくと便利。

＊糖質0.1g
＊たんぱく質1.1g
＊エネルギー18kcal

にんじんとくるみの
サラダ …P165

お弁当に彩りを足した
いときに。くるみの歯
応えもアクセントに。

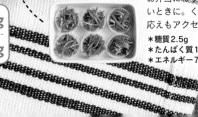

＊糖質2.5g
＊たんぱく質1.0g
＊エネルギー75kcal

総エネルギー
445
kcal

お弁当全体

糖質	8.1g
たんぱく質	27.1g

カレーバター照り焼き弁当

カレー風味のめかじきと、だしが香る豚肉と豆苗のさっと煮を中心に、おかかや梅で味つけした
副菜が詰まったお弁当。ヤングコーンの食感が楽しい卵焼きも、食べ応えがあります。

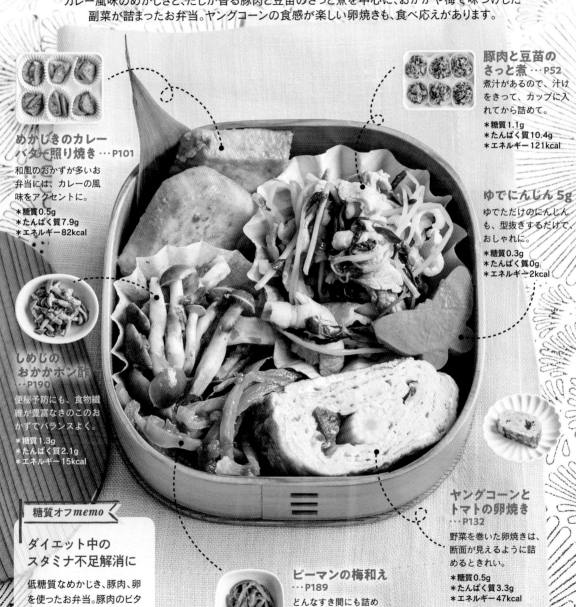

**豚肉と豆苗の
さっと煮** …P52
煮汁があるので、汁け
をきって、カップに入
れてから詰めて。

＊糖質1.1g
＊たんぱく質10.4g
＊エネルギー121kcal

**めかじきのカレー
バター照り焼き** …P101
和風のおかずが多いお
弁当には、カレーの風
味をアクセントに。

＊糖質0.5g
＊たんぱく質7.9g
＊エネルギー82kcal

ゆでにんじん 5g
ゆでただけのにんじん
も、型抜きするだけで、
おしゃれに。

＊糖質0.3g
＊たんぱく質0g
＊エネルギー2kcal

**しめじの
おかかポン酢**
…P190
便秘予防にも、食物繊
維が豊富なきのこのお
かずでバランスよく。

＊糖質1.3g
＊たんぱく質2.1g
＊エネルギー15kcal

**ヤングコーンと
トマトの卵焼き**
…P132
野菜を巻いた卵焼きは、
断面が見えるように詰
めるときれい。

＊糖質0.5g
＊たんぱく質3.3g
＊エネルギー47kcal

◀ 糖質オフ memo ▶

**ダイエット中の
スタミナ不足解消に**

低糖質なめかじき、豚肉、卵
を使ったお弁当。豚肉のビタ
ミンB₁や梅干しのクエン酸は
疲労回復に効果的。ダイエッ
ト中のスタミナ不足を解消し
ましょう。

ピーマンの梅和え
…P189
どんなすき間にも詰め
やすいので、最後に詰
めるのが◎。

＊糖質0.7g
＊たんぱく質0.2g
＊エネルギー24kcal

総エネルギー
**291
kcal**

お弁当全体	糖質	**4.4g**
	たんぱく質	**23.9g**

チンゲン菜シューマイ弁当

チンゲン菜で肉だねを包んだシューマイがおいしいお弁当。竜田揚げや、すりごまで和えたナムルの
コクのあるおかずに、さっぱりとしたみょうがの甘酢漬けがよく合います。

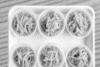

もやしのナムル…P183

少し汁けがあるので、
カップに入れておくの
がベター。

＊糖質 0.6g
＊たんぱく質 1.2g
＊エネルギー 41kcal

さばの竜田揚げ
…P99

衣がベチャっとしない
ように、粗熱が取れて
から詰めること。

＊糖質 1.0g
＊たんぱく質 13.6g
＊エネルギー 195kcal

中華風卵焼き…P133

チンゲン菜シューマイ
に合わせて中華風の卵
焼きを。

＊糖質 0.4g
＊たんぱく質 4.3g
＊エネルギー 63kcal

ゆでブロッコリー
10g

野菜が足りないときは、
ビタミン豊富なブロッ
コリーが便利。

＊糖質 0.0g
＊たんぱく質 0.4g
＊エネルギー 3kcal

糖質オフ memo

代用食材で糖質オフ!
おかずもバランスよく

皮をチンゲン菜に代えたシュー
マイと、すりおろした高野豆腐
の衣で作った竜田揚げで、糖
質をカット。揚げ物、蒸し物、和
え物などのおかずがバランス
よく入って満足度も高め。

みょうがの甘酢漬け
…P167

箸休めに酸味のあるも
のを入れると味のバラ
ンスが◎。

＊糖質 0.2g
＊たんぱく質 0.2g
＊エネルギー 3kcal

チンゲン菜シューマイ
…P87

一口サイズで詰めやす
い。肉が見えるように
見栄えよく詰めて。

＊糖質 2.3g
＊たんぱく質 11.0g
＊エネルギー 171kcal

総エネルギー
476
kcal

お弁当全体

| 糖質 | **4.5g** |
| たんぱく質 | **30.7g** |

えびと卵のふんわり炒め弁当

お弁当を開けたら、えびと卵の色合いでパッと明るい印象のお弁当です。ささみをくるくるっと巻いた
ボリューム感のあるおかずや、噛み応えのあるたけのこを一緒に詰めました。

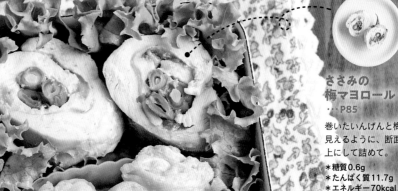

えびと卵の
ふんわり炒め … P134

茶系のおかずが多いので、真ん中に詰めれば、彩りよく見える。

＊糖質1.1g
＊たんぱく質6.3g
＊エネルギー67kcal

ささみの
梅マヨロール
… P85

巻いたいんげんと梅が見えるように、断面を上にして詰めて。

＊糖質0.6g
＊たんぱく質11.7g
＊エネルギー70kcal

レタスの甘酢漬け
・ P175

くたっとしていて、どんなすき間にも詰めやすいから最後に詰めて。

＊糖質0.5g
＊たんぱく質0.2g
＊エネルギー4kcal

── 糖質オフmemo ‹

噛み応えがある
おかずで
物足りなさを防止

えびや、たけのこなどの、噛み応えがある食材を選びます。さらに、ささみをくるくると巻いて仕上げ、しっかりとした噛み応えにすることで、満足度を高めます。

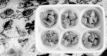

たけのこの
オイスター煮 … P178

メインおかずがシンプルな味つけなので、濃いめのサブおかずを。

＊糖質0.9g
＊たんぱく質1.0g
＊エネルギー20kcal

総エネルギー
161
kcal

お弁当全体	糖質	**3.1g**
	たんぱく質	**19.2g**

※スープバリエから1品加えたり、チーズや無調整豆乳を加えるなどして、カロリーアップするのがおすすめです

鶏肉の
定番メイン
おかず

 アレンジ
自由自在　定番糖質オフおかずの作り方をマスター

チキンソテー 塩味

パリッと焼かれた皮と、噛むたびにジューシーな肉の旨味が広がるチキンソテー。
とにかく簡単に作れるのが◎。一口大に焼いているから、焼き時間が短いのもうれしい!

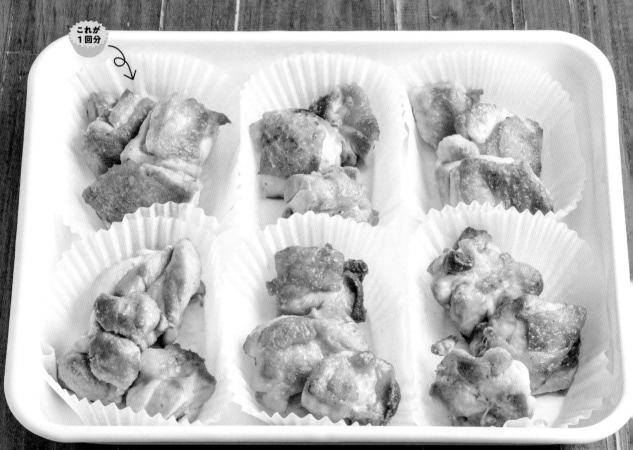

これが
1回分

1回量	糖質	0.0g
	たんぱく質	13.8g

1回量
176
kcal

冷蔵
3日間

冷凍
2週間

36

・材料（6回分）

鶏もも肉…2枚（500g）
塩…小さじ½
こしょう…少々
サラダ油…小さじ1

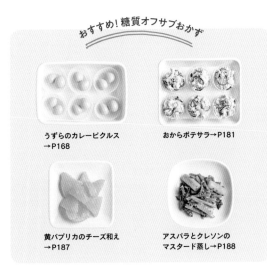

おすすめ! 糖質オフサブおかず

うずらのカレーピクルス
→P168

おからポテサラ→P181

黄パプリカのチーズ和え
→P187

アスパラとクレソンの
マスタード蒸し→P188

・作り方

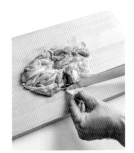

1 鶏肉の下処理をする

鶏肉は白い筋や余分な脂身を取り除く。

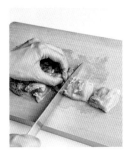

2 鶏肉を一口大に切る

1の鶏肉1枚を9等分に切る。

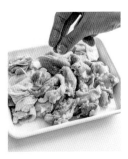

3 下味をつける

2の両面にまんべんなく塩、こしょうをまぶす。

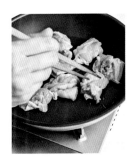

4 皮目から焼く

フライパンにサラダ油を中火で熱し、3を皮目を下にして焼く。

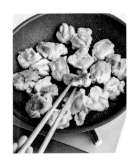

5 裏返して焼く

焼き目がついたら裏返し、弱火にして火が通るまで3〜4分焼く。

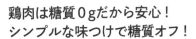

糖質オフ! *point*

鶏肉は糖質０gだから安心！
シンプルな味つけで糖質オフ！

鶏肉は糖質が0g。照り焼きにすると糖質量が上がるので塩、こしょうでシンプルに。アレンジしやすいのも◎。これさえ作っておけば、「とりあえず安心」の定番おかずです。

味ガエ！「チキンソテーバリエ」

冷凍
2週間

甘辛チキンソテー 甘辛味

ごはんによく合う甘辛味でパクパク食べられる

材料（6回分）
鶏もも肉…2枚（500g）
サラダ油…小さじ1
A【しょうゆ・酒・ラカントS（顆粒）…各大さじ2】

作り方
1 鶏肉は余分な脂身を取り除き、1枚を9等分に切る。Aは合わせておく。
2 フライパンにサラダ油を中火で熱し、鶏肉を皮目を下にして焼く。焼き目がついたら裏返し、弱火にして火が通るまで3〜4分焼く。
3 Aを回し入れてさっとからめる。

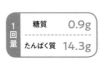

| 1回量 | 糖質 | 0.9g |
| | たんぱく質 | 14.3g |

1回量
186 kcal
冷蔵
3日間

マスタードチキンソテー マスタード味

粒マスタードがアクセント！パンに合わせても◎

材料（6回分）
鶏もも肉…2枚（500g）
サラダ油…小さじ1
A【粒マスタード・酒・しょうゆ…各大さじ2 ラカントS（顆粒）…大さじ1】

作り方
1 鶏肉は余分な脂身を取り除き、1枚を9等分に切る。Aは合わせておく。
2 フライパンにサラダ油を中火で熱し、鶏肉を皮目を下にして焼く。焼き目がついたら裏返し、弱火にして火が通るまで3〜4分焼く。
3 Aを回し入れてさっとからめる。

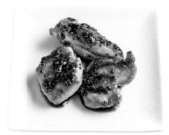

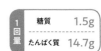

| 1回量 | 糖質 | 1.5g |
| | たんぱく質 | 14.7g |

1回量
197 kcal
冷蔵
3日間

ハーブチキンソテー 塩味

にんにくとハーブの風味がよく合う一品

材料（6回分）
鶏もも肉…2枚（500g）
オリーブオイル…小さじ1
A【酒…大さじ1 おろしにんにく・ドライハーブ（オレガノ、タイム）…各大さじ½ 塩…小さじ½ 粗びき黒こしょう…少々】

作り方
1 鶏肉は余分な脂身を取り除き、1枚を9等分に切ってAをもみ込む。
2 フライパンにオリーブオイルを中火で熱し、1を皮目を下にして焼く。焼き目がついたら裏返し、弱火にして火が通るまで3〜4分焼く。

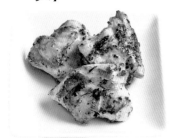

| 1回量 | 糖質 | 0.7g |
| | たんぱく質 | 14.0g |

1回量
183 kcal
冷蔵
3日間

ゆずこしょうチキンソテー ゆずこしょう味

ゆずこしょうの香りが広がって、やみつきに！

材料（6回分）
鶏もも肉…2枚（500g）
サラダ油…小さじ1
A【酒…大さじ2 ゆずこしょう…大さじ½ 塩…少々】

作り方
1 鶏肉は余分な脂身を取り除き、1枚を9等分に切る。Aは合わせておく。
2 フライパンにサラダ油を中火で熱し、鶏肉を皮目を下にして焼く。焼き目がついたら裏返し、弱火にして火が通るまで3〜4分焼く。
3 Aを回し入れてさっとからめる。

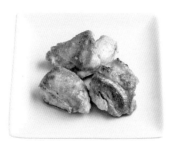

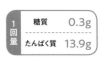

| 1回量 | 糖質 | 0.3g |
| | たんぱく質 | 13.9g |

1回量
182 kcal
冷蔵
3日間

基本のチキン
ソテーを使って！ **「チキンソテーアレンジ」** 1回分

チキンソテーと小松菜の卵とじ丼 甘辛味

カリフラワーを混ぜたごはんで糖質カット

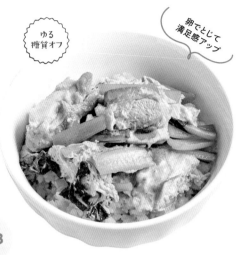

ゆる
糖質オフ

卵でとじて
満足感アップ

材料（1回分）
チキンソテー（P37）…⅙量
小松菜…30g
A【だし汁…⅓カップ
　しょうゆ・ラカントS（顆粒）
　　…各小さじ1
　酒…小さじ½】
溶き卵…½個分
カリフラワーごはん（P21）
　…160g

作り方
1 チキンソテーは小さく切る。小松菜は3cm長さに切る。
2 フライパンにAを中火で煮立て、1を入れてさっと煮る。小松菜がしんなりしたら溶き卵を回し入れてとじる。
3 カリフラワーごはんに2をのせる。

1回量	糖質	32.5g
	たんぱく質	22.4g

1回量
383
kcal

梅ダレで
さっぱり！

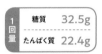

チキンソテーとかぶの梅ダレマリネ 梅味

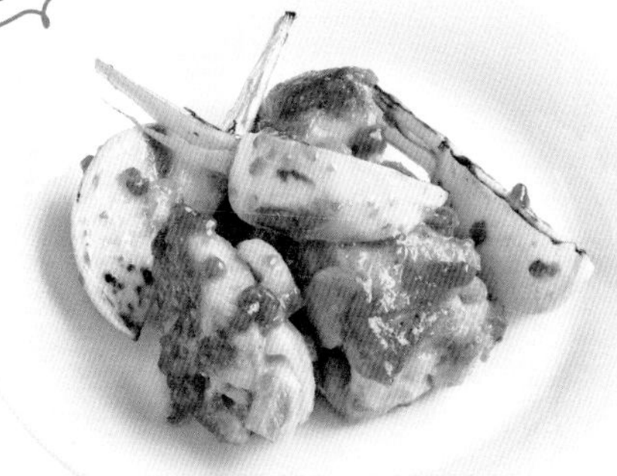

梅干しの酸味が食欲をそそる！

材料（1回分）
チキンソテー（P37）…⅙量
かぶ…⅓個
サラダ油…小さじ½
A【梅肉…小さじ1
　ごま油・酢…各小さじ¼
　ラカントS（顆粒）…少々】

作り方
1 かぶは茎を2〜3cm残して3等分のくし形切りにする。
2 Aはボウルに混ぜ合わせておく。
3 フライパンにサラダ油を中火で熱し、1を焼く。焼き目がついたらチキンソテーを加えてさっと焼き、2に加えて和える。

1回量	糖質	2.0g
	たんぱく質	14.2g

1回量
216
kcal

しらたきの
噛み応えが◎

チキンソテーとピーマンの焼きそば風 オイスターソース味

中華麺の代わりにしらたきを使ってヘルシーに

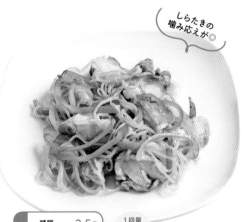

材料（1回分）
チキンソテー（P37）…⅙量
ピーマン…½個（10g）
しらたき…½袋（100g）
サラダ油…小さじ½
A【オイスターソース
　　…大さじ½
　酒…小さじ1
　しょうゆ…小さじ¼
　ラカントS（顆粒）…少々】

作り方
1 チキンソテーは食べやすい大きさに切る。ピーマンは細切りにする。しらたきはさっと下ゆでする。Aは混ぜ合わせておく。
2 フライパンを中火で熱し、しらたきをから炒りする。水分が飛んでチリチリと音がするようになったらサラダ油を加え、ピーマンを加えて炒める。
3 油が回ってしんなりしたらチキンソテーを加えてさっと炒め、Aを加えてからめる。

1回量	糖質	2.5g
	たんぱく質	14.9g

1回量
219
kcal

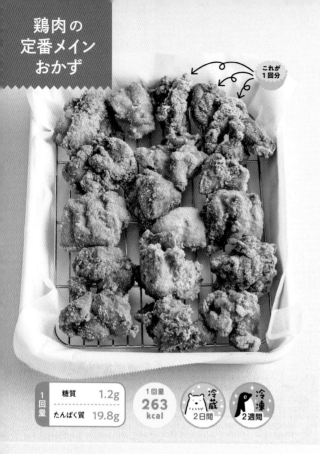

これが
1回分

	糖質	1.2g
1回量	たんぱく質	19.8g

1回量
263
kcal

冷蔵
2日間

冷凍
2週間

から揚げ　しょうゆ味

小麦粉の代わりに、すりおろした高野豆腐で糖質オフ

- -

材料（6回分）

鶏もも肉…2枚(500g)　　卵…1個

A【おろししょうが　　　高野豆腐…3個
　…2かけ分　　　　　揚げ油…適量
　しょうゆ・酒
　…各大さじ2】

作り方

1 鶏肉は余分な脂身を取り除き、1枚を9等分に切る。ボウルに入れてAをもみ込み、30分以上漬け込む。高野豆腐はすりおろす。ボウルに卵を溶きほぐす。

2 鶏肉の汁けを軽くきって溶き卵をからめ、高野豆腐をまぶす。

3 180℃に熱した揚げ油に2を入れ、火が通るまで3〜4分揚げる。

＊おすすめ！糖質オフサブおかず＊

 ミニトマトの
ピクルス
→P164

 カリフラワーの
クミン炒め
→P180

これが
1回分

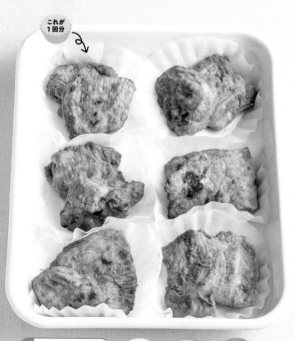

	糖質	2.0g
1回量	たんぱく質	14.7g

1回量
120
kcal

冷蔵
2日間

冷凍
2週間

タンドリーチキン　カレー味

しっかり味がしみ込んで、満足感もバッチリ

- -

材料（6回分）

鶏むね肉…小2枚(400g)　　カレー粉…小さじ2

A【プレーンヨーグルト　　おろしにんにく・おろし
　…大さじ3　　　　　しょうが…各小さじ½
　トマトケチャップ　　　塩…小さじ⅓】
　…大さじ2　　　　　オリーブオイル…大さじ½

作り方

1 鶏肉は余分な脂身を取り除き、1枚を6等分のそぎ切りにする。

2 ボウルにAを混ぜ合わせ、1を加えて30分以上漬け込む。

3 フライパンにオリーブオイルを中火で熱し、2を焼く。焼き目がついたら裏返し、蓋をして弱火で4〜5分蒸し焼きにする。

 調理
point
ヨーグルトに漬け込むことで、パサつきがちなむね肉がしっとり。焦げやすいので弱火で蒸し焼きに。

鶏肉とズッキーニの南蛮漬け 酸味

南蛮漬けにすればさっぱりいただける

材料（6回分）

鶏もも肉…大1枚(300g)
ズッキーニ…1本(150g)
サラダ油…大さじ½
A【しょうゆ・酢
　…各大さじ2
ラカントS（顆粒）
　…大さじ1
水…大さじ4
赤唐辛子(小口切り)…1本分】

作り方

1 鶏肉は余分な脂身を取り除き、12等分に切る。ズッキーニは12等分の輪切りにする。バットにAを混ぜ合わせておく。
2 フライパンにサラダ油を中火で熱し、鶏肉を皮目を下にして入れ、ズッキーニと一緒に焼く。焼き目がついたら裏返し、弱火にして4〜5分焼く。ズッキーニは焼けたら取り出す。
3 火が通ったら鶏肉とズッキーニをAに加えて20分以上漬け込む。

調理 point 焼き目をしっかりつけることで香ばしさをプラス。南蛮酢は煮立たせずに混ぜるだけなので手軽です。

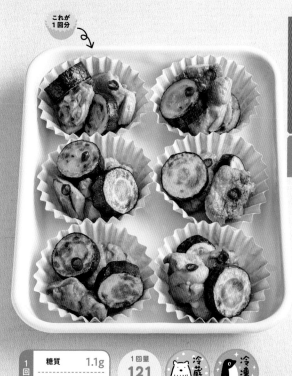

これが1回分

1回量	糖質	1.1g
	たんぱく質	9.1g

1回量 121kcal

冷蔵 3日間　冷凍 2週間

バーベキューチキン 甘辛味

トースターで簡単！骨つき肉で満足感の高いおかず

材料（6回分）

鶏手羽中…18本(450g)
塩…小さじ¼
こしょう…少々
A【オイスターソース
　…大さじ1½
トマトケチャップ
　…大さじ1
しょうゆ・酒・ラカントS
（顆粒）…各大さじ½
おろしにんにく・おろし
しょうが…各小さじ½】

作り方

1 手羽中は塩、こしょうをもみ込む。
2 保存袋にAを混ぜ合わせ、1を加えてからめる。空気を抜いて口を閉じ、30分以上漬け込む。
3 オーブントースターの天板にアルミホイルをしき、2を並べる。火が通るまで12〜15分焼く。途中焦げそうなら、アルミホイルをかぶせる。

＊おすすめ！糖質オフサブおかず＊

 キャベツのヨーグルトコールスロー →P174

 ヤングコーンのピクルス →P186

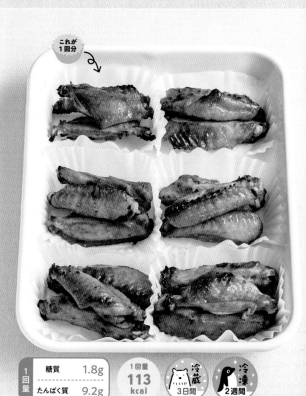

これが1回分

1回量	糖質	1.8g
	たんぱく質	9.2g

1回量 113kcal

冷蔵 3日間　冷凍 2週間

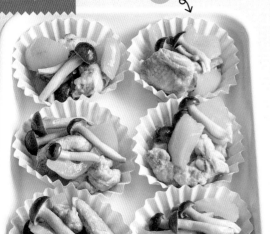

これが
1回分

| 1回量 | 糖質 | 1.9g |
| | たんぱく質 | 7.6g |

1回量
107
kcal

冷蔵
3日間

冷凍
2週間

鶏肉としめじの ビネガー煮 酸味

パプリカで彩りきれい♪ さっぱりと食べたいときに

材料（6回分）

鶏もも肉…1枚(250g)　　B【水…½カップ
A【塩…小さじ¼　　　　　　酢…大さじ2
　こしょう…少々】　　　　塩…小さじ¼
しめじ…1パック(100g)　　こしょう…少々
黄パプリカ…1個(150g)　　ローリエ…1枚】
にんにく…1かけ　　　　塩・こしょう…各少々
オリーブオイル
　…大さじ½

作り方

1 鶏肉は余分な脂身を取り除き、12等分に切って**A**をふる。
　しめじは小房に分ける。パプリカは小さめの乱切りにする。
　にんにくはつぶす。
2 フライパンにオリーブオイルを中火で熱し、鶏肉を皮目を
　下にして焼く。焼き目がついたら裏返し、にんにく、しめ
　じ、パプリカを加えてさっと炒める。
3 油が回ったら**B**を加え、一煮立ちしたら蓋をして弱火で7〜8
　分蒸し煮にする。味をみて塩、こしょうでととのえる。

これが
1回分

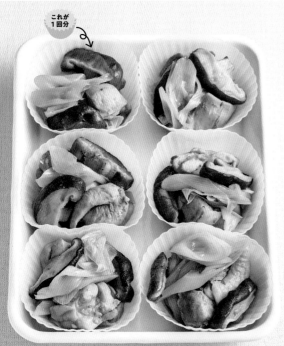

| 1回量 | 糖質 | 1.9g |
| | たんぱく質 | 9.6g |

1回量
118
kcal

冷蔵
3日間

冷凍
2週間

鶏肉と長ねぎのすき煮 甘辛味

だし汁で煮た、やさしい味わいの和のおかず

材料（6回分）

鶏もも肉…大1枚(300g)　　A【だし汁…1¼カップ
長ねぎ…1本(90g)　　　　しょうゆ・ラカントS
しいたけ…8枚(120g)　　　（顆粒）…各大さじ1½
　　　　　　　　　　　　酒…大さじ1】

作り方

1 鶏肉は余分な脂身を取り除き、12等分に切る。長ねぎは
　5mm厚さの斜め切りにする。しいたけは1cm幅に切る。
2 鍋に**A**を中火で煮立て、**1**を入れる。蓋をして弱火で10〜
　12分煮る。

＊おすすめ！糖質オフサブおかず＊

ミニトマトの梅和え
→P164

大根の甘酢漬け
→P193

ささみの ゆずごま焼き

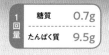ゆずこしょう味

ごまとゆずこしょうの風味がマッチしておいしい

材料（6回分）

鶏ささみ…4本(200g)
A【酒…大さじ1
　ゆずこしょう…大さじ½
　塩…少々】

いりごま(白・黒)
　…各大さじ3
ごま油…大さじ½

作り方

1　ささみは筋を取り、1本を3等分のそぎ切りにし、混ぜ合わせたAをからめる。バットにごまを入れてささみにまぶす。

2　フライパンにごま油を中火で熱し、1を焼く。焼き目がついたら裏返し、蓋をして火が通るまで弱火で3〜4分蒸し焼きにする。

調理 point
焼くときに箸で触り過ぎるとごまが取れるので、表面がしっかり焼き固まるまではあまり触らないで。

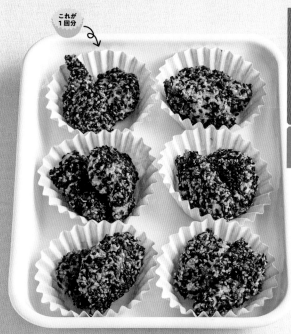

これが1回分

1回量	糖質	0.7g
	たんぱく質	9.5g

1回量
102
kcal

冷蔵 2日間

冷凍 2週間

鶏肉の ジンジャーマヨ炒め

マヨ味

淡白な鶏むね肉にこってり味がよく合う!

材料（6回分）

鶏むね肉…大1枚(300g)
A【酒…大さじ1
　塩…小さじ¼
　こしょう…少々】
グリーンアスパラガス
　…8本(120g)

サラダ油…小さじ1
B【おろししょうが
　…1かけ分
　マヨネーズ…大さじ2
　しょうゆ…小さじ1
　塩…少々】

作り方

1　鶏肉は余分な脂身を取り除き、1cm幅の棒状に切り、Aをもみ込む。アスパラは根元を切り落として下⅓程度の皮をむき、2cm幅の斜め切りにする。Bは混ぜ合わせておく。

2　フライパンにサラダ油を中火で熱し、鶏肉を炒める。色が変わったらアスパラを加えて炒め、Bを回し入れてさっとからめる。

糖質オフ! point
マヨネーズは糖質量が少ないので、糖質オフにおすすめな調味料です。鶏むね肉は、皮つきでおいしく食べましょう。

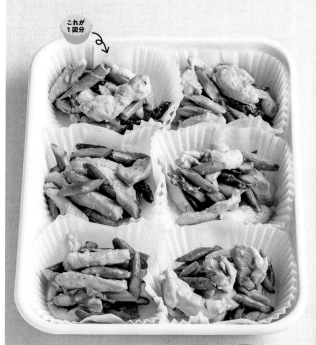

これが1回分

1回量	糖質	1.0g
	たんぱく質	11.3g

1回量
115
kcal

冷蔵 2日間

冷凍 2週間

これが
1回分

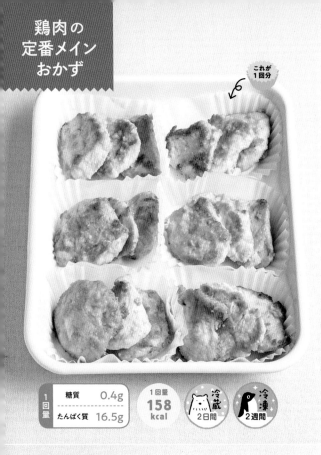

1回量	糖質	0.4g
	たんぱく質	16.5g

1回量 **158** kcal

冷蔵 2日間

冷凍 2週間

鶏肉の粉チーズ焼き
粉チーズとマヨネーズでコクうま！

材料（6回分）

鶏むね肉…小2枚(400g)　　マヨネーズ…大さじ2
塩…小さじ¼　　　　　　　粉チーズ…大さじ5
こしょう…少々　　　　　　サラダ油…大さじ½

作り方

1 鶏肉は余分な脂身を取り除き、1枚を9等分のそぎ切りにし、塩、こしょうをふる。マヨネーズをからめて粉チーズをまぶす。

2 フライパンにサラダ油を中火で熱し、1を焼く。焼き目がついたら裏返し、弱火にして火が通るまで2〜3分蒸し焼きにする。

＊おすすめ！糖質オフサブおかず＊

ベーコンと
パプリカのトマト煮
→P165

カリフラワーの
パセリアンチョビ炒め風
→P189

これが
1回分

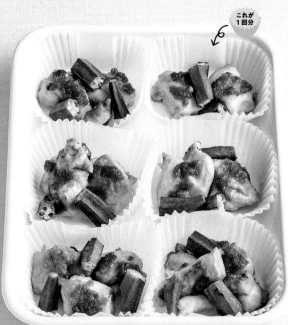

1回量	糖質	0.4g
	たんぱく質	8.5g

1回量 **109** kcal

冷蔵 2日間

冷凍 2週間

鶏肉とオクラの
梅にんにく焼き 梅味
トースターでこんがり焼いた鶏肉がジューシー

材料（6回分）

鶏もも肉…大1枚(300g)　A【梅肉…大さじ1
塩…小さじ¼　　　　　　ごま油…小さじ½
こしょう…少々　　　　　おろしにんにく…小さじ⅓
オクラ…6本　　　　　　ラカントS（顆粒）…小さじ¼
　　　　　　　　　　　　塩…少々】

作り方

1 鶏肉は余分な脂身を取り除き、12等分に切って塩、こしょうをふる。オクラはガクを落とし、塩適量（分量外）をふって板ずりし、さっと洗って2〜3等分に切る。Aは混ぜ合わせておく。

2 オーブントースターの天板に鶏肉、オクラをのせて7〜8分焼く。鶏肉にAを塗ってさらに2〜3分焼く。オクラは焼けたら取り出す。

調理
point
　梅ダレを先に塗ると焦げやすく、火も通りにくくなるので、鶏肉に火が通ってから塗るのがポイント。

鶏肉の青じそピカタ 塩味

おからパウダーを使って食物繊維をプラス

- -

材料（6回分）

鶏むね肉…小2枚(400g)	A【卵…2個
塩・こしょう…各少々	しょうゆ…小さじ1
青じそ…9枚	塩…少々】
おからパウダー…適量	サラダ油…大さじ½

作り方

1 鶏肉は余分な脂身を取り除き、1枚を9等分のそぎ切りにし、塩、こしょうをふる。青じそは半分に切る。Aは混ぜ合わせておく。

2 鶏肉に青じそを巻き、おからパウダーをまぶす。

3 フライパンにサラダ油を中火で熱し、2をAにくぐらせて焼く。焼き目がついたら裏返し、もう一度Aにくぐらせて焼く。蓋をして火が通るまで弱火で2〜3分蒸し焼きにする。

調理 point　卵液を1回からめて焼いて取り出し、もう1回からめて焼くと、ふわっとした衣になります。

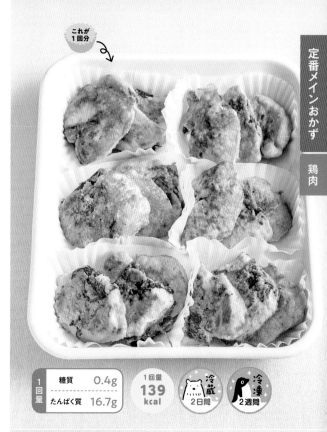

これが1回分

1回量	糖質	0.4g
	たんぱく質	16.7g

1回量 **139** kcal

冷蔵 2日間　冷凍 2週間

鶏肉のねぎ塩ダレ 塩味

レモン風味のねぎ塩ダレがさっぱりおいしい

- -

材料（6回分）

鶏もも肉…小2枚(400g)	長ねぎ…½本(50g)
塩…小さじ¼	A【ごま油…大さじ1
こしょう…少々	レモン汁…小さじ1
サラダ油…小さじ1	塩…小さじ¼
	こしょう…少々】

作り方

1 鶏肉は余分な脂身を取り除き、1枚を9等分に切って塩、こしょうをふる。

2 長ねぎはみじん切りにしてAを混ぜ合わせておく。

3 フライパンにサラダ油を中火で熱し、1を皮目を下にして焼く。焼き目がついたら裏返し、弱火にして4〜5分焼く。火が通ったらカップに盛り、2をかける。

＊おすすめ！糖質オフサブおかず＊

 赤パプリカのおかか炒め風
→P184

 しいたけの含め煮
→P190

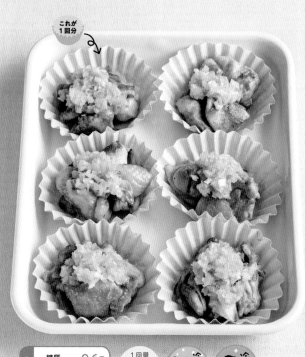

これが1回分

1回量	糖質	0.6g
	たんぱく質	11.2g

1回量 **164** kcal

冷蔵 3日間　冷凍 2週間

※ねぎ塩ダレは除く

アレンジ
自由自在　定番糖質オフおかずの作り方をマスター

オクラの豚肉巻き 塩味

塩とこしょうのシンプルな味つけだから、ヘルシーなのはもちろん、
噛むたびにオクラと豚肉の旨味をしっかりと感じられるおかずです。切ってからお弁当箱に詰めると彩りアップ！

これが
1回分

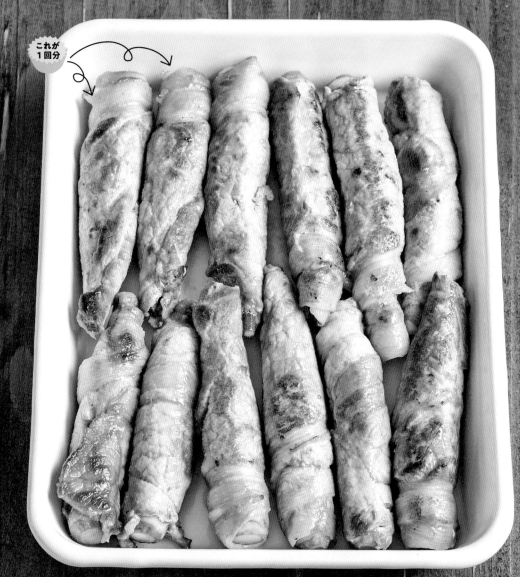

| 1回量 | 糖質 | 0.4g |
| | たんぱく質 | 8.1g |

 1回量 117 kcal

 冷蔵 2日間

 冷凍 2週間

・材料（6回分）

豚ロース薄切り肉…12枚
オクラ…12本
塩…小さじ⅔
こしょう…少々
サラダ油…小さじ1

おすすめ！糖質オフサブおかず

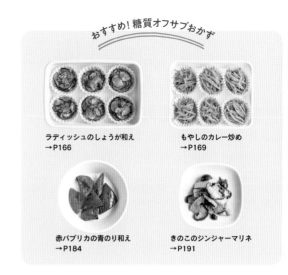

ラディッシュのしょうが和え
→P166

もやしのカレー炒め
→P169

赤パプリカの青のり和え
→P184

きのこのジンジャーマリネ
→P191

・作り方

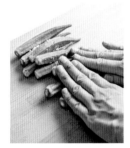

1 オクラの下ごしらえをする

オクラはガクを落とし、塩適量（分量外）をふって板ずりし、さっとゆでる。

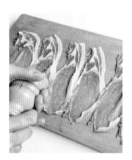

2 下味をつける

まな板の上に豚肉を広げ、塩、こしょうをふる。

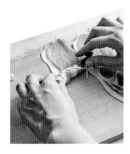

3 オクラを巻く

2に1をのせ、くるくると巻く。

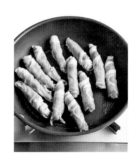

4 巻き終わりを下にして焼く

フライパンにサラダ油を中火で熱し、3の巻き終わりを下にして入れる。

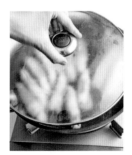

5 蓋をして蒸し焼きにする

焼き色がついたら弱火にし、全体を転がしながら、蓋をして3分ほど蒸し焼きにする。

糖質オフ！*point*

低糖質の野菜やきのこを使って糖質オフ肉巻きを！

オクラは低糖質な野菜で食物繊維が豊富。豚肉は糖質0gで、いろいろな食材との相性も◎。もやしや水菜、豆苗、ズッキーニ、きのこを巻くのもおすすめです。

具材ガエ！「肉巻きバリエ」
冷凍 2週間

豆苗とにんじんの肉巻き 塩味

生野菜のシャキシャキ食感と彩りが◎

材料（6回分）
豚ロース薄切り肉…12枚
豆苗…120g
にんじん…120g
塩…小さじ⅔
こしょう…少々
サラダ油…小さじ1

作り方
1 豆苗は半分に切る。にんじんは細切りにする。
2 豚肉を広げて塩、こしょうをふり、1をのせ、くるくると巻く。
3 フライパンにサラダ油を中火で熱し、P47と同様に蒸し焼きにする。

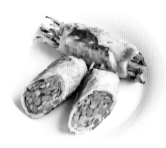

| 糖質 | 1.6g |
| たんぱく質 | 8.6g |

1回量 **124** kcal 冷蔵 2日間

アスパラとチーズの肉巻き チーズ味

チーズがよく合って、あとを引くおいしさ

材料（6回分）
豚ロース薄切り肉…12枚
グリーンアスパラガス…12本(240g)
プロセスチーズ…20g
塩…小さじ⅔
こしょう…少々
サラダ油…小さじ1

作り方
1 アスパラは根元を切り落として下⅓程度の皮をむき、半分に切ってさっと塩ゆでする。チーズは7〜8cm長さの棒状に切る。
2 豚肉を広げて塩、こしょうをふり、1をのせ、くるくると巻く。
3 フライパンにサラダ油を中火で熱し、P47と同様に蒸し焼きにする。

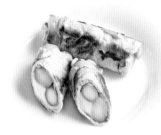

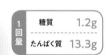
| 糖質 | 1.2g |
| たんぱく質 | 13.3g |

1回量 **188** kcal 冷蔵 2日間

ブロッコリーの肉巻き 塩味

噛み応えがあるから、満足感もバッチリ

材料（6回分）
豚ロース薄切り肉…12枚
ブロッコリー…120g
塩…小さじ⅔
こしょう…少々
サラダ油…小さじ1

作り方
1 ブロッコリーは茎を長めに残して小房に分け（大きければさらに半分に切る）、さっと塩ゆでする。
2 豚肉を広げて塩、こしょうをふり、1をのせ、くるくると巻く。
3 フライパンにサラダ油を中火で熱し、P47と同様に蒸し焼きにする。

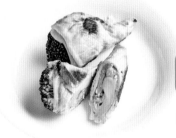

| 糖質 | 0.3g |
| たんぱく質 | 8.6g |

1回量 **118** kcal 冷蔵 2日間

もやしとしits肉巻き 塩味

青じその香りがさわやかな、ヘルシー肉巻き

材料（6回分）
豚ロース薄切り肉…12枚
もやし…1袋(200g)
青じそ…12枚
塩…小さじ⅔
こしょう…少々
サラダ油…小さじ1

作り方
1 もやしはあればひげ根を取る。青じそは半分に切る。
2 豚肉を広げて塩、こしょうをふり、1をのせ、くるくると巻く。
3 フライパンにサラダ油を中火で熱し、P47と同様に蒸し焼きにする。

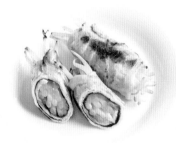

| 糖質 | 0.5g |
| たんぱく質 | 8.4g |

1回量 **117** kcal 冷蔵 2日間

基本の肉巻きを
使って!

「肉巻きアレンジ」 1回分

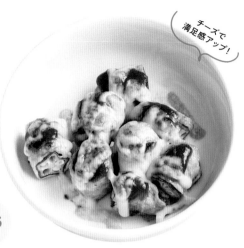

チーズで
満足感アップ!

オクラの豚肉巻きのピザ風 トマト味

溶けたチーズがよくからんで美味!

材料(1回分)
オクラの豚肉巻き(P46)…2本
トマトケチャップ…小さじ1
ピザ用チーズ…小さじ2

作り方
1 オクラの豚肉巻きは食べやすい大き
  さに切る。
2 耐熱皿に1を入れ、ケチャップを
  塗ってチーズをかけ、オーブントー
  スターで3〜4分焼く。

1回量	糖質	1.8g
	たんぱく質	9.9g

1回量
146
kcal

アーモンドの
香りがいい!

オクラの豚肉巻きの
アーモンド揚げ 塩味

スライスアーモンドの食感が楽しい♪

材料(1回分)
オクラの豚肉巻き(P46)…2本
おからパウダー…小さじ1
溶き卵…大さじ1
スライスアーモンド…8g
揚げ油…適量

作り方
1 オクラの豚肉巻きにおからパウダー
  をまぶし、溶き卵をからめ、スライ
  スアーモンドをまぶす。
2 180℃に熱した揚げ油に1を入れ、
  1〜2分揚げる。

1回量	糖質	1.6g
	たんぱく質	12.2g

1回量
230
kcal

ミニトマトで
野菜をプラス!

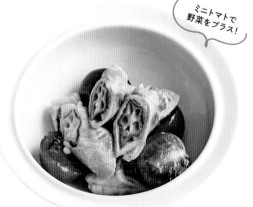

オクラの豚肉巻きのトマトマリネ 酸味

ポン酢しょうゆを使っているからさっぱり

材料(1回分)
オクラの豚肉巻き(P46)…2本
ミニトマト…2個
A【オリーブオイル・ポン酢
 しょうゆ…各小さじ½】

作り方
1 オクラの豚肉巻きは食べやすい大き
  さに切る。ミニトマトは半分に切る。
2 ボウルに1とAを入れて和える。

1回量	糖質	2.4g
	たんぱく質	8.5g

1回量
145
kcal

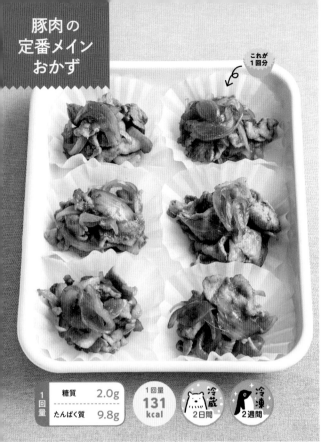

これが
1回分

| 1回量 | 糖質 | 2.0g |
| | たんぱく質 | 9.8g |

1回量
131
kcal

冷蔵
2日間

冷凍
2週間

豚肉のしょうが焼き 甘辛味
甘辛い味で人気のおかず！

材料（6回分）

豚こま切れ肉…300g
玉ねぎ…½個(100g)
サラダ油…大さじ½

A【おろししょうが
　…1かけ分
しょうゆ・酒・ラカントS
（顆粒）…各大さじ1½】

作り方

1 豚肉は大きければ一口大に切る。玉ねぎは薄切りにする。Aは混ぜ合わせておく。
2 フライパンにサラダ油を中火で熱し、玉ねぎを炒める。しんなりしたら端に寄せ、空いたところで豚肉を炒める。
3 肉の色が変わったらAを加えてさっとからめる。

＊おすすめ！糖質オフサブおかず＊

水菜の塩昆布炒め
→P175

おからポテサラ
→P181

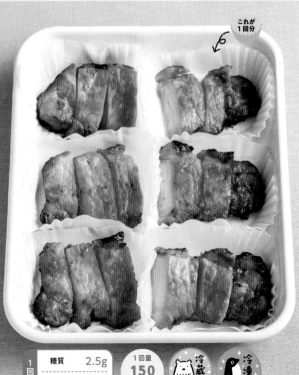

これが
1回分

| 1回量 | 糖質 | 2.5g |
| | たんぱく質 | 10.2g |

1回量
150
kcal

冷蔵
3日間

冷凍
2週間

豚肉のみそ漬け みそ味
厚みのあるとんかつ用肉で、食べ応えバッチリ

材料（6回分）

豚ロースとんかつ用肉…3枚(270g)
A【みそ…大さじ4
　酒・ラカントS（顆粒）…各大さじ3】

作り方

1 豚肉は筋切りする。
2 Aを混ぜ合わせ、1にからめて1時間以上漬け込む。
3 2の漬けダレを軽くぬぐい、温めたグリルに入れて6〜7分焼く。食べやすい大きさに切る。

調理
point

漬けダレが焦げやすいので、軽くぬぐってから焼いて。
筋切りをすると、肉が反ったりせずに焼けます。

豚しゃぶとエリンギの さっぱり和え [酸味]

エリンギとわかめの食物繊維でお腹すっきり

- -

材料（6回分）

豚ロースしゃぶしゃぶ用肉 …300g	A【しょうゆ…大さじ2 　酢…大さじ1 ½
エリンギ …1パック（100g）	ごま油・白すりごま 　…各大さじ1
わかめ（乾燥）…大さじ2	ラカントS（顆粒） 　…小さじ1】
酒…大さじ1	

作り方

1 エリンギは長さを半分に切って縦6〜8等分に切る。わかめは水で戻して水けをきる。

2 鍋に湯を沸かし、エリンギをゆでる。火が通ったら網などですくって水けをきる。続けて湯に酒を加え、豚肉をゆでる。色が変わったらザルにあげ、水けをきる。

3 ボウルにAを混ぜ合わせ、2とわかめを加えて和える。

調理 point　ゆでた豚肉は水にとると油が固まってしまうので、ザルにあげて粗熱を取ります。水けはしっかりふいて。

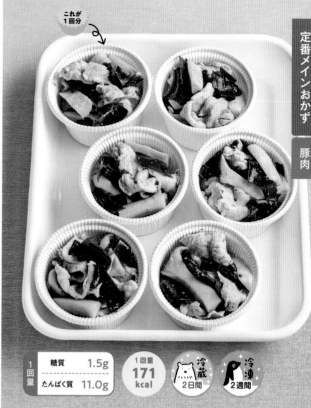

これが1回分

糖質	1.5g
たんぱく質	11.0g

1回量 171kcal

冷蔵 2日間　冷凍 2週間

豚肉とパプリカの エスニック炒め [ナンプラー味]

ナンプラーとにんにくの風味でやみつきに！

- -

材料（6回分）

豚こま切れ肉…300g	赤唐辛子…1本
A【酒…大さじ½	サラダ油…大さじ½
塩…小さじ½	B【酒・ナンプラー
こしょう…少々】	…各小さじ2
黄パプリカ…1個（150g）	ラカントS（顆粒）
にんにく…1かけ	…小さじ½】

作り方

1 豚肉は大きければ一口大に切り、Aをもみ込む。パプリカは乱切りにする。にんにくはみじん切り、赤唐辛子は種を取って小口切りにする。Bは混ぜ合わせておく。

2 フライパンにサラダ油を中火で熱し、豚肉を炒める。色が変わったらにんにく、赤唐辛子、パプリカを加えてさっと炒める。

3 パプリカがしんなりしたら、Bを回し入れてさっとからめる。

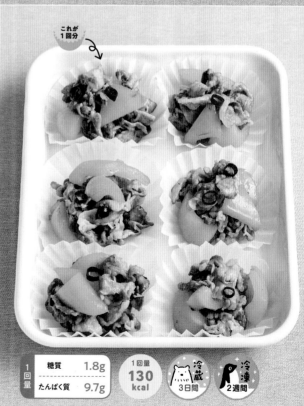

これが1回分

糖質	1.8g
たんぱく質	9.7g

1回量 130kcal

冷蔵 3日間　冷凍 2週間

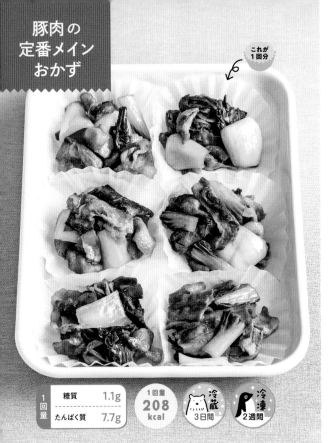

これが
1回分

	糖質	1.1g
1回量	たんぱく質	7.7g

1回量 **208** kcal

冷蔵 3日間

冷凍 2週間

豚バラとチンゲン菜の
オイスター炒め

オイスターソース味

豚バラの旨味をチンゲン菜が吸っておいしい

材料（6回分）
豚バラ薄切り肉…300g
塩・こしょう…各少々
チンゲン菜…大1袋（300g）

A【酒…大さじ1
オイスターソース…小さじ2
しょうゆ・ラカントS（顆粒）
…各小さじ1】

作り方
1 豚肉は一口大に切って塩こしょうをふる。チンゲン菜は
　3cm長さに切り、大きければ縦半分に切る。Aは混ぜ合わ
　せておく。
2 フライパンを中火で熱し、豚肉を炒める。色が変わったら
　チンゲン菜を加えて炒め、しんなりしたらAを加えてさっ
　とからめる。

調理
point

豚バラ肉は油がかなり出るので、油をひかずに炒めます。調味料をからめる前にもしっかり油をふき取って。

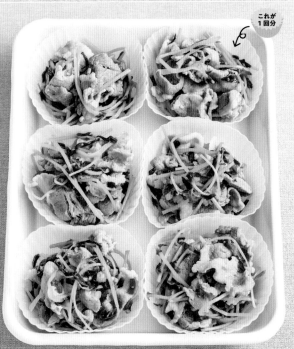

これが
1回分

	糖質	1.1g
1回量	たんぱく質	10.4g

1回量 **121** kcal

冷蔵 3日間

冷凍 2週間

豚肉と豆苗のさっと煮

しょうゆ味

豆苗のシャキシャキ食感としょうがの風味が◎

材料（6回分）
豚こま切れ肉…300g
豆苗…1袋
しょうが…1かけ

A【だし汁…1カップ
酒・しょうゆ…各大さじ1½
ラカントS（顆粒）…大さじ1
塩…少々】

作り方
1 豚肉は大きければ一口大に切る。豆苗は半分に切る。しょ
　うがはせん切りにする。
2 鍋にAを中火で煮立て、豚肉を入れて煮る。火が通ったら
　アクを取り、豆苗、しょうがを加えてさっと煮る。

糖質オフ！point

豆苗はグリーンピースが発芽したもの。100gあたりの糖質量
は0.7gです。甘味はラカントを使って糖質を抑えて。

豚肉とブロッコリーの南蛮漬け 酸味

歯応えのあるブロッコリーをプラス！

材料（6回分）

豚こま切れ肉…300g	A【水…大さじ4
塩・こしょう…各少々	しょうゆ・酢…各大さじ2
ブロッコリー	ラカントS（顆粒）…大さじ1
…½株（120g）	赤唐辛子(小口切り)…1本分】
サラダ油…小さじ2	

作り方

1 豚肉は大きければ一口大に切り、塩、こしょうをふる。ブロッコリーは小房に分ける。バットにAを混ぜ合わせておく。

2 フライパンに半量のサラダ油を中火で熱し、ブロッコリーを炒める。蓋をして2〜3分蒸し焼きにし、火が通ったらAに漬ける。

3 空いたフライパンに残りのサラダ油を中火で熱し、豚肉を炒める。火が通ったらAに加えてさっと混ぜ、30分ほど漬ける。

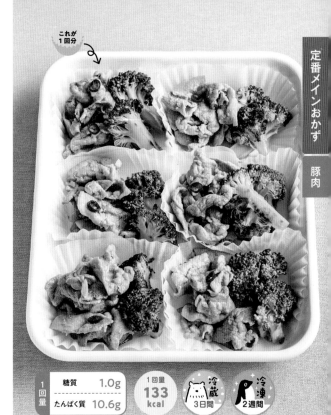

これが1回分

1回量	糖質	1.0g
	たんぱく質	10.6g

1回量 **133** kcal

冷蔵 3日間 冷凍 2週間

豚肉とかぶのカレー炒め カレー味

カレー粉としょうゆの風味が豚肉によく合う

材料（6回分）

豚こま切れ肉…300g	かぶ…2個
A【酒…小さじ2	サラダ油…大さじ½
塩…小さじ½	B【酒・しょうゆ…各小さじ2
こしょう…少々】	カレー粉…小さじ½】

作り方

1 豚肉は大きければ一口大に切り、Aをもみ込む。かぶは茎を2〜3cm残して1cm幅のくし形切りにする。

2 フライパンにサラダ油を中火で熱し、かぶを炒める。しんなりしたら端に寄せ、空いたところで豚肉を炒める。

3 肉の色が変わったらBを加えてさっとからめる。

＊おすすめ！糖質オフサブおかず＊

 にんじんとくるみのサラダ→P165

 赤パプリカのマリネ→P166

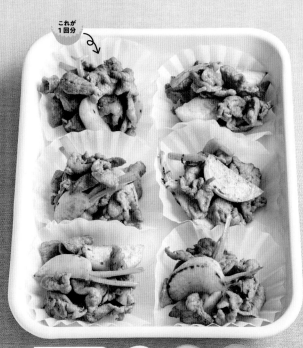

これが1回分

1回量	糖質	2.1g
	たんぱく質	9.8g

1回量 **133** kcal

冷蔵 2日間 冷凍 2週間

アレンジ
自由自在 **定番糖質オフおかずの作り方をマスター**

牛肉のしぐれ煮 甘辛味

しょうがが香る甘辛味の煮物です。牛肉はアクが多いので、手間ですがさっと湯通しすることですっきりとした
仕上がりになります。お弁当はもちろん、カリフラワーごはんにのせても。

これが
1回分

1回量	糖質	1.2g
	たんぱく質	8.9g

1回量
139
kcal

冷蔵
4〜5日

冷凍
2週間

・材料（6回分）

牛切り落とし肉…300g
しょうが…1かけ
A【水…¼カップ
　しょうゆ・酒・ラカントS（顆粒）
　　…各大さじ2】

おすすめ！糖質オフサブおかず

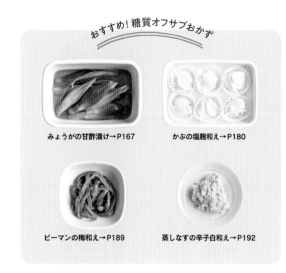

みょうがの甘酢漬け→P167　　かぶの塩麹和え→P180

ピーマンの梅和え→P189　　蒸しなすの辛子白和え→P192

・作り方

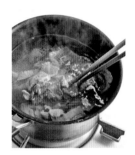

1 牛肉を
湯通しする

牛肉は大きければ一口大に切
り、沸騰した湯に入れてさっ
と湯通しする。

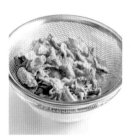

2 湯をきる

牛肉の色が変わったらザルに
あげ、水けをきる。

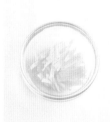

3 しょうがを切る

しょうがはせん切りにする。

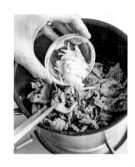

4 材料を入れて
煮る

鍋にAを中火で煮立て、2と
3を入れ、さっと混ぜる。落
とし蓋をして弱火で7～8分
煮る。

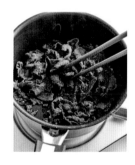

5 汁けがなくなる
まで煮る

煮汁がからんできたら蓋を取
り、汁けが少なくなるまで煮
る。

糖質オフ！*point*

甘辛味は、砂糖の代わりに
ラカントを使って糖質オフ！

甘辛味ですが、砂糖の代わりにラカントを使えば糖質オ
フすることができます。ラカントは砂糖と同じ甘さなので、
甘味が欲しいときに便利です。

具材ガエ！「しぐれ煮バリエ」

冷凍 2週間

※こんにゃくと
厚揚げはNG

牛肉としめじのしぐれ煮 _{甘辛味}

牛肉としめじの旨味が口一杯に広がる

材料（6回分）

牛切り落とし肉…300g
しめじ…1パック（100g）
しょうが（せん切り）
　…1かけ分
A【水…½カップ
しょうゆ・酒・ラカント S（顆粒）
　…各大さじ2】

作り方

1 しめじは小房に分ける。牛肉は大きければ一口大に切り、さっと湯通しし、色が変わったらザルにあげる。

2 鍋にAを中火で煮立て、1としょうがを入れてさっと混ぜる。落とし蓋をし、P55と同様に煮る。

| 1回量 | 糖質 | 1.4g |
| | たんぱく質 | 9.3g |

1回量 **142** kcal　冷蔵 4〜5日

牛肉とこんにゃくのしぐれ煮 _{甘辛味}

下ゆでしたこんにゃくに味がしみる！

材料（6回分）

牛切り落とし肉…300g
こんにゃく…200g
しょうが（せん切り）
　…1かけ分
A【水…½カップ
しょうゆ・酒・ラカント S（顆粒）
　…各大さじ2】

作り方

1 こんにゃくは薄切りにして下ゆでする。牛肉は大きければ一口大に切り、さっと湯通しし、色が変わったらザルにあげる。

2 鍋にAを中火で煮立て、1としょうがを入れてさっと混ぜる。落とし蓋をし、P55と同様に煮る。

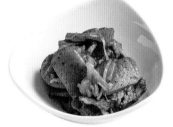

| 1回量 | 糖質 | 1.2g |
| | たんぱく質 | 8.9g |

1回量 **140** kcal　冷蔵 4〜5日

牛肉と厚揚げのしぐれ煮 _{甘辛味}

糖質の低い厚揚げはダイエット中におすすめ

材料（6回分）

牛切り落とし肉…300g
厚揚げ…300g
しょうが（せん切り）
　…1かけ分
A【水…½カップ
しょうゆ・酒・ラカント S（顆粒）
　…各大さじ2】

作り方

1 厚揚げは1cm厚さの一口大に切る。牛肉は大きければ一口大に切り、さっと湯通しし、色が変わったらザルにあげる。

2 鍋にAを中火で煮立て、1としょうがを入れてさっと混ぜる。落とし蓋をし、P55と同様に煮る。

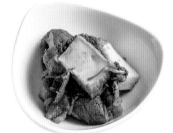

| 1回量 | 糖質 | 1.3g |
| | たんぱく質 | 14.2g |

1回量 **214** kcal　冷蔵 3日間

牛肉とピーマンのしぐれ煮 _{甘辛味}

ピーマンの苦味が、甘辛い味つけに合う

材料（6回分）

牛切り落とし肉…300g
ピーマン…3個（60g）
しょうが（せん切り）
　…1かけ分
A【水…½カップ
しょうゆ・酒・ラカント S（顆粒）
　…各大さじ2】

作り方

1 ピーマンは細切りにする。牛肉は大きければ一口大に切り、さっと湯通しし、色が変わったらザルにあげる。

2 鍋にAを中火で煮立て、1としょうがを入れてさっと混ぜる。落とし蓋をし、P55と同様に煮る。

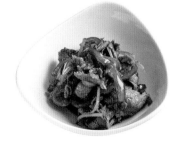

| 1回量 | 糖質 | 1.4g |
| | たんぱく質 | 9.0g |

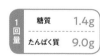

1回量 **141** kcal　冷蔵 4〜5日

基本のしぐれ
煮を使って！ 「しぐれ煮 アレンジ」 1回分

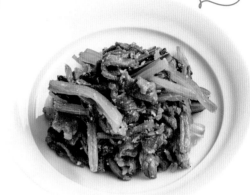

ちょっと豪華な
ごま和え！

しぐれ煮とほうれん草のごま和え 甘辛味

ほうれん草でビタミン＆ミネラルをプラス

材料（1回分）
ほうれん草…30g
A【牛肉のしぐれ煮(P54)
　…20g
　白すりごま…小さじ½
　しょうゆ…小さじ⅓】

作り方
1 ほうれん草はさっとゆでて水にさら
　し、4cm長さに切って水けを絞る。
2 ボウルに1とAを入れて和える。

1回量	糖質	0.9g	1回量
	たんぱく質	4.7g	72kcal

シャキシャキ
もやしが◎

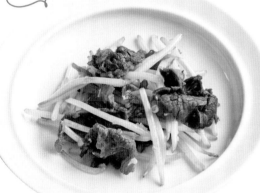

しぐれ煮ともやしの炒め物 甘辛味

にんにくの風味で満足感をアップ

材料（1回分）
牛肉のしぐれ煮(P54)…20g
もやし…30g
にんにく（みじん切り）…少々
サラダ油…小さじ½
塩…少々

作り方
1 もやしはあればひげ根を取る。
2 フライパンにサラダ油とにんにくを
　入れて弱火で炒め、香りが出たら中
　火にし、1を加えてさっと炒める。
3 しんなりしたら、牛肉のしぐれ煮を
　加えてさっと炒め、塩で調味する。

1回量	糖質	1.0g	1回量
	たんぱく質	4.1g	79kcal

チーズを加えて
洋風にアレンジ！

しぐれ煮とズッキーニの
チーズ焼き チーズ味

チーズのコクで濃厚な味わいに！

材料（1回分）
牛肉のしぐれ煮(P54)…20g
ズッキーニ…⅛本(25g)
ピザ用チーズ…5g

作り方
1 ズッキーニは1cm厚さの半月切りにする。
2 耐熱皿に1と牛肉のしぐれ煮を入れてチー
　ズをのせ、オーブントースターで3〜4分
　焼く。

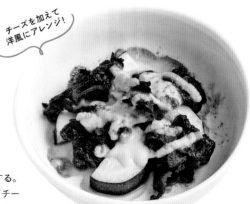

1回量	糖質	1.0g	1回量
	たんぱく質	5.3g	78kcal

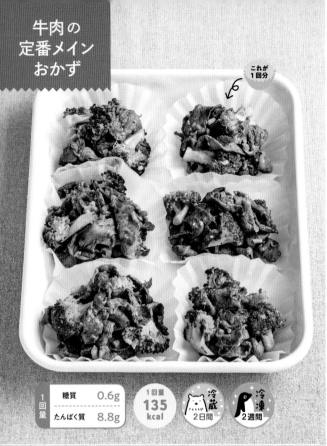

これが
1回分

| 1回量 | 糖質 | 0.6g |
| | たんぱく質 | 8.8g |

1回量 **135** kcal

冷蔵 2日間

冷凍 2週間

牛肉とブロッコリーの ペッパーチーズ炒め チーズ味

チーズの旨味とブロッコリーの歯応えが◎

――――――――――――――――――――

材料(6回分)

牛切り落とし肉…250g にんにく…1かけ
酒…大さじ½ オリーブオイル…大さじ½
塩・こしょう…各少々 A【粉チーズ…大さじ2
ブロッコリー 塩…小さじ⅓
　…½株(120g) 粗びき黒こしょう…少々】

作り方

1 ブロッコリーは小房に分ける。にんにくはみじん切りにする。牛肉は大きければ一口大に切り、酒をもみ込んで塩、こしょうをふる。

2 フライパンにオリーブオイルを中火で熱し、ブロッコリーを炒める。しんなりするまで2〜3分炒め、やわらかくなったら端に寄せ、空いたところで牛肉、にんにくを炒める。

3 肉の色が変わったらAを順に加えてさっと炒める。

＊おすすめ！糖質オフサブおかず＊

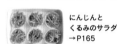 にんじんと
くるみのサラダ
→P165

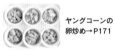 ヤングコーンの
卵炒め→P171

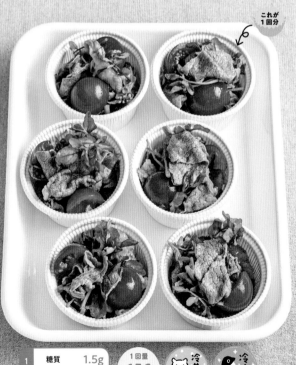

これが
1回分

| 1回量 | 糖質 | 1.5g |
| | たんぱく質 | 9.2g |

1回量 **156** kcal

冷蔵 2日間

冷凍 NG

牛肉とクレソンの エスニックマリネ 酸味

野菜をしっかり食べられて、彩りもきれい

――――――――――――――――――――

材料(6回分)

牛切り落とし肉…300g A【ナンプラー・レモン汁
ミニトマト…6個 　…各大さじ1½
クレソン…1パック(60g) サラダ油…大さじ1
ラカントS（顆粒）
　…小さじ⅔】

作り方

1 牛肉は大きければ一口大に切り、さっとゆでる。ミニトマトは半分に切る。クレソンは3cm長さに切る。

2 ボウルにAを混ぜ合わせ、水けをきった1を加えて和える。

糖質オフ！point

ミニトマトは少し糖質が高いですが、彩りで1人1個使うだけなので大丈夫。クレソンは100gあたりの糖質量が0gです。

牛肉とアスパラの明太子炒め 明太子味

明太子がからんで、あとを引くおいしさ

材料（6回分）

牛切り落とし肉…250g
酒…大さじ½
塩・こしょう…各少々
グリーンアスパラガス
　…4本(80g)
エリンギ…1パック(100g)
サラダ油…大さじ½
辛子明太子…⅓腹(50g)
A【酒…大さじ1
　塩…少々】

作り方

1 牛肉は大きければ一口大に切り、酒をもみ込み、塩、こしょうをふる。アスパラは根元を切り落として下⅓程度の皮をむき、2cm幅の斜め切りにする。エリンギは一口大の薄切りにする。

2 明太子は1cm幅に切り、Aを加えて混ぜる。

3 フライパンにサラダ油を中火で熱し、アスパラを炒める。油が回ってしんなりしたらエリンギを加えてさっと炒め、牛肉を加えて炒める。

4 肉の色が変わったら2を加えてさっと炒める。

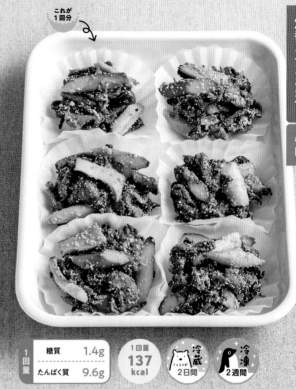

これが1回分

| 1回量 | 糖質 | 1.4g |
| | たんぱく質 | 9.6g |

1回量 **137** kcal 冷蔵2日間 冷凍2週間

しらたきチャプチェ オイスターソース味

糖質の高い春雨の代わりにしらたきを使って

材料（6回分）

しらたき…1袋(200g)
牛切り落とし肉…200g
A【酒…小さじ2
　しょうゆ…小さじ1
　こしょう…少々】
しいたけ…4枚(60g)
万能ねぎ…½袋(50g)
サラダ油…大さじ½
B【オイスターソース・酒
　…各大さじ1
　しょうゆ・ラカントS
　(顆粒)…各小さじ1
　おろしにんにく
　…小さじ½】

作り方

1 しらたきは食べやすい長さに切って2分ほど下ゆでし、水けをきる。牛肉は大きければ一口大に切り、Aをもみ込む。しいたけは5mm幅の薄切り、万能ねぎは5cm長さに切る。Bは混ぜ合わせておく。

2 フライパンを中火で熱し、しらたきをから炒りする。水分が飛んでチリチリと音がするようになったら一度取り出す。

3 空いたフライパンにサラダ油を中火で熱し、牛肉を炒める。色が変わったらしいたけ、万能ねぎを加えてさっと炒め、2を戻し入れ、Bを加えてからめる。

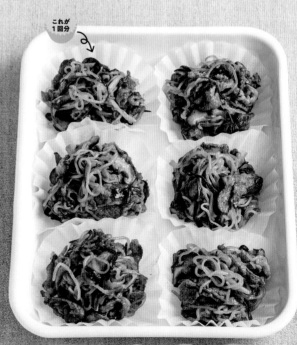

これが1回分

| 1回量 | 糖質 | 1.6g |
| | たんぱく質 | 6.6g |

1回量 **111** kcal 冷蔵2日間 冷凍NG

アレンジ
自由自在 定番糖質オフおかずの作り方をマスター

鶏つくね 甘辛味

甘辛味がよくからみ、冷めてもおいしい鶏つくねは、お弁当にぴったりのメニュー。
タレをからめず、シンプルな塩味のまま保存しておけば、アレンジも広がります。

これが
1回分

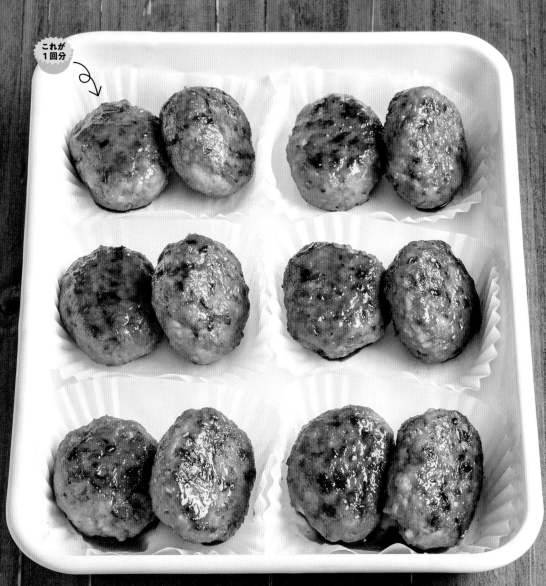

1回量	糖質	1.9g
	たんぱく質	14.3g

1回量 178 kcal

冷蔵 3日間

冷凍 2週間

・材料（6回分）

A【鶏ひき肉…400g
　卵…1個
　おろししょうが…1かけ分
　長ねぎ（みじん切り）…½本分（50g）
　おからパウダー…大さじ3
　塩…小さじ½
　こしょう…少々】
サラダ油…大さじ½
B【しょうゆ・酒・ラカントS（顆粒）
　　…各大さじ2】

おすすめ！糖質オフサブおかず

にんじんとしらたきの明太子炒め
→P165

黄パプリカのツナマヨ和え
→P168

スナップえんどうの青のり
チーズ和え→P173

しらたきのゆずこしょうサラダ
→P183

・作り方

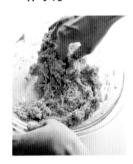

1 Aをよく
練り混ぜる

ボウルにAを入れ、粘りが出るまでよく練り混ぜる。

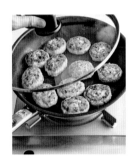

4 蓋をして
蒸し焼きにする

焼き目がついたら裏返し、蓋をして弱火で2〜3分蒸し焼きにする。

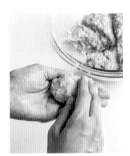

2 12等分にして
丸める

1を12等分にし、両手で平たい丸に成形する。

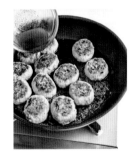

5 Bのタレを
加えてからめる

火が通ったら、混ぜ合わせたBを加えてさっとからめる。

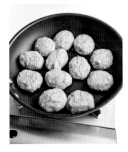

3 フライパンで
焼く

フライパンにサラダ油を中火で熱し、2を焼く。

糖質オフ！point

つなぎはおからパウダーを使う＆
甘辛味はラカントで糖質オフ！

つなぎに入れる片栗粉は糖質が高いので、代わりにおからパウダーを使用。ふっくらとした仕上がりになります。甘辛味はラカントを使って低糖質メニューに。

具材ガエ! 「鶏つくねバリエ」

冷凍 2週間

しいたけつくね 甘辛味

肉厚のしいたけに、肉だねをこんもりのせて

材料（6回分）

A【鶏ひき肉…400g
卵…1個
長ねぎ（みじん切り）
　…½本分（50g）
おからパウダー…大さじ3
おろししょうが…1かけ分
塩…小さじ½
こしょう…少々】
しいたけ…12枚（180g）
サラダ油…大さじ½

B【しょうゆ・酒・ラカントS
（顆粒）…各大さじ2】

作り方

1 ボウルにAを入れ、粘りが出るまでよく練り混ぜる。

2 しいたけは軸を落とす。落とした軸は粗く刻み、1に加えて混ぜ、12等分にし、しいたけのかさに詰める。

3 フライパンにサラダ油を中火で熱し、P61と同様に焼く。

1回量	糖質	2.3g
	たんぱく質	15.2g

1回量 184 kcal

冷蔵 3日間

アスパラつくね 甘辛味

小口切りにしたアスパラの食感が楽しい!

材料（6回分）

A【鶏ひき肉…400g
卵…1個
長ねぎ（みじん切り）
　…½本分（50g）
おからパウダー…大さじ3
おろししょうが…1かけ分
塩…小さじ½
こしょう…少々】
グリーンアスパラガス
　…3本（60g）
サラダ油…大さじ½

B【しょうゆ・酒・ラカントS
（顆粒）…各大さじ2】

作り方

1 アスパラは根元を切り落として下⅓程度の皮をむき、1cm幅の小口切りにする。

2 ボウルにAを入れ、粘りが出るまでよく練り混ぜる。1を加えてさっと混ぜ、12等分にして小判形に成形する。

3 フライパンにサラダ油を中火で熱し、P61と同様に焼く。

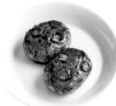

1回量	糖質	2.1g
	たんぱく質	14.6g

冷蔵 3日間

1回量 180 kcal

もやしつくね 甘辛味

シャキシャキのもやしで、ヘルシーにかさ増し

材料（6回分）

A【鶏ひき肉…400g
卵…1個
長ねぎ（みじん切り）
　…½本分（50g）
おからパウダー…大さじ3
おろししょうが…1かけ分
塩…小さじ½
こしょう…少々】
もやし…½袋（100g）
サラダ油…大さじ½

B【しょうゆ・酒・ラカントS
（顆粒）…各大さじ2】

作り方

1 もやしはあればひげ根を取る。

2 ボウルにAを入れ、粘りが出るまでよく練り混ぜる。1を加えてポキポキ折りながら混ぜ、12等分にして小判形に成形する。

3 フライパンにサラダ油を中火で熱し、P61と同様に焼く。

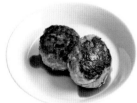

1回量	糖質	2.1g
	たんぱく質	14.6g

1回量 180 kcal

冷蔵 2日間

しそひじきつくね 甘辛味

栄養豊富なひじきと青じその風味で美味

材料（6回分）

A【鶏ひき肉…400g
卵…1個
長ねぎ（みじん切り）
　…½本分（50g）
おからパウダー…大さじ3
おろししょうが…1かけ分
塩…小さじ½
こしょう…少々】
ひじき（乾燥）…小さじ¼
青じそ…5枚
サラダ油…大さじ½

B【しょうゆ・酒・ラカントS
（顆粒）…各大さじ2】

作り方

1 ひじきはたっぷりの水で戻して水けをきる。青じそは粗みじん切りにする。

2 ボウルにAを入れ、粘りが出るまでよく練り混ぜる。1を加えて混ぜ、12等分にして小判形に成形する。

3 フライパンにサラダ油を中火で熱し、P61と同様に焼く。

1回量	糖質	1.9g
	たんぱく質	14.5g

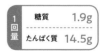

1回量 180 kcal

冷蔵 3日間

基本の鶏つくねの
タレなしで！ 「鶏つくねアレンジ」 1回分

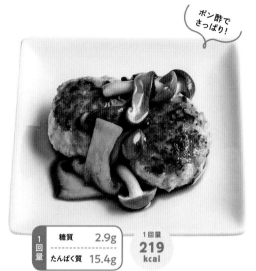

ポン酢で
さっぱり！

鶏つくねのきのこポン酢ダレ 酸味

食物繊維が豊富なきのこで便秘を予防！

材料（1回分）

鶏つくね(P60・タレなし)
　…2個
しめじ…10g
しいたけ…10g
エリンギ…10g
バター…5g
ポン酢しょうゆ…大さじ1

作り方

1 しめじは小房に分ける。しいたけは
薄切り、エリンギは一口大の薄切り
にする。

2 フライパンにバターを中火で熱して
1を炒める。しんなりしたらポン酢
を加えてさっとからめ、鶏つくねに
かける。

| 1回量 | 糖質 | 2.9g | 1回量 |
| | たんぱく質 | 15.4g | 219 kcal |

マスタードが
いいアクセント

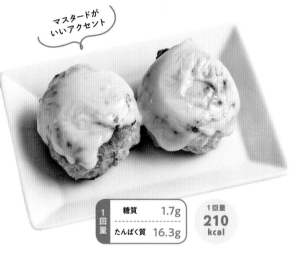

鶏つくねの マスタードチーズ焼き チーズ味

マスタードとチーズで濃厚！ 満足感もアップ

材料（1回分）

鶏つくね(P60・タレなし)
　…2個
粒マスタード…小さじ1
スライスチーズ…½枚

作り方

1 オーブントースターの天板に鶏つく
ねをのせ、マスタードを塗り、半分
に切ったチーズをのせる。

2 オーブントースターで2〜3分焼く。

| 1回量 | 糖質 | 1.7g | 1回量 |
| | たんぱく質 | 16.3g | 210 kcal |

みそダレが
よく合う！

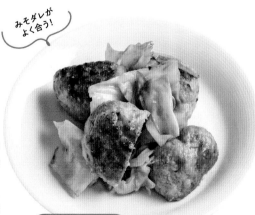

鶏つくねとキャベツのみそ炒め みそ味

キャベツの甘味がみそ味との相性◎

材料（1回分）

鶏つくね(P60・タレなし)
　…2個
キャベツ…40g
サラダ油…小さじ½
A【みそ…小さじ1
　しょうゆ・酒・ラカントS
　（顆粒）…各小さじ½】

作り方

1 鶏つくねは半分に切る。キャベツは3
〜4cm四方のざく切りにする。Aは混
ぜ合わせておく。

2 フライパンにサラダ油を中火で熱し、
キャベツを炒める。しんなりしたら鶏
つくねを加えてさっと炒め、Aを回し
入れてからめる。

| 1回量 | 糖質 | 3.8g | 1回量 |
| | たんぱく質 | 15.4g | 212 kcal |

これが
1回分

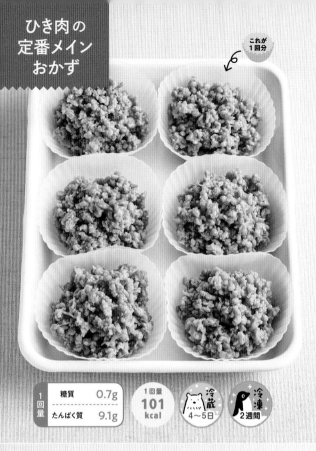

鶏そぼろ 甘辛味

アレンジしても使えるから、作っておくと便利

- -

材料（6回分）

鶏ひき肉…300g

A【しょうゆ・酒
　　…各大さじ1½
　　ラカントS（顆粒）…大さじ1
　　おろししょうが…小さじ1】

作り方

1 鍋にひき肉を入れ、Aを加えて箸で混ぜ、中火にかける。

2 よく混ぜながら、汁けがなくなるまで10～12分煮る。

調理
point

火にかける前にひき肉と調味料をよく混ぜ、鶏肉に水
分を含ませておくことでしっとりと仕上がります。

1回量	糖質	0.7g
	たんぱく質	9.1g

1回量
101
kcal

冷蔵
4～5日

冷凍
2週間

これが
1回分

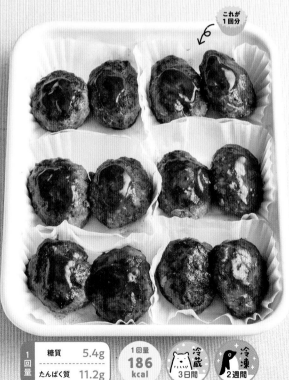

豆腐ハンバーグ トマト味

豆腐でかさ増し！ ふんわりおいしいハンバーグ

- -

材料（6回分）

合びき肉…250g

玉ねぎ…½個(100g)

木綿豆腐…½丁(150g)

A【卵…1個
　　おからパウダー
　　…大さじ3
　　塩…小さじ½

ナツメグ・こしょう
　　…各少々】

サラダ油…大さじ½

水…½カップ

B【トマトケチャップ・中濃
ソース・水…各大さじ3】

作り方

1 玉ねぎはみじん切りにする。豆腐はペーパータオルに包ん
で耐熱皿にのせ、電子レンジで2分ほど加熱して水きりす
る。Bは混ぜ合わせておく。

2 ボウルにひき肉、玉ねぎ、豆腐、Aを入れてよく練り混ぜ、
12等分にして小判形に成形する。

3 フライパンにサラダ油を中火で熱し、2を焼く。焼き目が
ついたら裏返し、蓋をして水を加えて蒸し焼きにする。火
が通ったら残っている水分を捨て、Bを加えてさっとから
める。

1回量	糖質	5.4g
	たんぱく質	11.2g

1回量
186
kcal

冷蔵
3日間

冷凍
2週間

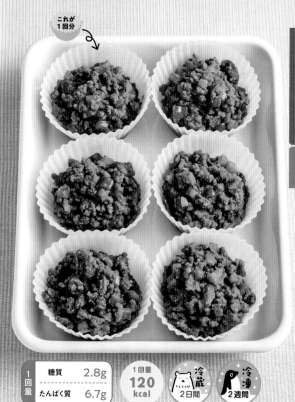

おからドライカレー カレー味

食物繊維豊富なおからは、ダイエット中におすすめ

材料（6回分）

合びき肉…200g
セロリ…1本(100g)
ピーマン…3個(60g)
にんにく…1かけ
しょうが…1かけ
サラダ油…大さじ½
カレー粉…大さじ1⅓

A【水…¾カップ
　おから…40g
　トマトケチャップ
　　…大さじ1⅓
　中濃ソース…小さじ2
　塩…小さじ½
　こしょう…少々】

作り方

1 セロリ、ピーマンは粗みじん切りにする。にんにく、しょうがはみじん切りにする。
2 フライパンにサラダ油を中火で熱し、にんにく、しょうがを炒める。香りが出たらひき肉を加えて炒め、色が変わったらセロリ、ピーマンを加えて炒める。
3 しんなりしたらカレー粉を加えて炒め、香りが出たらAを加え、汁けが少なくなるまで煮る。

| 1回量 | 糖質 | 2.8g |
| | たんぱく質 | 6.7g |

1回量 **120** kcal ／ 冷蔵 2日間 ／ 冷凍 2週間

油揚げロール オイスターソース味

一口サイズでパクッと食べられてお弁当にぴったり

材料（6回分）

油揚げ…3枚
A【豚ひき肉…250g
　長ねぎ（みじん切り）
　　…⅓本分(30g)
　おろししょうが
　　…2かけ分
　オイスターソース
　　…大さじ1½

おからパウダー・酒
　…各大さじ1
塩・こしょう…各少々】
サラダ油…小さじ1
水…¼カップ

作り方

1 油揚げは短い2辺と長い1辺を切り落として開き、切り落とした部分は粗みじん切りにする。
2 ボウルにAと刻んだ油揚げを入れてよく練り混ぜ、開いた油揚げに薄くのばしてくるくると巻く。
3 フライパンにサラダ油を中火で熱し、2を焼く。転がしながら全体に焼き目がついたら水を入れ、蓋をして弱火で3～4分蒸し焼きにする。
4 火が通ったら蓋を取り、水分を飛ばすように1～2分焼く。粗熱を取り、1本を6等分に切る。

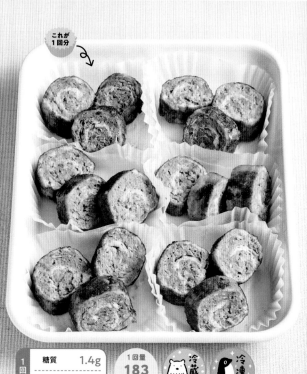

| 1回量 | 糖質 | 1.4g |
| | たんぱく質 | 11.7g |

1回量 **183** kcal ／ 冷蔵 3日間 ／ 冷凍 2週間

肉の半作りおき ①

サラダチキン 塩味

糖質オフで人気のおかず、サラダチキン。コンビニやスーパーでもよく売られていますが、手作りだって簡単。余熱で火を入れるから、パサつきがちなむね肉もしっとりです。

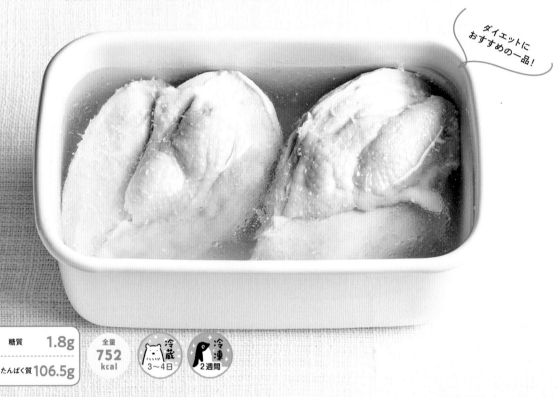

ダイエットに
おすすめの一品！

全量	糖質	1.8g
	たんぱく質	106.5g

全量 752 kcal

冷蔵 3〜4日

冷凍 2週間

材料（作りやすい分量）

鶏むね肉…2枚(500g)
塩…小さじ1
酒…¼カップ

作り方

1 鶏肉は余分な脂身を取り除き、塩をまぶしてポリ袋に入れ、酒を加えてもみ込み、口を閉じて1時間以上おく(それ以上おく場合は冷蔵庫へ)。

2 鍋に湯を沸かして1を漬け汁ごと入れ、弱火で2分ほど加熱して火を止める。1時間ほどおいて粗熱を取り、ゆで汁ごと保存する。

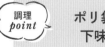

糖質オフ！point

糖質オフ
ダイエットの
優秀食材！

むね肉は、鶏肉のなかでもたんぱく質が多く含まれています。低糖質・低脂質でダイエットにおすすめの食材です。皮を取れば、よりカロリーもオフできます。

調理 point

ポリ袋を使って
下味をつける

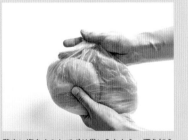

鶏肉に塩をまぶしてポリ袋に入れたら、酒を加えてよくもみ込んで。さらに空気を抜き、口を閉じておけば、鶏肉全体に下味がつきやすくなります。

サラダチキンアレンジ 1回分

豆苗とサラダチキンの梅和え 梅味
淡白なむね肉と梅干しの相性が抜群

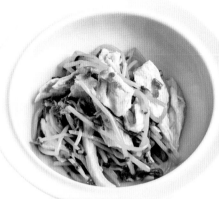

材料（1回分）
サラダチキン（P66）…30g
豆苗…30g
A【梅肉…小さじ1
　ごま油…小さじ½
　塩…少々】

作り方
1 サラダチキンは食べやすい大きさにほぐす。豆苗は半分に切り、さっとゆでる。
2 ボウルにAを混ぜ合わせ、1を加えて和える。

1回量	糖質	0.8g	1回量
	たんぱく質	7.6g	72 kcal

サラダチキンのセロリダレ ナンプラー味
ナンプラーとセロリでエスニック風に

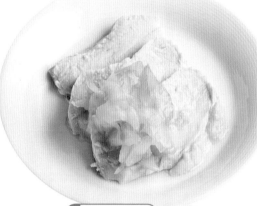

材料（1回分）
サラダチキン（P66）…40g
セロリ…20g
塩…少々
A【ナンプラー・レモン汁
　　…各小さじ½
　サラダ油…小さじ¼
　ラカントS（顆粒）・
　おろしにんにく…各少々】

作り方
1 サラダチキンは食べやすい大きさに切る。セロリは斜め薄切りにして塩をまぶし、10分ほどおいて水けをきる。
2 ボウルにAを混ぜ合わせ、セロリを加えて和え、サラダチキンにかける。

1回量	糖質	1.0g	1回量
	たんぱく質	8.9g	76 kcal

サラダチキンとミニトマト、アスパラのコロコロサラダ チーズ味
コロコロの具材の食感が楽しい！

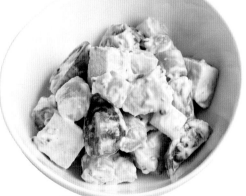

材料（1回分）
サラダチキン（P66）…30g
ミニトマト…1個
グリーンアスパラガス…1本
A【クリームチーズ…大さじ½
　マヨネーズ・粒マスタード
　　…各小さじ½
　塩…少々】

作り方
1 サラダチキンは1cm角、ミニトマトは4等分に切る。アスパラは根元を切り落として下⅓程度の皮をむき、1cm幅に切ってさっとゆでる。
2 ボウルにAを混ぜ合わせ、1を加えて和える。

1回量	糖質	2.0g	1回量
	たんぱく質	8.0g	101 kcal

サラダチキンと きゅうりのバンバンジー ねりごま味

ごまダレがよく合う中華風おかず

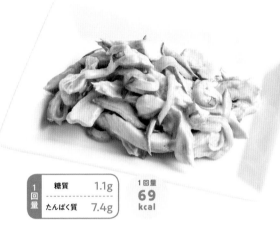

材料（1回分）
サラダチキン（P66）…30g
きゅうり…⅓本（30g）
塩…少々
A【白ねりごま…小さじ½
　酢・しょうゆ・ラカントS
　（顆粒）…各小さじ¼】

作り方
1 きゅうりは細切りにして塩をまぶし、10分ほどおいて水けを絞る。サラダチキンは食べやすい大きさにほぐす。
2 ボウルにAを混ぜ合わせ、1を加えて和える。

1回量	糖質	1.1g	1回量
	たんぱく質	7.4g	**69** kcal

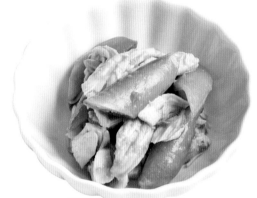

サラダチキンと スナップえんどうの酢みそ和え みそ味

肉厚のスナップえんどうで噛み応えアップ

材料（1回分）
サラダチキン（P66）…30g
スナップえんどう…3本
A【みそ…小さじ1
　酢・ラカントS（顆粒）・水
　…各小さじ½】

作り方
1 サラダチキンは食べやすい大きさにほぐす。スナップえんどうは筋を取って塩ゆでし、斜め半分に切る。
2 ボウルにAを混ぜ合わせ、1を加えて和える。

1回量	糖質	2.8g	1回量
	たんぱく質	7.8g	**66** kcal

サラダチキンと クレソンのナッツ炒め 塩味

美容にもうれしいナッツの食感がアクセント

材料（1回分）
サラダチキン（P66）…30g
クレソン…30g
ミックスナッツ…10g
にんにく（みじん切り）…少々
オリーブオイル…小さじ½
塩・こしょう…各少々

作り方
1 サラダチキンは食べやすい大きさに切る。クレソンは3～4cm長さに切る。ミックスナッツは粗く刻む。
2 フライパンにオリーブオイルとにんにくを入れて弱火で炒め、香りが出たら中火にし、1を加えてさっと炒める。塩、こしょうで調味する。

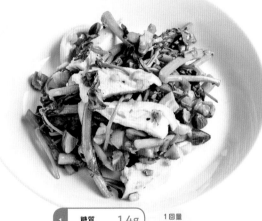

1回量	糖質	1.4g	1回量
	たんぱく質	9.3g	**127** kcal

サラダチキンとキャベツの煮浸し

さっと煮るだけでいいから簡単に作れる しょうゆ味

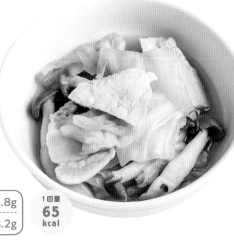

材料（1回分）
サラダチキン（P66）…30g
キャベツ…50g
しめじ…20g
A【だし汁…½カップ
　しょうゆ・ラカントS
　（顆粒）…各小さじ⅔
　塩…少々】

作り方
1 サラダチキンは食べやすい大きさに切る。キャベツはざく切り、しめじは小房に分ける。
2 鍋にAを中火で煮立て、1を入れてさっと煮る。

1回量	糖質	2.8g
	たんぱく質	8.2g

1回量 **65** kcal

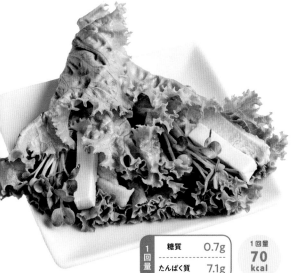

サラダチキンと貝割れ、チーズの葉っぱ巻き チーズ味

チーズも巻いて、満足感を出すのがポイント

材料（1回分）
サラダチキン（P66）…20g
プロセスチーズ…10g
貝割れ菜…5g
グリーンカール…小2枚

作り方
1 サラダチキン、チーズは食べやすい大きさに切る。貝割れ菜は根元を切り落とす。
2 グリーンカールに1をのせ、くるくると巻く。

1回量	糖質	0.7g
	たんぱく質	7.1g

1回量 **70** kcal

サラダチキンと小松菜の甘辛炒め 甘辛味

小松菜で不足しがちな鉄分やビタミンを補給

材料（1回分）
サラダチキン（P66）…30g
小松菜…30g
サラダ油…小さじ½
A【しょうゆ・酒・ラカントS
　（顆粒）…各小さじ½】

作り方
1 サラダチキンは食べやすい大きさに切る。小松菜は4cm長さに切る。Aは混ぜ合わせておく。
2 フライパンにサラダ油を中火で熱し、サラダチキンと小松菜を炒める。しんなりしたらAを加えてさっとからめる。

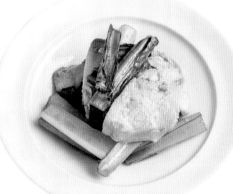

1回量	糖質	0.7g
	たんぱく質	7.1g

1回量 **73** kcal

肉の半作りおき ②

塩豚 塩味

豚肉に塩をすり込んで、冷蔵庫においておくだけだからとっても簡単。しかも肉がやわらかくなって旨味も増すから、とにかくおいしい! いろいろな料理にアレンジできるから、用意しておくと便利です。

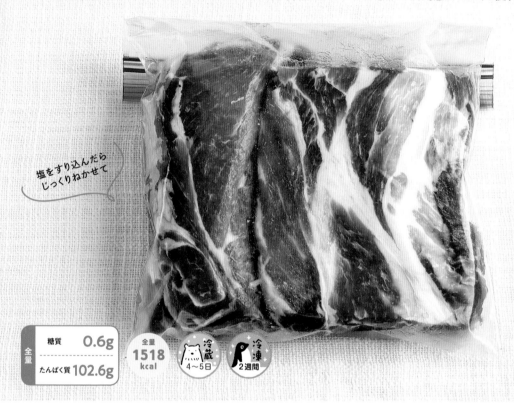

塩をすり込んだら
じっくりねかせて

全量	糖質	0.6g
	たんぱく質	102.6g

全量 1518 kcal

冷蔵 4〜5日

冷凍 2週間

材料（作りやすい分量）
豚肩ロースかたまり肉…600g
塩…大さじ½

作り方
1 豚肉に塩をすり込み、保存袋などに入れて空気を抜いて密閉し、冷蔵庫で2日以上おく。

調理 point

塩を豚肉の全面に よくすり込んで

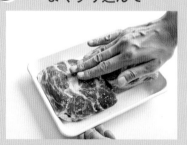

豚肉の全面に塩をよくすり込み、浸透させることで、水分が抜けて旨味がぎゅっと凝縮します。また、密閉すること、2日以上おくことも重要です。

糖質オフ! point

体を元気にしたいときにおすすめ!

豚肉はどの部位も低糖質なので、バラやももなどお好みで。栄養価が高く、なかでも疲労回復に効果のあるビタミンB_1が豊富なので、疲れ気味の体を元気にしたいときに◎。

塩豚アレンジ 1回分

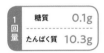

塩豚のソテー 塩味

切って焼くだけで絶品おかずが完成!

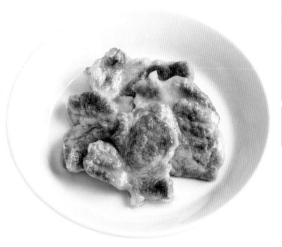

材料(1回分)
塩豚(P70)…60g

作り方
1 塩豚は薄切りにし、中火で熱したフライパンで3〜4分焼く。

1回量	糖質	0.1g	1回量 152 kcal
	たんぱく質	10.3g	

塩豚とカリフラワーのマスタード炒め マスタード味

塩豚の旨味とカリフラワーの歯応えで満足感◎

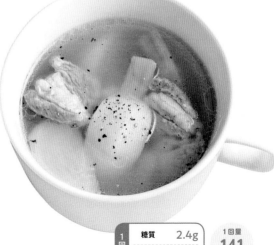

材料(1回分)
塩豚(P70)…40g
カリフラワー…30g
オリーブオイル…小さじ½
A【粒マスタード…小さじ1
　パセリ(みじん切り)
　　…小さじ½】

作り方
1 カリフラワーは小房に分ける。塩豚は薄切りにする。
2 フライパンにオリーブオイルを中火で熱し、1を焼く。火が通ったらAを加えてさっとからめる。

1回量	糖質	1.4g	1回量 139 kcal
	たんぱく質	8.1g	

塩豚とかぶのポトフ コンソメ味

かぶのやさしい甘味でほっとする

材料(1回分)
塩豚(P70)…50g
かぶ…1個
A【水…1カップ
　ローリエ…1枚
　にんにく(つぶす)…⅓かけ分
　洋風スープの素…小さじ¼
　塩・こしょう…各少々】
粗びき黒こしょう…少々

作り方
1 塩豚は食べやすい大きさに切る。かぶは茎を2〜3cm残して6等分のくし形切りにする。
2 鍋を中火で熱して塩豚を焼く。焼き目がついたらかぶ、Aを加えて10〜12分煮る。容器に盛り、粗びき黒こしょうをふる。

1回量	糖質	2.4g	1回量 141 kcal
	たんぱく質	9.1g	

塩豚とアスパラの塩麹炒め 塩味

味つけは塩麹のみ！ しっかり味が決まって簡単

材料（1回分）
塩豚(P70)…40g
グリーンアスパラガス
　…½本(10g)
黄パプリカ…⅛個(20g)
サラダ油…小さじ½
塩麹…小さじ½

作り方
1 塩豚はさっと水洗いして水けをきり、細切りにする。アスパラは1cm幅の斜め切り、パプリカは細切りにして長さを3等分に切る。
2 フライパンにサラダ油を中火で熱し、1を炒める。火が通ったら塩麹を加えてさっと炒める。

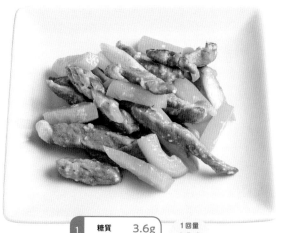

1回量	糖質	3.6g	1回量
	たんぱく質	7.5g	**139** kcal

塩豚とキャベツの
レモンバター蒸し 酸味

電子レンジで作れるから、時間がない朝に！

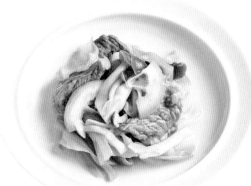

1回量	糖質	1.8g	1回量
	たんぱく質	9.5g	**179** kcal

材料（1回分）
塩豚(P70)…50g
キャベツ…20g
しめじ…20g
スライスレモン…½枚
A【バター…5g
　レモン汁…小さじ1
　酒…小さじ½
　おろしにんにく・塩・
　こしょう…各少々】

作り方
1 塩豚は薄切り、キャベツはざく切り、しめじは小房に分ける。レモンは半分に切る。
2 耐熱皿に1をのせ、混ぜ合わせたAをかけ、ラップをして電子レンジで1～2分加熱する。

塩豚の葉っぱ巻き 塩味

野菜もしっかり食べられるのがうれしい

材料（1回分）
塩豚(P70)…40g
青じそ…2枚
グリーンカール…1枚

作り方
1 塩豚はゆでて食べやすい大きさに切る。
2 グリーンカールは半分に切り、青じそ、1をのせてくるっと巻く。

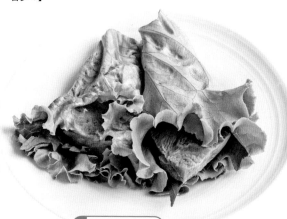

1回量	糖質	0.3g	1回量
	たんぱく質	7.1g	**104** kcal

塩豚とブロッコリーのトマト煮 トマト味

そのままでも、糖質オフの麺に和えてもおいしい!

材料（1回分）
塩豚（P70）…50g
ブロッコリー…20g
玉ねぎ…⅛個（25g）
にんにく（みじん切り）…少々
オリーブオイル…小さじ½
A【ホールトマト缶…50g
　水…大さじ2
　塩・こしょう…各少々】

作り方
1 塩豚は食べやすい大きさに切る。ブロッコリーは小房に分ける。玉ねぎは薄切りにする。
2 フライパンにオリーブオイルを中火で熱し、塩豚を焼く。焼き目がついたらにんにく、玉ねぎを加えて炒め、Aとブロッコリーを加えて8〜10分煮る。

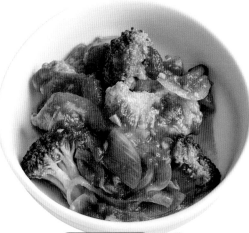

1回量	糖質	3.8g	1回量
	たんぱく質	10.2g	**172** kcal

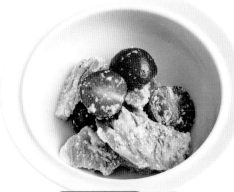

1回量	糖質	1.8g	1回量
	たんぱく質	7.6g	**115** kcal

塩豚とミニトマトのチーズ和え チーズ味

糖質の低いチーズはダイエット中でも安心

材料（1回分）
塩豚（P70）…40g
ミニトマト…2個
A【粉チーズ…小さじ½
　酢…小さじ¼】

作り方
1 塩豚はゆでて食べやすい大きさに切る。ミニトマトは半分に切る。
2 ボウルに1とAを入れてさっと和える。

塩豚とピーマンの甘辛ごま炒め 甘辛味

ピーマンの苦味が甘辛味とよく合う

材料（1回分）
塩豚（P70）…40g
ピーマン…1個（20g）
サラダ油…小さじ½
A【白いりごま・しょうゆ・酒・ラカントS（顆粒）
　…各小さじ½】

作り方
1 塩豚はさっと洗って水けをふき、食べやすい大きさに切る。ピーマンは乱切りにする。Aは混ぜ合わせておく。
2 フライパンにサラダ油を中火で熱し、塩豚とピーマンを炒める。色が変わったらAを加えてさっとからめる。

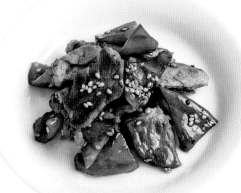

1回量	糖質	1.2g	1回量
	たんぱく質	7.6g	**138** kcal

肉の半作りおき ③

ローストビーフ 塩味

手作りするのはハードルが高そうなローストビーフですが、材料も作り方もシンプルで簡単。
糖質が低く、鉄分が豊富な牛肉をおいしく食べられるから、ぜひマスターして。

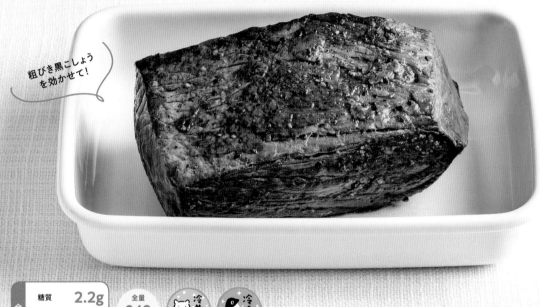

粗びき黒こしょう
を効かせて!

全量	糖質	2.2g
	たんぱく質	102.5g

全量 943 kcal

 冷蔵 2日間

 冷凍 2週間

※お弁当に入れて持ち運ぶときは、保冷剤をつけてください。
また、夏場など暑い日は避けてください。

材料（作りやすい分量）

牛ももかたまり肉 … 500g
塩 … 小さじ1
粗びき黒こしょう … 少々
サラダ油 … 小さじ1

作り方

1 牛肉は1時間ほど室温に戻しておき、塩、粗びき黒こしょうをすり込む。
2 フライパンにサラダ油を中火で熱し、1を入れる。弱めの中火にして、一面ごとに3分ずつ四面を焼く。
3 アルミホイルで包み、フライパンに戻し入れて蓋をする。コンロから外し、粗熱が取れるまで1時間ほどおく。

糖質オフ！point

貧血予防や
美髪効果に◎

牛肉も低糖質の食材ですが、なかでも赤身を選ぶのがおすすめです。鉄分が豊富で、貧血予防に◎。また、もも肉は牛肉のなかでも亜鉛が多く、美髪効果も期待できます。

調理 point

アルミホイルで包み、
フライパンに戻す

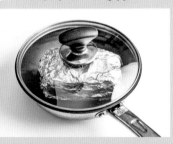

牛肉の各面を焼いたらアルミホイルで包んで温かいフライパンに戻し、蓋をします。アルミホイルを二重にしたり、布巾で包んだりしなくても◎。

ローストビーフアレンジ 1回分

ローストビーフのナムル 塩味
肉入りでちょっとリッチなナムル!

材料（1回分）
ローストビーフ（P74）…30g
もやし…30g
にんじん…10g
A【白すりごま…小さじ2
　ごま油…小さじ½
　塩…少々】

作り方
1 ローストビーフは食べやすい大きさに切る。もやしはあればひげ根を取る。にんじんは細切りにする。
2 耐熱ボウルにもやし、にんじんを入れてラップをし、電子レンジで1～2分加熱する。しんなりしたら水けをきってローストビーフと合わせ、Aで和える。

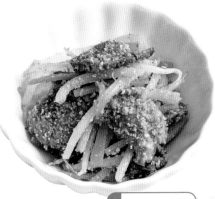

1回量	糖質	1.6g	119 kcal
	たんぱく質	8.0g	

ローストビーフときゅうりの わさび和え しょうゆ味
わさびの風味がローストビーフにマッチ

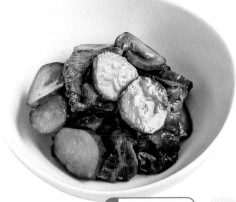

材料（1回分）
ローストビーフ（P74）…30g
きゅうり…⅓本（30g）
塩…少々
A【わさび・オリーブオイル・しょうゆ…各小さじ¼】

作り方
1 ローストビーフは食べやすい大きさに切る。きゅうりは小口切りにして塩をまぶし、10分ほどおいて水けを絞る。
2 ボウルにAを混ぜ合わせ、1を加えて和える。

1回量	糖質	1.5g	75 kcal
	たんぱく質	6.6g	

ローストビーフとピーマンの さっと炒め しょうゆ味
さっと炒めて、肉のやわらかい食感を残して!

材料（1回分）
ローストビーフ（P74）…30g
ピーマン…1個（20g）
オリーブオイル…小さじ½
A【しょうゆ…小さじ¼
　ドライバジル…少々】

作り方
1 ローストビーフは食べやすい大きさに切る。ピーマンは乱切りにする。
2 フライパンにオリーブオイルを中火で熱し、ピーマンを炒める。しんなりしたらローストビーフを加え、Aを加えてさっと混ぜる。

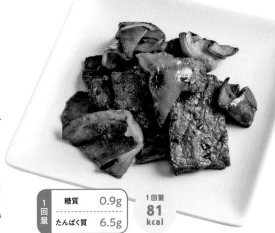

1回量	糖質	0.9g	81 kcal
	たんぱく質	6.5g	

ローストビーフとパプリカのマリネ 酸味

グリルで焼いたパプリカの甘味が引き立つ

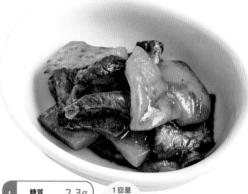

材料（1回分）
ローストビーフ（P74）…30g
黄パプリカ…30g
A【オリーブオイル・
　バルサミコ酢
　　…各小さじ½
　塩・こしょう…各少々】

作り方
1 ローストビーフは食べやすい大きさ
　に切る。パプリカはグリルで皮が黒
　く焦げるまで焼いて皮をむき、粗熱
　が取れたら一口大に切る。
2 ボウルにAを混ぜ合わせ、1を加え
　て和える。

1回量	糖質	2.3g	1回量
	たんぱく質	6.4g	**86** kcal

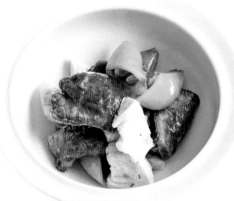

ローストビーフと
スナップえんどうのチーズサラダ チーズ味

お弁当だけでなく、おもてなしにもぴったり

材料（1回分）
ローストビーフ（P74）…30g
スナップえんどう…2本
カマンベールチーズ
　　…1個（16g）
A【オリーブオイル・レモン汁
　　…各小さじ½
　おろしにんにく・塩・
　こしょう…各少々】

作り方
1 ローストビーフとチーズは食べやす
　い大きさに切る。スナップえんどう
　は筋を取ってさっと塩ゆでし、3等
　分に切る。
2 ボウルにAを混ぜ合わせ、1を加え
　て和える。

1回量	糖質	1.7g	1回量
	たんぱく質	9.7g	**133** kcal

ローストビーフとクレソンのサンド マヨ味

パパッと食べたいときにおすすめの一品

材料（1回分）
ローストビーフ（P74）
　　…1切れ（10g）
クレソン…適量
A【マヨネーズ…小さじ½
　練り辛子…少々】
ブランパン…1個

作り方
1 ブランパンは切り目を入れ、混ぜ合
　わせたAを塗り、ローストビーフと
　クレソンを挟む。

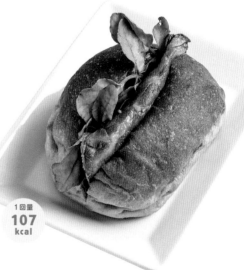

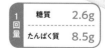

1回量	糖質	2.6g	1回量
	たんぱく質	8.5g	**107** kcal

ローストビーフとマッシュルームの
トマトサラダ　塩味

肉と野菜をバランスよく食べられる！

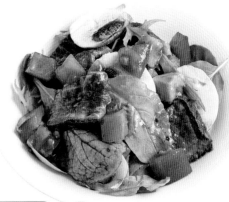

材料（1回分）
ローストビーフ（P74）…30g
マッシュルーム…1個
トマト…⅙個（30g）
ベビーリーフ…10g
A【オリーブオイル
　　…小さじ½
　オリーブオイル…小さじ¼
　塩・こしょう…各少々】

作り方
1 ローストビーフは食べやすい大きさ
　　に切る。マッシュルームは薄切り、
　　トマトは1cm角に切る。
2 ボウルに**A**とトマトを入れて混ぜる。
3 器にベビーリーフ、ローストビーフ、
　　マッシュルームを盛り、**2**をかける。

1回量	糖質	1.5g
	たんぱく質	6.9g

1回量 85 kcal

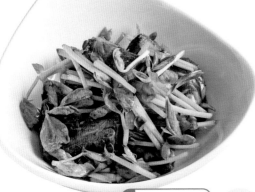

ローストビーフと豆苗のサラダ　しょうゆ味

作りおきがあれば、火を使わずに簡単調理♪

材料（1回分）
ローストビーフ（P74）…30g
豆苗…10g
A【オリーブオイル・しょうゆ
　　…各小さじ½
　おろししょうが…小さじ¼】

作り方
1 ローストビーフは食べやすい大きさ
　　に切る。豆苗は2cm長さに切る。
2 ボウルに**A**を混ぜ合わせ、**1**を加え
　　て和える。

1回量	糖質	0.6g
	たんぱく質	6.8g

1回量 80 kcal

ローストビーフと
ほうれん草のごま和え　甘辛味

ローストビーフが入った豪華なごま和え

材料（1回分）
ローストビーフ（P74）…30g
ほうれん草…30g
A【白すりごま…小さじ1
　しょうゆ・ラカントS（顆粒）
　　…各小さじ⅔
　水…小さじ¼】

作り方
1 ローストビーフは食べやすい大きさ
　　に切る。ほうれん草はさっとゆでて
　　水にさらし、4cm長さに切って水
　　けを絞る。
2 ボウルに**A**を混ぜ合わせ、**1**を加え
　　て和える。

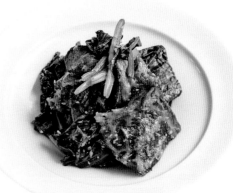

1回量	糖質	0.8g
	たんぱく質	7.7g

1回量 83 kcal

肉の半作りおき ④

肉団子 _{塩味}

長ねぎとしょうがの風味でさっぱりと食べられる肉団子です。
余計な味つけをしないで、ゆでるだけなので、幅広い料理に展開しやすい作りおきです。

おからパウダーで
腹持ちをよく！

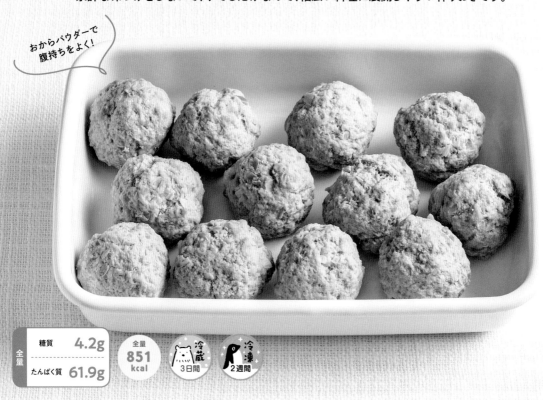

全量	糖質	**4.2g**
	たんぱく質	**61.9g**

全量 **851** kcal

冷蔵 3日間　冷凍 2週間

材料（作りやすい分量）

豚ひき肉…300g
長ねぎ（みじん切り）…⅓本分（30g）
おろししょうが…1かけ分
卵…1個
おからパウダー…大さじ1
酒…大さじ1

塩…小さじ¼
こしょう…少々

作り方

1 ボウルに全ての材料を入れ、粘りが出るまでよく練り混ぜる。

2 1を12等分にして丸め、沸騰した湯に入れて7〜8分ゆでる。

糖質オフ！ point

おからパウダーを使って糖質オフ！

つなぎは、小麦粉や片栗粉の代わりにおからパウダーを使って。食物繊維が多く、糖質の吸収を遅らせる効果や便秘の改善にもおすすめです。また、満腹感があるところも◎。

調理 point

全ての材料をボウルに入れる

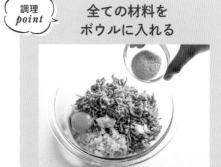

肉と調味料を混ぜてから他の食材を加える方法もありますが、一気に全部入れて混ぜても十分おいしくいただけます。粘りが出るまでよく混ぜて。

肉団子アレンジ 1回分

肉団子ときのこのトマト煮 トマト味

しっかり味がからむトマト煮は食べ応えが◎

材料（1回分）
肉団子(P78)…2個
しめじ…20g
玉ねぎ…⅒個(20g)
にんにく（みじん切り）…少々
オリーブオイル…小さじ½
A【ホールトマト缶…50g
　水…大さじ1
　塩・こしょう…各少々】

作り方
1 しめじは小房に分ける。玉ねぎは薄切りにする。
2 フライパンにオリーブオイルを中火で熱し、1とにんにくを炒める。しんなりしたら肉団子、Aを加え、とろっとするまで煮詰める。

1回量	糖質	4.1g	1回量 **182** kcal
	たんぱく質	11.5g	

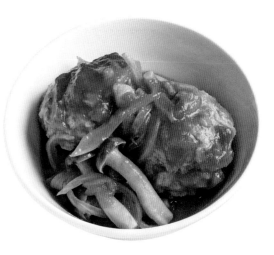

肉団子とブロッコリーのチーズ焼き チーズ味

マヨネーズとチーズのコクがおいしいおかず

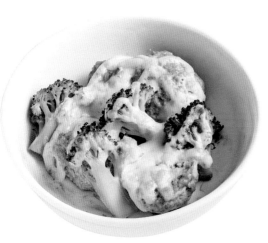

材料（1回分）
肉団子(P78)…2個
ブロッコリー…20g
マヨネーズ…適量
ピザ用チーズ…5g

作り方
1 肉団子は半分に切る。ブロッコリーは小房に分けて塩ゆでする。
2 耐熱皿に1をのせ、マヨネーズをかけてチーズを散らし、オーブントースターで3〜4分焼く。

1回量	糖質	1.1g	1回量 **181** kcal
	たんぱく質	12.6g	

肉団子とアスパラのゆずこしょうクリーム煮 ゆずこしょう味

生クリームは糖質が低いから食べてもOK

材料（1回分）
肉団子(P78)…2個
グリーンアスパラガス
　…½本(10g)
黄パプリカ…⅛個(20g)
オリーブオイル…小さじ½
A【生クリーム…¼カップ
　ゆずこしょう…小さじ⅓
　塩・こしょう…各少々】

作り方
1 アスパラは斜め薄切りにする。パプリカは細切りにし、長さを半分に切る。
2 フライパンにオリーブオイルを中火で熱し、1を炒める。しんなりしたら肉団子、Aを加えてさっと煮る。

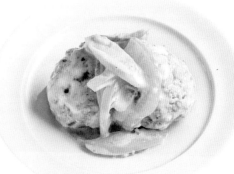

1回量	糖質	3.6g	1回量 **386** kcal
	たんぱく質	11.8g	

肉団子と白菜のスープ煮 塩味

白菜の甘味がおいしい中華スープ

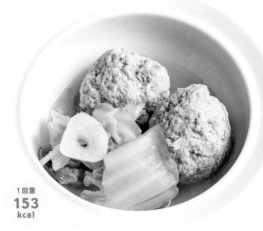

材料（1回分）
肉団子（P78）…2個
白菜…60g
A【にんにく（薄切り）…少々
　水…½カップ
　鶏がらスープの素…小さじ¼
　塩・こしょう…各少々】

作り方
1 白菜は、葉はざく切り、芯は一口大のそぎ切りにする。
2 鍋にAを中火で煮立て、1と肉団子を入れ、白菜がやわらかくなるまで煮る。

1回量	糖質	2.4g
	たんぱく質	10.9g

1回量 **153** kcal

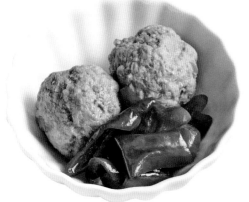

肉団子とピーマンのさっと煮 甘辛味

くたっとしたピーマンが美味!

材料（1回分）
肉団子（P78）…2個
ピーマン…1個（20g）
A【だし汁…½カップ
　しょうゆ・ラカントS（顆粒）
　…各小さじ1】

作り方
1 ピーマンは乱切りにする。
2 鍋にAを中火で煮立て、1と肉団子を入れてさっと煮る。

1回量	糖質	2.1g
	たんぱく質	11.3g

1回量 **152** kcal

肉団子とれんこんの
ケチャップ甘酢 トマト味

食物繊維豊富なれんこんの歯応えを楽しんで

材料（1回分）
肉団子（P78）…2個
れんこん…30g
サラダ油…小さじ½
A【酢・ラカントS（顆粒）
　…各大さじ½
　トマトケチャップ…小さじ2
　しょうゆ…小さじ½】

作り方
1 肉団子は半分に切る。れんこんは5mm厚さのいちょう切りにする。Aは混ぜ合わせておく。
2 フライパンにサラダ油を中火で熱し、れんこんを炒める。火が通ったら肉団子を加えて炒め、Aを加えてさっとからめる。

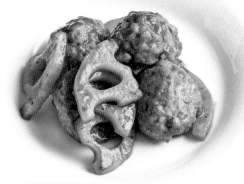

1回量	糖質	7.7g
	たんぱく質	11.3g

1回量 **195** kcal

肉団子とパプリカの
オイスター炒め <small>オイスターソース味</small>

しっかり味がからんだ、満足感のあるおかず

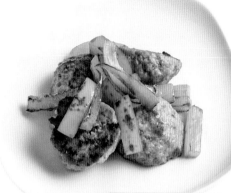

材料（1回分）
肉団子(P78)…2個
黄パプリカ…⅛個(30g)
サラダ油…小さじ½
A【オイスターソース・しょうゆ
　　…各小さじ⅔
　　ラカントS（顆粒）…小さじ⅓】

作り方
1 肉団子は半分に切る。パプリカは
　細切りにし、長さを2〜3等分に
　切る。Aは混ぜ合わせておく。
2 フライパンにサラダ油を中火で熱
　し、パプリカを炒める。しんなり
　したら肉団子を加えて炒め、Aを
　加えてからめる。

1回量	糖質	3.4g	1回量 175 kcal
	たんぱく質	11.2g	

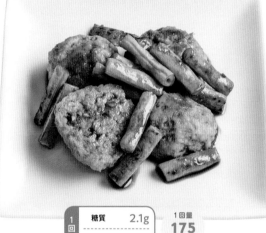

肉団子といんげんの甘辛炒め <small>甘辛味</small>

カリウムが豊富ないんげんでむくみを防止

材料（1回分）
肉団子(P78)…2個
さやいんげん…3本(20g)
サラダ油…小さじ½
A【しょうゆ・酒・ラカントS
　（顆粒）…各小さじ1】

作り方
1 肉団子は半分に切る。いんげんは
　3cm長さに切る。Aは混ぜ合わせて
　おく。
2 フライパンにサラダ油を中火で熱し、
　いんげんを炒める。しんなりしたら
　肉団子を加えてさっと炒め、Aを加
　えてからめる。

1回量	糖質	2.1g	1回量 175 kcal
	たんぱく質	11.1g	

肉団子とにらのキムチ煮 <small>キムチ味</small>

食物繊維や乳酸菌が豊富なキムチでお腹すっきり

材料（1回分）
肉団子(P78)…2個
にら…⅛束(15g)
キムチ…30g
A【水…½カップ
　鶏がらスープの素…小さじ¼
　酒・しょうゆ…各小さじ1】

作り方
1 にらは4cm長さに切る。キムチ
　はざく切りにする。
2 鍋にAを中火で煮立て、1と肉団
　子を入れてさっと煮る。

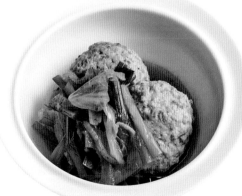

1回量	糖質	3.6g	1回量 170 kcal
	たんぱく質	12.0g	

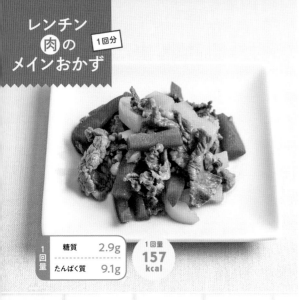

	糖質	2.9g
1回量	たんぱく質	9.1g

1回量 **157** kcal

牛肉とパプリカの
チンジャオロースー オイスターソース味

旨味のあるオイスターソースで満足感をアップ

材料（1回分）

牛切り落とし肉…50g
赤パプリカ…15g
黄パプリカ…15g
A【オイスターソース
　　…小さじ⅔
　　酒…小さじ½
　　ごま油…小さじ⅓
　　しょうゆ…小さじ¼】

作り方

1 牛肉は大きければ一口大に切る。パプリカは細切りにし、長さを3等分に切る。

2 耐熱ボウルにAを混ぜ合わせ、牛肉を加えてもみ込む。パプリカを加えてラップをし、電子レンジで2～3分加熱する。途中1～2度取り出して全体を混ぜる。

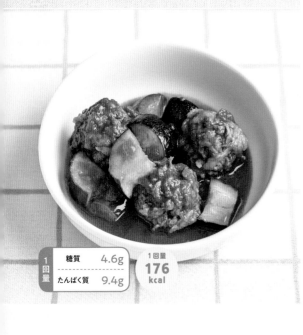

	糖質	4.6g
1回量	たんぱく質	9.4g

1回量 **176** kcal

牛肉となすのトマト煮 トマト味

牛肉は団子状にして噛み応えを出して

材料（1回分）

牛切り落とし肉…50g
A【酒…小さじ½
　　塩・こしょう…各少々】
なす…½本（40g）
B【ホールトマト缶…50g
　　トマトケチャップ…小さじ1
　　オリーブオイル…小さじ½
　　ラカントS（顆粒）…小さじ¼
　　おろしにんにく・塩・
　　こしょう…各少々】

作り方

1 牛肉はAをもみ込み、3等分にして丸める。なすは1.5cm厚さのいちょう切りにする。

2 耐熱ボウルにBを混ぜ合わせ、1を加える。ラップをして電子レンジで2分ほど加熱する。

┌─ 代わりにこんな食材 ─┐

なすの代わりにパプリカ、ズッキーニ、かぶなど
└──────────────┘

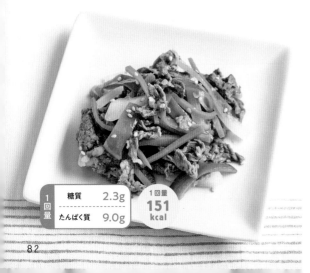

	糖質	2.3g
1回量	たんぱく質	9.0g

1回量 **151** kcal

塩プルコギ 塩味

野菜たっぷりのプルコギを、にんにく風味が効いた塩味に

材料（1回分）

牛切り落とし肉…50g
玉ねぎ…10g
ピーマン…½個（10g）
にんじん…10g
A【白いりごま・酒
　　…各小さじ½
　　おろしにんにく・塩・
　　こしょう…各少々】

作り方

1 牛肉は大きければ一口大に切る。玉ねぎ、ピーマンは5mm幅に切って長さを半分にする。にんじんは細切りにする。

2 耐熱ボウルに牛肉を入れてAをもみ込む。野菜を加えてラップをし、電子レンジで2分ほど加熱する。途中1～2度取り出して、ほぐしながら加熱する。

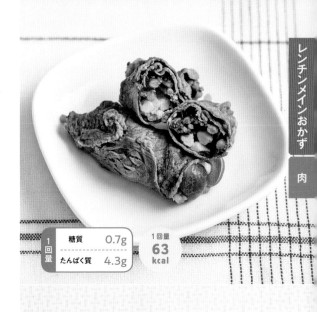

牛肉のマスタードロール　マスタード味

低糖質食材を巻いたヘルシー肉巻き

材料（1回分）

牛薄切り肉…2枚(20g)
塩・こしょう…各少々
粒マスタード…小さじ½
しめじ…20g
クレソン…10g

- 代わりにこんな食材 -

アスパラやエリンギ、セロリ、パプリカ、チーズを巻いても

作り方

1 しめじは小房に分ける。クレソンは6cm長さに切る。
2 牛肉を広げ、塩、こしょうをふってマスタードを塗る。1をのせてくるくると巻く。
3 耐熱皿に2をのせ、ラップをして電子レンジで1分ほど加熱する。

1回量	糖質	0.7g	1回量
	たんぱく質	4.3g	**63** kcal

豚肉とキャベツの塩昆布蒸し　塩味

塩昆布の塩けと旨味、ごま油がよく合う！

材料（1回分）

豚こま切れ肉…50g
キャベツ…30g
A【塩昆布…ひとつまみ
　酒・ごま油…各小さじ½
　塩・こしょう…各少々】

- 代わりにこんな食材 -
キャベツの代わりにブロッコリー、もやし、ズッキーニなど

作り方

1 豚肉は大きければ一口大に切る。キャベツは4～5cm四方のざく切りにする。
2 耐熱ボウルにAと豚肉を入れて混ぜる。キャベツをのせてラップをし、電子レンジで2～3分加熱する。途中で1～2度取り出し、ほぐしながら加熱する。

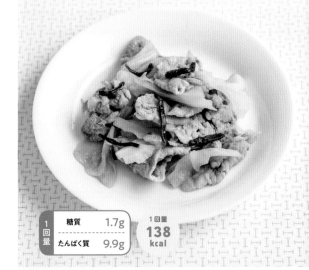

1回量	糖質	1.7g	1回量
	たんぱく質	9.9g	**138** kcal

なすの豚巻き香味レンジ蒸し　しょうゆ味

味がしっかりからんで冷めてもおいしい！

材料（1回分）

豚バラ薄切り肉…1枚
塩・こしょう…各少々
なす…¼本(20g)
A【しょうゆ…小さじ1
　白すりごま・ラカントS
　（顆粒）…各小さじ½
　おろししょうが・酒
　…各小さじ¼】

作り方

1 なすは縦半分に切る。
2 豚肉は長さを半分に切って塩、こしょうをふり、1をのせてくるくると巻く。
3 耐熱皿に2をのせ、混ぜ合わせたAをかけ、ラップをして電子レンジで2～3分加熱する。

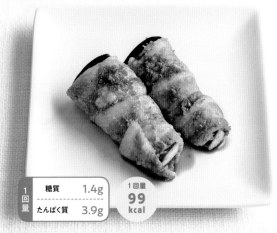

1回量	糖質	1.4g	1回量
	たんぱく質	3.9g	**99** kcal

レンチンメインおかず　肉

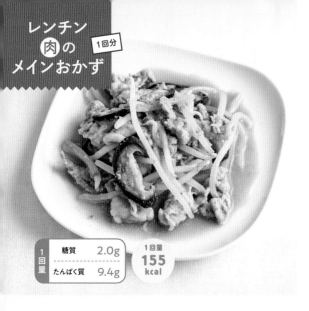

豚肉ともやしの
みそバターレンジ蒸し　みそ味

淡白なもやしには、すりごまとみそのコクをプラス

1回量	糖質	2.0g	1回量
	たんぱく質	9.4g	**155** kcal

材料（1回分）
豚こま切れ肉…40g
A【酒…小さじ½
　塩・こしょう…各少々】
もやし…40g
しいたけ…1枚（15g）
B【みそ…小さじ⅔
　白すりごま・ラカントS
　（顆粒）・酒…各小さじ½】
バター…5g

作り方
1 豚肉は大きければ一口大に切り、Aをもみ込む。もやしはあればひげ根を取る。しいたけは5mm幅の薄切りにする。
2 耐熱皿に1をのせ、混ぜ合わせたBとバターをのせ、ラップをして電子レンジで2分ほど加熱する。

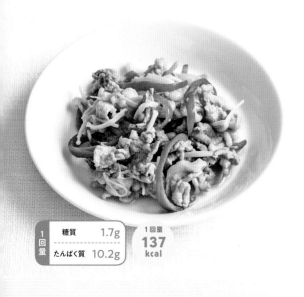

豚肉とピーマンの
さっぱり炒め風　しょうゆ味

酸味が効いてさっぱり食べられる一品

1回量	糖質	1.7g	1回量
	たんぱく質	10.2g	**137** kcal

材料（1回分）
豚こま切れ肉…50g
塩・こしょう…各少々
ピーマン…½個（10g）
えのきだけ…20g
A【ごま油・しょうゆ・酢
　…各小さじ½
　ラカントS（顆粒）
　…小さじ¼
　おろしにんにく…少々】

作り方
1 豚肉は大きければ一口大に切り、塩、こしょうをふる。ピーマンは細切り、えのきだけは半分に切る。
2 耐熱皿に1をのせ、混ぜ合わせたAをかけ、ラップをして電子レンジで2分ほど加熱する。途中で1〜2度取り出し、ほぐしながら加熱する。

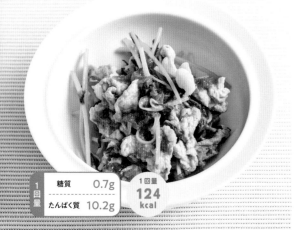

豚肉と豆苗の梅ダレ　梅味

食物繊維やビタミンを含む豆苗をたっぷり使って

1回量	糖質	0.7g	1回量
	たんぱく質	10.2g	**124** kcal

材料（1回分）
豚こま切れ肉…50g
塩・こしょう…各少々
豆苗…20g
A【梅肉…小さじ½
　しょうゆ・ごま油・
　ラカントS（顆粒）
　…各小さじ¼】

作り方
1 豚肉は大きければ一口大に切り、塩、こしょうをふる。豆苗は半分に切る。
2 耐熱皿に1をのせ、混ぜ合わせたAをかけ、ラップをして電子レンジで2分ほど加熱する。途中で1〜2度取り出し、ほぐしながら加熱する。

ささみの梅マヨロール 梅味

梅マヨネーズがクセになる味

材料（1回分）

鶏ささみ…1本
塩・こしょう…各少々
さやいんげん…1本
A【梅肉…小さじ1
　マヨネーズ…小さじ½】

―代わりにこんな食材―
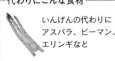
いんげんの代わりに
アスパラ、ピーマン、
エリンギなど

作り方

1 ささみは筋を取って開き、塩、こしょうをふる。いんげんは3等分に切ってさっとゆでる。

2 ささみに混ぜ合わせたAを塗っていんげんをのせ、くるくると巻いて楊枝でとめる。

3 耐熱皿に2をのせ、ラップをして電子レンジで1～2分加熱する。

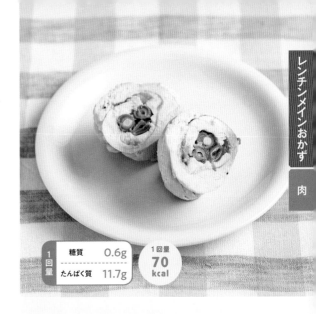

| 1回量 | 糖質 | 0.6g |
| | たんぱく質 | 11.7g |

1回量 **70** kcal

ささみと白菜のさっぱり蒸し 酸味

黒酢の風味がごまのコクにマッチ！

材料（1回分）

鶏ささみ…50g
塩・こしょう…各少々
白菜…50g
しいたけ…½枚
A【白すりごま…小さじ1
　酒・しょうゆ・黒酢
　　…各小さじ½
　ごま油…小さじ¼
　おろしにんにく・塩
　　…各少々】

作り方

1 ささみは筋を取って1cm幅のそぎ切りにし、塩、こしょうをふる。白菜は5cm長さに切り、1cm幅の細切りにする。しいたけは5mm幅の薄切りにする。

2 耐熱ボウルにAを混ぜ合わせ、ささみを加えてからめる。白菜としいたけをのせてラップをし、火が通るまで電子レンジで3～4分加熱する。途中で何度か取り出し、全体を混ぜながら加熱する。

| 1回量 | 糖質 | 2.1g |
| | たんぱく質 | 13.1g |

1回量 **96** kcal

鶏肉と小松菜のごまみそ和え みそ味

淡白なむね肉とすりごまの相性抜群！

材料（1回分）

鶏むね肉…50g
A【酒…小さじ½
　塩・こしょう…各少々】
小松菜…30g
B【白すりごま・みそ・
　蒸し汁…各小さじ½
　ラカントS（顆粒）
　　…小さじ¼】

作り方

1 鶏肉は余分な脂身を取り除き、耐熱皿にのせてAをからめる。小松菜は5cm長さに切って鶏肉と一緒に耐熱皿にのせ、ラップをして電子レンジで3～4分加熱する。

2 火が通ったら鶏肉を食べやすい大きさにさき、ボウルに入れる。混ぜ合わせたBを加えて和える。

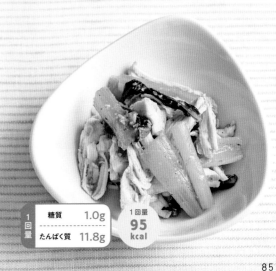

| 1回量 | 糖質 | 1.0g |
| | たんぱく質 | 11.8g |

1回量 **95** kcal

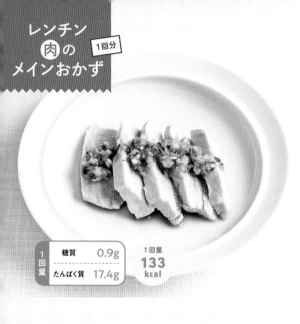

蒸し鶏の香味ダレ しょうゆ味

香味ダレで、むね肉を蒸し鶏をもっとおいしく

1回量	糖質	0.9g	1回量
	たんぱく質	17.4g	**133** kcal

材料（1回分）

鶏むね肉…80g
A【酒…小さじ½
　塩・こしょう…各少々】
B【長ねぎ（みじん切り）…5g
　青じそ（粗みじん切り）
　　…½枚分
　しょうゆ…小さじ½
　ごま油・酢…各小さじ¼
　おろししょうが・ラカント
　S（顆粒）…各少々】

作り方

1 鶏肉は余分な脂身を取り除き、耐熱皿にのせてAをからめ、ラップをして電子レンジで1〜2分加熱する。
2 ボウルにBを混ぜ合わせ、食べやすい大きさに切った1にかける。

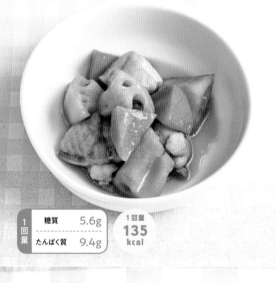

筑前煮 甘辛味

食物繊維が豊富な根菜で便秘解消！

1回量	糖質	5.6g	1回量
	たんぱく質	9.4g	**135** kcal

材料（1回分）

鶏もも肉…50g
れんこん…30g
にんじん…10g
A【しょうゆ・酒・ラカント
　S（顆粒）…各小さじ1】

作り方

1 鶏肉は余分な脂身を取り除き、一口大に切る。れんこん、にんじんは乱切りにし、れんこんは水にさらして水けをきる。
2 耐熱ボウルにAを混ぜ合わせ、鶏肉を加えてもみ込む。れんこん、にんじんを加えてラップをし、電子レンジで3〜4分加熱する。

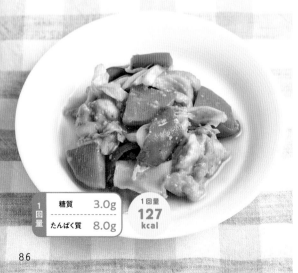

タッカルビ みそ味

肉と野菜をバランスよく食べられ、彩りもきれい

1回量	糖質	3.0g	1回量
	たんぱく質	8.0g	**127** kcal

材料（1回分）

鶏もも肉…40g
キャベツ…20g
にんじん…10g
ピーマン…½個（10g）
A【みそ…小さじ1
　酒・ごま油・ラカントS
　（顆粒）…各小さじ½
　しょうゆ…小さじ¼
　一味唐辛子…少々】

作り方

1 鶏肉は余分な脂身を取り除き、一口大に切る。キャベツはざく切り、にんじんはいちょう切り、ピーマンは乱切りにする。
2 耐熱ボウルにAを混ぜ合わせ、鶏肉を加えてからめる。野菜をのせ、ラップをして電子レンジで2分ほど加熱する。

チンゲン菜シューマイ しょうゆ味

シューマイの皮を使わないからヘルシー!

材料（1回分）

チンゲン菜…3枚
A【豚ひき肉…50g
　玉ねぎ（粗みじん切り）…15g
　おからパウダー…大さじ½
　酒…小さじ½
　しょうゆ・ごま油
　　…各小さじ¼
　こしょう…少々】

作り方

1 チンゲン菜はさっと塩ゆでして水けをふく。
2 ボウルにAを入れ、粘りが出るまでよく練り混ぜる。3等分にして丸め、1をくるっと巻く。
3 耐熱皿に2をのせ、ラップをして電子レンジで2〜3分加熱する。

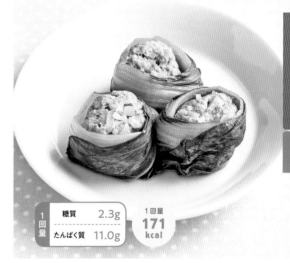

| 1回量 | 糖質 | 2.3g | 1回量 |
| | たんぱく質 | 11.0g | **171** kcal |

ガパオ オイスターソース味

カリフラワーごはんに合わせて食べたいおかず

材料（1回分）

豚ひき肉…50g
赤パプリカ…⅙個（30g）
A【玉ねぎ（みじん切り）
　　…15g（大さじ1½）
　にんにく（みじん切り）・赤唐
　辛子（小口切り）…各少々
　オイスターソース…小さじ1
　ドライバジル・酒…小さじ½
　しょうゆ・ラカントS（顆粒）
　　…各小さじ¼
　塩・こしょう…各少々】

作り方

1 パプリカは1cm四方に切る。
2 耐熱ボウルにひき肉、Aを入れて箸でさっくりと混ぜる。1をのせ、ラップをして電子レンジで1〜2分加熱する。途中で取り出してほぐし、火が通るまで加熱する。

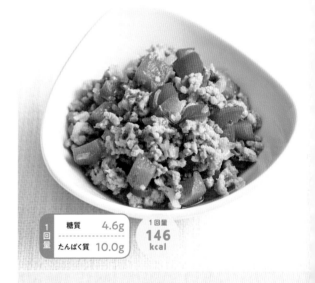

| 1回量 | 糖質 | 4.6g | 1回量 |
| | たんぱく質 | 10.0g | **146** kcal |

えのきだけつくね 甘辛味

えのきで食物繊維をプラス! ごまダレが美味

材料（1回分）

えのきだけ…15g
A【鶏ひき肉…60g
　溶き卵…⅛個分（小さじ2）
　おからパウダー…大さじ½
　塩・こしょう…各少々】
B【しょうゆ・ラカントS（顆粒）・
　白すりごま…各小さじ⅔
　酒…小さじ⅓】

作り方

1 えのきだけは1cm幅に切る。
2 ボウルにAと1を入れ、粘りが出るまでよく練り混ぜ、2等分にして小判形に成形する。
3 耐熱皿に2をのせ、混ぜ合わせたBをかけ、ラップをして電子レンジで2〜3分加熱する。

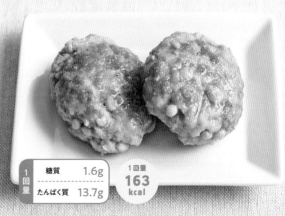

| 1回量 | 糖質 | 1.6g | 1回量 |
| | たんぱく質 | 13.7g | **163** kcal |

糖質オフ弁当作りであると便利！
常備しておきたい食材

お弁当も毎日作るとなると、パターンが決まってしまって、おかずがマンネリ化しがちに。
いつもの材料にプラスして、簡単にバリエーションが広がる、便利な食材を紹介します。

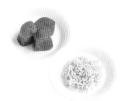

たらこ＆しらす

おにぎりはもちろん、炒め物や和え物にもよく合い、加えるだけで一気に旨味と満足感がアップする食材です。

ツナ缶

保存がきいてアレンジ自在のツナ缶は、常備して損はない食材です。糖質オフが目的だから、カロリーが高いオイル漬けでもOK。

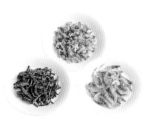

塩昆布・かつお節・桜えび

野菜のお浸しなどに加えれば、噛むたびに旨味が広がるおかずに変身。おにぎりやごはんに混ぜるのもおすすめです。

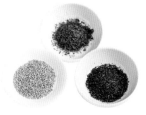

ごま・青のり・ゆかり

たんぱく質、野菜のおかずどちらとも相性のいい、ごま・青のり・ゆかり。使い分ければ、味つけのレパートリーも広がります。

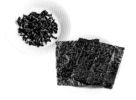

わかめ・焼きのり

わかめやのりなどの海藻類も常備しておくと便利な食材です。カリフラワーごはんや和え物、炒め物でも活躍してくれます。

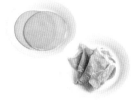

ハム・生ハム

そのまま詰めることができるから、あと1品欲しいけど作るのは面倒というときにおすすめ。野菜の和え物にプラスしても◎。

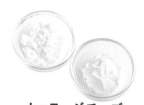

カッテージチーズ・クリームチーズ

簡単にコクをプラスできるチーズは、洋風のおかずと相性抜群。糖質が低いので、ダイエット中でも安心です。

ザーサイ

トッピングにするもよし、炒め物や和え物に加えるもよしと、意外に使い道が豊富なザーサイ。塩辛い味わいで、味も決まりやすい！

卵

超低糖質で栄養豊富な卵は、ゆで卵、卵焼き、炒め物と、とにかく幅広く使えて便利。食べ応えもあるので、欠かせない食材です。

Part 2

ラクうま糖質オフ!

魚介の作りおき&
レンチンおかず

中性脂肪を下げる働きのあるEPAやDHAが豊富な
魚介のおかずは、健康的にダイエットしたい人におすすめ!
切り身魚やいか、えびなどの人気食材を使った
おいしくてヘルシーなおかずをたっぷり紹介します。

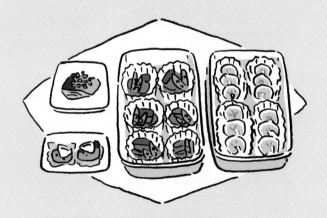

から揚げ弁当

ゆる糖質オフ

お弁当で定番のおかず、から揚げと卵焼きを詰めました。から揚げはすりおろした
高野豆腐の衣で糖質をカット! 主食はカリフラワーごはんでヘルシーに仕上げています。

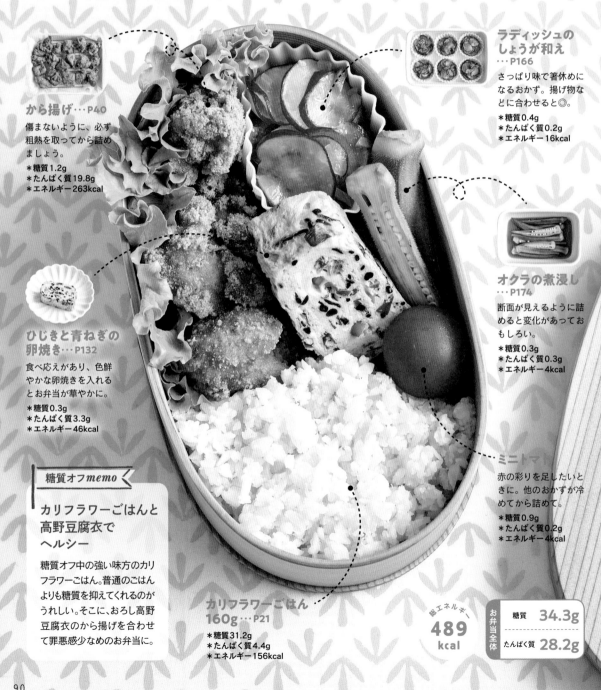

から揚げ…P40

傷まないように、必ず
粗熱を取ってから詰め
ましょう。
＊糖質 1.2g
＊たんぱく質 19.8g
＊エネルギー 263kcal

**ひじきと青ねぎの
卵焼き…P132**

食べ応えがあり、色鮮
やかな卵焼きを入れる
とお弁当が華やかに。
＊糖質 0.3g
＊たんぱく質 3.3g
＊エネルギー 46kcal

**ラディッシュの
しょうが和え
…P166**

さっぱり味で箸休めに
なるおかず。揚げ物な
どに合わせると◎。
＊糖質 0.4g
＊たんぱく質 0.2g
＊エネルギー 16kcal

**オクラの煮浸し
…P174**

断面が見えるように詰
めると変化があってお
もしろい。
＊糖質 0.3g
＊たんぱく質 0.3g
＊エネルギー 4kcal

ミニトマト

赤の彩りを足したいと
きに。他のおかずが冷
めてから詰めて。
＊糖質 0.9g
＊たんぱく質 0.2g
＊エネルギー 4kcal

> **糖質オフmemo** <

カリフラワーごはんと
高野豆腐衣で
ヘルシー

糖質オフ中の強い味方のカリ
フラワーごはん。普通のごはん
よりも糖質を抑えてくれるのが
うれしい。そこに、おろし高野
豆腐衣のから揚げを合わせ
て罪悪感少なめのお弁当に。

**カリフラワーごはん
160g…P21**

＊糖質 31.2g
＊たんぱく質 4.4g
＊エネルギー 156kcal

総エネルギー
489
kcal

お弁当全体	糖質	**34.3g**
	たんぱく質	**28.2g**

バーベキューチキン弁当

ゆる糖質オフ

バーベキュー味の骨つきチキンをメインに、ウインナーが入ったピラフ風の主食がおいしいお弁当です。
しっかり味のおかずには、さっぱり食べられるミニトマトのピクルスを合わせて。

ウインナーといんげん、パプリカの
ピラフ風チャーハン …P195

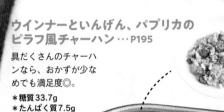

具だくさんのチャーハンなら、おかずが少なめでも満足度◎。

＊糖質33.7g
＊たんぱく質7.5g
＊エネルギー268kcal

バーベキューチキン
…P41

骨つき肉なのでボリューム感を出したいときにおすすめ。

＊糖質1.8g
＊たんぱく質9.2g
＊エネルギー113kcal

糖質オフmemo

チャーハンには
シンプルなおかずを

チャーハンに具が入っていて味もついているので、合わせるおかずはシンプルなものがおすすめ。糖質も高くなりにくいです。茶系になりがちなので、彩り野菜を詰めて明るい雰囲気に。

ゆでブロッコリー
10g

ビタミンが豊富で噛み応えもあるので、物足りないときに◎。

＊糖質0.0g
＊たんぱく質0.4g
＊エネルギー3kcal

ミニトマトのピクルス
…P164

甘辛味のバーベキューチキンには酸味の効いたピクルスがよく合う。

＊糖質2.9g
＊たんぱく質0.5g
＊エネルギー16kcal

総エネルギー
400
kcal

お弁当全体	糖質	**38.4g**
	たんぱく質	**17.6g**

たらのねぎみそ弁当

ゆる
糖質オフ

魚がメインの和風弁当。ゆかりとクレソンのおにぎりはさっぱりながらも、満足感が高いのがうれしい。
おかか炒めやひき肉入りオムレツが入った、ほっと落ち着くお弁当です。

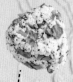

ゆかりとクレソンの
おにぎり…P194

ゆかり味のおにぎりなら、和風のお弁当にぴったり。

*糖質30.0g
*たんぱく質3.5g
*エネルギー159kcal

ひき肉といんげんの
和風オムレツ…P137

厚みがなく、他のおかずに味も移りにくいので、詰めやすい。

*糖質0.4g
*たんぱく質5.0g
*エネルギー71kcal

ゆでブロッコリー
15g

やわらかいおかずが多いときにおすすめ。噛み応えをプラス。

*糖質0.0g
*たんぱく質0.5g
*エネルギー4kcal

糖質オフ memo

ひき肉の旨味や
おかかの風味で満足！

和風のお弁当は、砂糖やみりんを使うことが多いので糖質が高くなりがちですが、おかかやひき肉、みそなどを使って風味を出したおかずを合わせれば、糖質オフでも満足感が得られます。

赤パプリカの
おかか炒め風…P184

お弁当のアクセントに、赤系の和風にも合うサブおかずが◎。

*糖質2.0g
*たんぱく質0.9g
*エネルギー31kcal

たらのねぎみそ焼き
…P100

ねぎみそが他のおかずに移らないように、仕切りをつけて詰めて。

*糖質0.6g
*たんぱく質7.3g
*エネルギー36kcal

総エネルギー
301
kcal

お弁当全体

糖質	33.0g
たんぱく質	17.2g

牛肉のしぐれ煮弁当

(ゆる糖質オフ)

ごはんがよく合う、甘辛味の牛肉のしぐれ煮や、おからポテサラ、きゅうりの中華漬けを詰めたお弁当。
彩り鮮やかなにんじんのきんぴらも入れて、バランスよく仕上げました。

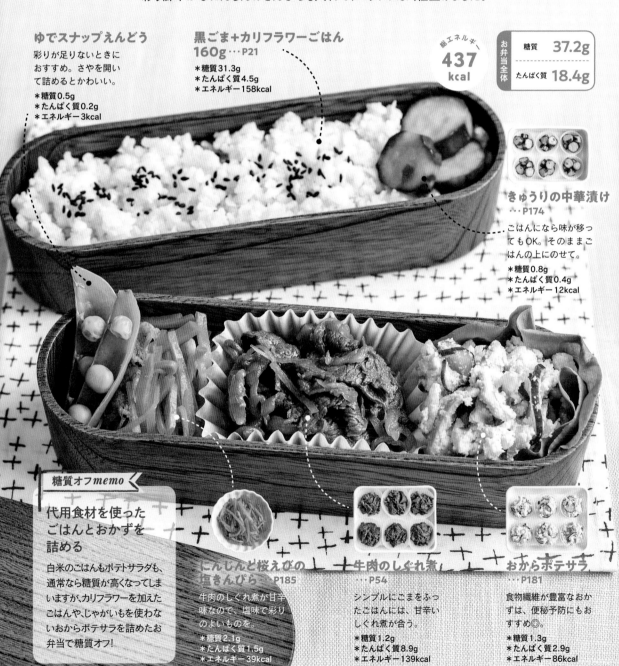

ゆでスナップえんどう

彩りが足りないときに
おすすめ。さやを開い
て詰めるとかわいい。

* 糖質0.5g
* たんぱく質0.2g
* エネルギー3kcal

**黒ごま+カリフラワーごはん
160g…P21**

* 糖質31.3g
* たんぱく質4.5g
* エネルギー158kcal

総エネルギー
437
kcal

お弁当全体

糖質	**37.2g**
たんぱく質	**18.4g**

きゅうりの中華漬け
…P174

ごはんになら味が移っ
てもOK。そのままご
はんの上にのせて。

* 糖質0.8g
* たんぱく質0.4g
* エネルギー12kcal

糖質オフ*memo*

**代用食材を使った
ごはんとおかずを
詰める**

白米のごはんもポテトサラダも、
通常なら糖質が高くなってしまい
ますが、カリフラワーを加えた
ごはんや、じゃがいもを使わな
いおからポテサラを詰めたお
弁当で糖質オフ!

**にんじんと桜えびの
塩きんぴら**…P185

牛肉のしぐれ煮が甘辛
味なので、塩味で彩り
のよいものを。

* 糖質2.1g
* たんぱく質1.5g
* エネルギー39kcal

牛肉のしぐれ煮
…P54

シンプルにごまをふっ
たごはんには、甘辛い
しぐれ煮が合う。

* 糖質1.2g
* たんぱく質8.9g
* エネルギー139kcal

おからポテサラ
…P181

食物繊維が豊富なおか
ずは、便秘予防にもお
すすめ◎。

* 糖質1.3g
* たんぱく質2.9g
* エネルギー86kcal

ゆる
糖質オフ

鮭のマスタードレモン蒸し弁当

マスタードとレモンが効いた鮭のおかずに、オリーブの塩けとベーコンの旨味がおいしいおにぎりを詰めた
洋風弁当。アンチョビを効かせたカリフラワー炒めがアクセント!

オリーブとベーコンの
おにぎり…P194

洋風のメインおかずに
合うおにぎりを選ぶと
全体の味がまとまる。

＊糖質30.0g
＊たんぱく質4.6g
＊エネルギー206kcal

鮭のマスタード
レモン蒸し…P116

一緒に蒸したレモンも
添えると、彩りが増し
て明るいお弁当に。

＊糖質1.9g
＊たんぱく質10.6g
＊エネルギー96kcal

お弁当全体	糖質	33.6g
	たんぱく質	17.8g

総エネルギー
354
kcal

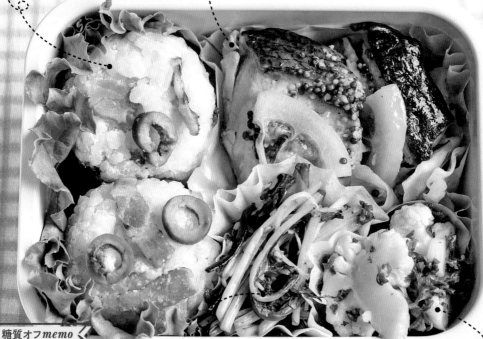

糖質オフ*memo*

健康に美しく
ダイエットを

鮭には強い抗酸化作用があ
るアスタキサンチンが含まれ
るので、美肌や疲労回復に効
果的。そんな鮭をメインにした
お弁当で、健康的にダイエット
しながら、美肌も手に入れて。

水菜の塩昆布炒め
…P175

洋風以外のおかずを入
れて、味に変化をつけ
るのもおすすめ。

＊糖質0.8g
＊たんぱく質0.9g
＊エネルギー19kcal

カリフラワーのパセリ
アンチョビ炒め風
…P189

噛み応えがあるから、
やわらかいおかずと組
み合わせると◎。

＊糖質0.9g
＊たんぱく質1.7g
＊エネルギー33kcal

麻婆豆腐弁当

ゆる
糖質オフ

ごはんに合う麻婆豆腐がメインのお弁当。ごはんはカリフラワーごはんだから安心!
みょうがのナムルもよく合います。ズッキーニのジョンはおからパウダーでヘルシーに。

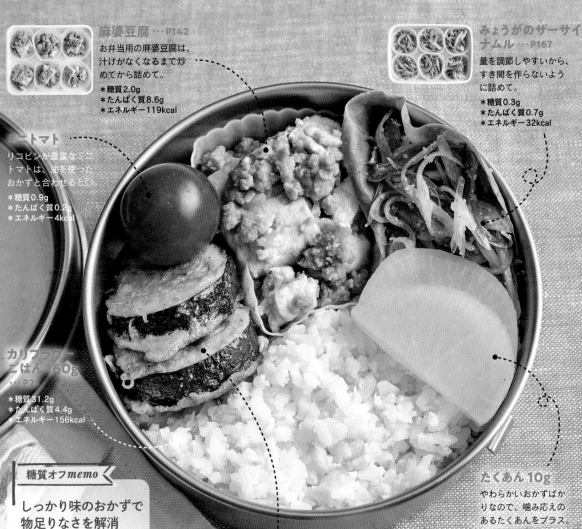

麻婆豆腐 … P142
お弁当用の麻婆豆腐は、
汁けがなくなるまで炒
めてから詰めて。
＊糖質2.0g
＊たんぱく質8.6g
＊エネルギー119kcal

**みょうがのザーサイ
ナムル** … P167
量を調節しやすいから、
すき間を作らないよう
に詰めて。
＊糖質0.3g
＊たんぱく質0.7g
＊エネルギー32kcal

ミニトマト
リコピンが豊富なミニ
トマトは、油を使った
おかずと合わせると◎。
＊糖質0.9g
＊たんぱく質0.2g
＊エネルギー4kcal

**カリフラワー
ごはん … 160g**
… P21
＊糖質31.2g
＊たんぱく質4.4g
＊エネルギー156kcal

たくあん 10g
やわらかいおかずばか
りなので、噛み応えの
あるたくあんをプラス。
＊糖質1.1g
＊たんぱく質0.1g
＊エネルギー6kcal

ズッキーニのジョン
… P173
メインを引き立てるよ
うな、シンプルな味つ
けのおかずを。
＊糖質0.6g
＊たんぱく質2.4g
＊エネルギー32kcal

> **糖質オフmemo**
>
> ## しっかり味のおかずで
> ## 物足りなさを解消
>
> ダイエットを長続きさせるに
> は、物足りなさは厳禁。糖質
> をオフしながらも、しっかり満
> 足感のある食事をすること
> が大切です。麻婆豆腐などの
> ガツンと食べ応えのある料
> 理はおすすめ。

総エネルギー
349
kcal

お弁当全体	糖質	36.1g
	たんぱく質	16.4g

定番糖質オフおかずの作り方をマスター

鮭のトマト煮 トマト味

トマト煮の赤とスナップえんどうの緑が鮮やかな、お弁当がパッと明るくなるおかず。
味がしっかりと具材にからむトマト煮は満足感があるのでダイエット中におすすめです。

これが
一人分

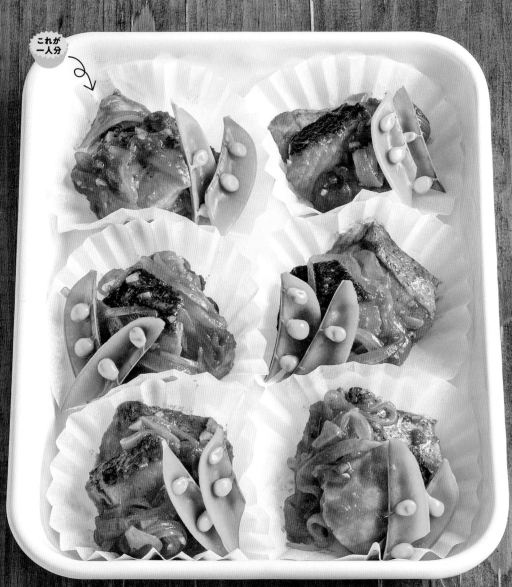

1回量	糖質	3.4g
	たんぱく質	10.7g

 1回量 88 kcal

 冷蔵 3日間

 冷凍 2週間

• 材料 (6回分)

生鮭(切り身)…3切れ(270g)

塩・こしょう…各少々

玉ねぎ…½個(100g)

スナップえんどう…3本(25g)

にんにく…1かけ

オリーブオイル…大さじ½

A【ホールトマト缶…½缶(200g)

　ローリエ…1枚

　水…½カップ

　トマトケチャップ…大さじ1

　塩…小さじ¼

　こしょう…少々】

おすすめ! 糖質オフサブおかず

ハムとアスパラの茶巾卵
→P146

ウインナーとマッシュルームの
キッシュ→P147

黄ズッキーニのチーズ焼き
→P170

おからポテサラ→P181

• 作り方

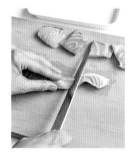

1　鮭の下ごしらえをする

鮭は1切れを4等分のそぎ切りにして塩、こしょうをふる。

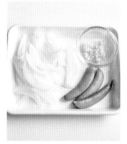

2　野菜の下ごしらえをする

玉ねぎは薄切りにする。にんにくはみじん切りにする。スナップえんどうは筋を取って塩ゆでする。

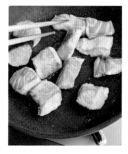

3　鮭を焼く

フライパンにオリーブオイルを中火で熱し、1を焼く。焼き目がついたら裏返す。

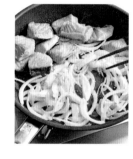

4　玉ねぎとにんにくを炒める

鮭をフライパンの端に寄せ、空いたところで玉ねぎとにんにくを炒める。

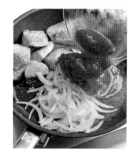

5　Aを加えて煮る

しんなりしたらAを加えて10分ほど煮込む。味を見て塩、こしょうでととのえる。仕上げに、開いて斜め半分に切ったスナップえんどうを添える。

糖質オフ! point

少量ならケチャップもOK!
コクが出て満足感アップ

ケチャップはトマト缶に比べて糖質が高めですが、少量ならOK。加えることでコクが出て満足感がアップします。トマト缶はとろみのあるホールタイプがおすすめ。

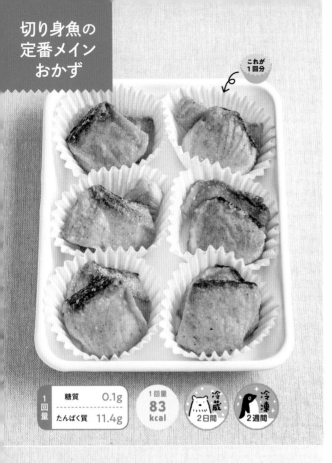

これが
1回分

1回量
83
kcal

冷蔵
2日間

冷凍
2週間

鮭のチーズムニエル チーズ味

チーズの風味で子どもから大人まで人気のおかず

- -

材料（6回分）
生鮭(切り身)…3切れ(270g)
塩…小さじ¼
こしょう…少々
粉チーズ…大さじ3
オリーブオイル…大さじ½

作り方
1 鮭は1切れを4等分に切って塩、こしょうをふり、粉チーズをまぶす。
2 フライパンにオリーブオイルを中火で熱し、1を焼く。焼き目がついたら裏返し、蓋をして弱火で2〜3分蒸し焼きにする。

＊おすすめ！糖質オフサブおかず＊

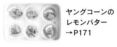
ヤングコーンの
レモンバター
→P171

アスパラとクレソンの
マスタード蒸し
→P188

これが
1回分

1回量
186
kcal

冷蔵
3日間

冷凍
2週間

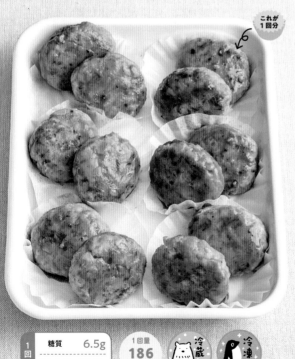

鮭バーグ トマト味

鮭の旨味たっぷり！　パンに挟んでも◎

- -

材料（6回分）
生鮭(切り身) …5切れ(450g)　塩…小さじ½
玉ねぎ…½個(100g)　こしょう…少々】
A【卵…1個　サラダ油…大さじ½
　おからパウダー　B【水・トマトケチャップ・
　　…大さじ4　中濃ソース…各大さじ3
　　バター…10g】

作り方
1 鮭は皮と骨を取り除いて細かくたたく。玉ねぎはみじん切りにする。
2 ボウルに1とAを入れてよく練り混ぜ、12等分にして小判形に成形する。
3 フライパンにサラダ油を中火で熱し、2を焼く。焼き目がついたら裏返し、蓋をして弱火で2〜3分蒸し焼きにする。火が通ったらBを加えてさっとからめる。

＊おすすめ！糖質オフサブおかず＊

キャベツのヨーグル
トコールスロー
→P174

カリフラワーのパセリ
アンチョビ炒め風
→P189

さばとブロッコリーの
ピリ辛ケチャップ炒め <small>トマト味</small>

旨辛のタレがよくからんで、やみつきに!

材料（6回分）

さば（半身）…大1枚(150g)
ブロッコリー
　…½株(120g)
しょうが…1かけ
サラダ油…小さじ2

A【トマトケチャップ
　…大さじ2
中濃ソース…大さじ1
酒…大さじ½
豆板醤…小さじ⅓
こしょう…少々】

作り方

1 さばは12等分のそぎ切りにする。ブロッコリーは小房に分ける。しょうがはせん切りにする。Aは混ぜ合わせておく。
2 フライパンに半量のサラダ油を中火で熱し、さばを焼く。火が通ったら一度取り出す。
3 空いたフライパンに残りのサラダ油を中火で熱し、ブロッコリーを炒める。しんなりしたらしょうがを加えてさっと炒め、2を戻し入れてAを加え、さっとからめる。

＊おすすめ! 糖質オフサブおかず＊

ごぼうとひじきの
マヨサラダ→P179

白菜としょうがの
エスニックマリネ
→P181

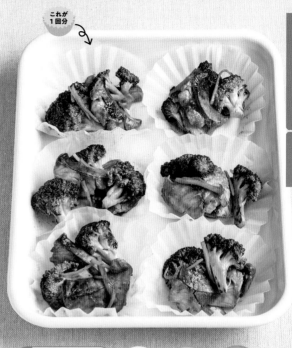

これが
1回分

1回量	糖質	2.6g
	たんぱく質	6.2g

1回量 **93** kcal
冷蔵 2日間
冷凍 2週間

さばの竜田揚げ <small>しょうゆ味</small>

衣はすりおろした高野豆腐で糖質オフ!

材料（6回分）

さば（半身）…大2枚(300g)
A【しょうゆ・酒
　…各大さじ1½
おろしにんにく
　…小さじ½】

高野豆腐…2個
揚げ油…適量

作り方

1 さばは骨を取り除き、24等分のそぎ切りにする。ボウルに入れてAをからめ、30分以上漬け込む。
2 高野豆腐はすりおろす。
3 さばの汁けを軽くきって2をまぶし、170℃に熱した揚げ油に入れ、火が通るまで2〜3分揚げる。

> **糖質オフ! point**
> 片栗粉をまぶす代わりに、すりおろした高野豆腐を衣にすることで糖質オフ。おからパウダーでもOKです。

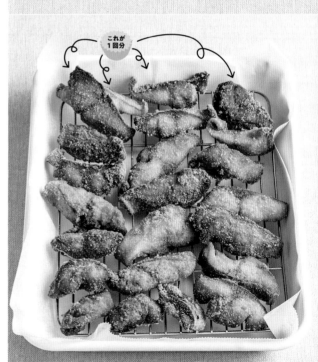

これが
1回分

1回量	糖質	1.0g
	たんぱく質	13.6g

 1回量 **195** kcal
 冷蔵 2日間
 冷凍 2週間

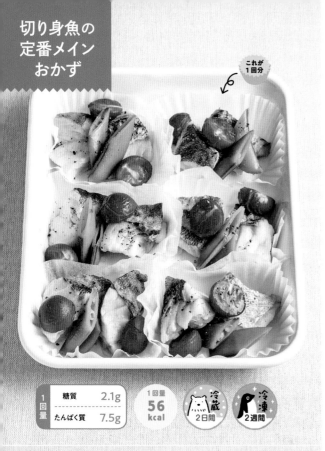

これが
1回分

たらとミニトマトの
白ワイン煮 コンソメ味

食材の旨味が引き立っておいしい♪

材料（6回分）

生たら（切り身） …3切れ（240g）	A【白ワイン（辛口） …¼カップ
塩・こしょう…各少々	水…½カップ
スナップえんどう …6本（50g）	洋風スープの素 …小さじ½
ミニトマト…6個	塩…小さじ¼
にんにく…1かけ	ローリエ…1枚】
オリーブオイル…大さじ½	粗びき黒こしょう…少々

作り方

1 たらは1切れを4等分に切って塩、こしょうをふる。スナップえんどうは筋を取って斜め半分に切る。ミニトマトは半分に切る。にんにくはつぶす。

2 フライパンにオリーブオイルを中火で熱し、たら、にんにくを焼く。焼き目がついたら裏返し、スナップえんどう、Aを加え、蓋をして弱火で3〜4分蒸し煮にする。

3 火が通ったらミニトマトを加えてさっと煮る。仕上げに粗びき黒こしょうをふる。

1回量	糖質	2.1g
	たんぱく質	7.5g

1回量 **56** kcal

冷蔵 2日間

冷凍 2週間

これが
1回分

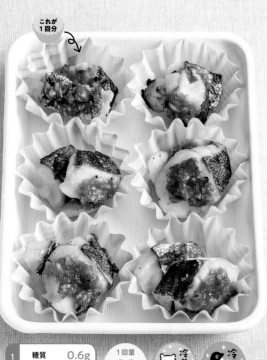

たらのねぎみそ焼き みそ味

濃厚なねぎみそがごはんとの相性抜群！

材料（6回分）

生たら（切り身）…3切れ（240g）
A【長ねぎ（みじん切り）…10cm分（20g）
　みそ…小さじ2
　ラカントS（顆粒）…小さじ1
　酒…小さじ½】

作り方

1 たらは1切れを4等分に切る。Aは混ぜ合わせておく。

2 魚焼きグリルを中火で温め、たらを並べて3〜4分焼く。Aを塗ってさらに2〜3分焼く。

調理 point

ねぎみそは焦げやすいので、たらにある程度火が通った段階で塗って焼くと◎。鮭やぶりなども合います。

1回量	糖質	0.6g
	たんぱく質	7.3g

1回量 **36** kcal

冷蔵 2日間

冷凍 2週間

めかじきのカレーバター照り焼き　カレー味

カレー味の照り焼きダレはめかじきがよく合う

材料（6回分）

めかじき（切り身）
　…3切れ（240g）
サラダ油…大さじ½

A【しょうゆ・酒…各大さじ1
　ラカントS（顆粒）…小さじ2
　カレー粉…小さじ⅓】
バター…5g

作り方

1 めかじきは1切れを4等分に切る。Aは混ぜ合わせておく。
2 フライパンにサラダ油を中火で熱し、めかじきを焼く。火が通ったらAとバターを加えてさっとからめる。

＊おすすめ！糖質オフサブおかず＊

 ラディッシュの
チーズ和え
→P166

 ごぼうとひじきの
マヨサラダ
→P179

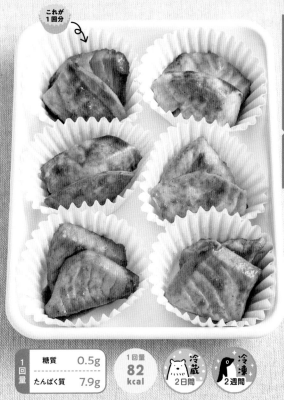

これが1回分

1回量	糖質	0.5g
	たんぱく質	7.9g

1回量 **82** kcal

冷蔵 2日間　冷凍 2週間

めかじきの南蛮漬け　酸味

きゅうりと南蛮酢でさっぱり食べられる

材料（6回分）

めかじき（切り身）
　…4切れ（320g）
塩・こしょう…各少々
きゅうり…1本
サラダ油…大さじ½

A【だし汁…大さじ4
　しょうゆ・酢…各大さじ2
　ラカントS（顆粒）…大さじ1
　赤唐辛子（小口切り）…1本分】

作り方

1 めかじきは1切れを3等分に切って塩、こしょうをふる。きゅうりは細切りにする。Aはバットに合わせておく。
2 フライパンにサラダ油を中火で熱し、めかじきを焼く。火が通ったらAにきゅうりとともに加え、20分以上漬け込む。

＊おすすめ！糖質オフサブおかず＊

 和風オムレツ
→P147

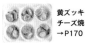 黄ズッキーニの
チーズ焼き
→P170

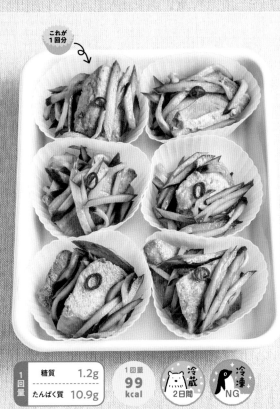

これが1回分

1回量	糖質	1.2g
	たんぱく質	10.9g

1回量 **99** kcal

冷蔵 2日間　冷凍 NG

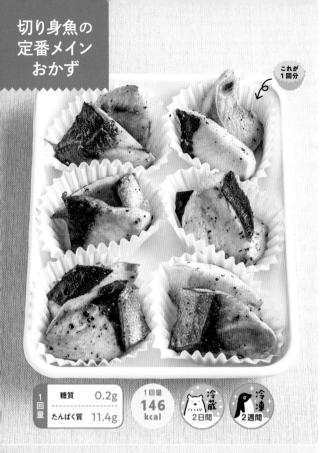

これが
1回分

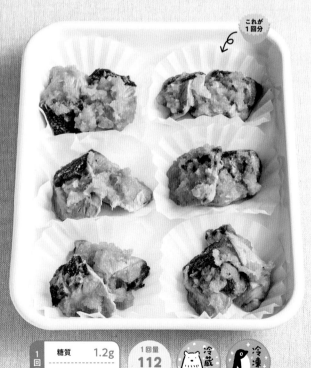

これが
1回分

ぶりのペッパーステーキ 塩味

こしょうを効かせてシンプルにいただく

材料（6回分）
ぶり（切り身）
　…4切れ（320g）
塩…小さじ½
粗びき黒こしょう…適量
オリーブオイル…大さじ½

作り方
1 ぶりは1切れを3等分に切って塩、粗びき黒こしょうをふる。
2 フライパンにオリーブオイルを中火で熱し、1を焼く。焼き目がついたら裏返し、蓋をして弱火で2〜3分蒸し焼きにする。

糖質オフ! point

甘辛い味つけではなく、糖質の低い塩、こしょうでシンプルに。粗びき黒こしょうが◎。山椒やゆずこしょう、七味でもOK。

1回量 糖質 0.2g
たんぱく質 11.4g
1回量 146kcal
冷蔵 2日間
冷凍 2週間

ぶりのおろし煮 しょうゆ味

脂ののったぶりはおろし煮にしてさっぱりと

材料（6回分）
ぶり（切り身）
　…3切れ（240g）
大根…150g

A【だし汁…1カップ
酒…大さじ1
しょうゆ・ラカントS（顆粒）
　…各小さじ2
塩…小さじ¼】

作り方
1 ぶりは1切れを4等分に切る。大根はすりおろし、軽く水けをきる。
2 鍋にAを中火で煮立て、ぶりを入れて弱火で4〜5分煮る。火が通ったら大根おろしを加えてさっと煮る。

調理 point

大根おろしに味がついているので、汁けをある程度きってからカップに入れるのがポイントです。

1回量 糖質 1.2g
たんぱく質 8.9g
1回量 112kcal
冷蔵 2日間
冷凍 2週間

さわらの
マスタードクリーム煮

マスタード味

クリーミーな味わいで満足度アップ

- -

材料（6回分）

さわら（切り身）　　　　Ａ【生クリーム…½カップ
　…3切れ（240g）　　　　粒マスタード…大さじ1
玉ねぎ…½個（100g）　　　塩…小さじ¼
しめじ…1パック（100g）　こしょう…少々】
オリーブオイル
　…大さじ½

作り方

1　さわらは1切れを4等分に切る。玉ねぎは薄切り、しめじ
　　は小房に分ける。
2　フライパンにオリーブオイルを中火で熱し、さわらを焼く。
　　焼き目がついたら裏返して端に寄せ、空いたところで玉ね
　　ぎ、しめじを炒める。
3　しんなりしたらＡを加え、とろみがつくまで煮詰める。

┌─ 糖質オフ！ *point* ─────
│　生クリームは糖質が低いので、コクのある煮込み料理を作りた
│　いときに便利です。マスタードの酸味を効かせて食べやすく。

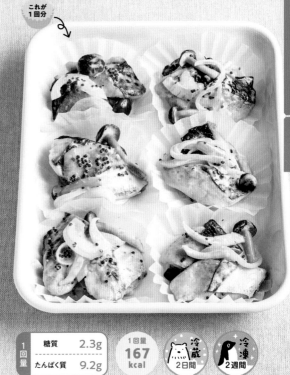

これが
1回分

| 1回量 | 糖質 | 2.3g |
| | たんぱく質 | 9.2g |

1回量 **167** kcal

冷蔵 2日間

冷凍 2週間

さわらの
わさびのりマヨ焼き

マヨ味

お弁当だけでなく、おつまみにもおすすめ

- -

材料（6回分）

さわら（切り身）　　　　Ａ【マヨネーズ…大さじ2
　…3切れ（240g）　　　　のりの佃煮…小さじ2
塩・こしょう…各少々　　　わさび…小さじ1】

作り方

1　さわらは1切れを4等分のそぎ切りにして塩、こしょうを
　　ふる。Ａは混ぜ合わせておく。
2　魚焼きグリルを中火で温め、さわらを並べて4〜5分焼く。
　　Ａを塗ってさらに2〜3分焼く。

＊おすすめ！糖質オフサブおかず＊

 にんじんと桜えびの
塩きんぴら→P185

 チンゲン菜のお浸し
→P189

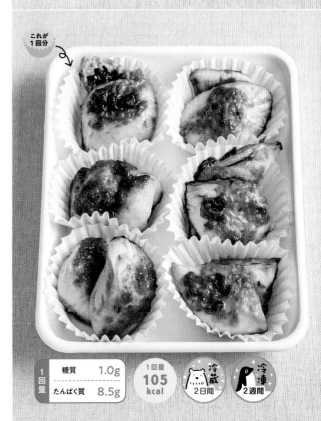

これが
1回分

| 1回量 | 糖質 | 1.0g |
| | たんぱく質 | 8.5g |

1回量 **105** kcal

冷蔵 2日間

冷凍 2週間

お弁当の
彩りに◎ 定番糖質オフおかずの作り方をマスター

えびチリ トマト味

甘辛い味つけと、ぷりっとした食感が人気のえびチリ。ラカントを加えることで旨味とコクをアップ。
高たんぱくで糖質の低いえびをたっぷり食べられるおかずです。

これが
1回分

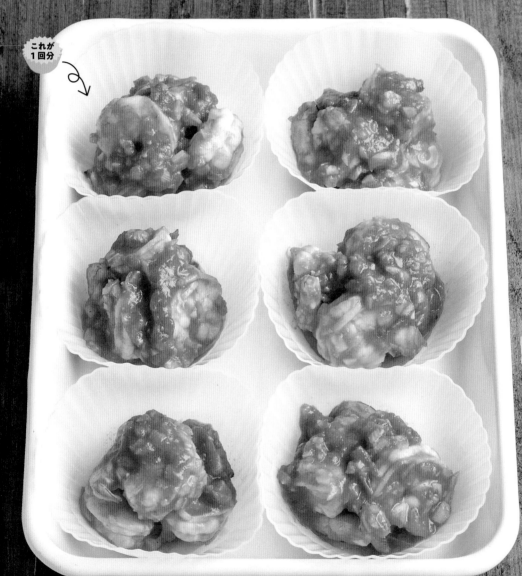

1回量	糖質	2.2g
	たんぱく質	8.4g

1回量
59
kcal

 冷蔵 3日間

 冷凍 2週間

・材料（6回分）

むきえび…24尾

塩・こしょう…各少々

トマト…½個（100g）

しょうが…1かけ

にんにく…1かけ

長ねぎ…10cm（20g）

サラダ油…小さじ2

豆板醤…小さじ⅓

A【トマトケチャップ…大さじ1 ½
　しょうゆ・ラカントS（顆粒）…各小さじ½】

おすすめ！糖質オフサブおかず

きゅうりの中華漬け→P174

チンゲン菜のオイスター炒め
→P175

たけのこのオイスター煮
→P178

黄パプリカのザーサイ炒め風
→P187

・作り方

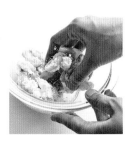

1　えびの下ごしらえをする

えびは背ワタを取り、片栗粉適量（分量外）をもみ込み、流水でしっかり洗う。水けをふき取り、塩、こしょうをふる。

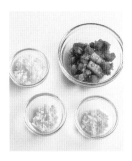

2　野菜などの下ごしらえをする

トマトは1cm角に切る。しょうが、にんにく、長ねぎはみじん切りにする。Aは混ぜ合わせておく。

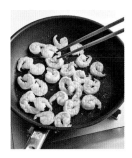

3　えびを炒めて一度取り出す

フライパンに半量のサラダ油を中火で熱し、えびを炒める。火が通ったら一度取り出す。

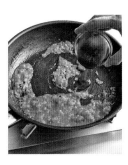

4　ソースを作る

空いたフライパンをさっとふき、残りのサラダ油と豆板醤、にんにく、しょうがを入れて弱火で炒める。香りが出たら中火にし、トマトを加えて炒め、水分が飛んだらAを加える。

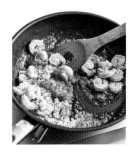

5　えびを戻し入れてからめる

3を戻し入れ、長ねぎを加えてさっとからめる。

糖質オフ！ *point*

ケチャップは隠し味程度で、トマトとラカントを上手に使って

ケチャップよりも糖質の低いトマトを使い、糖質をカット。ラカントで甘味をプラスすることで、コクのあるソースになります。ケチャップは少量に。

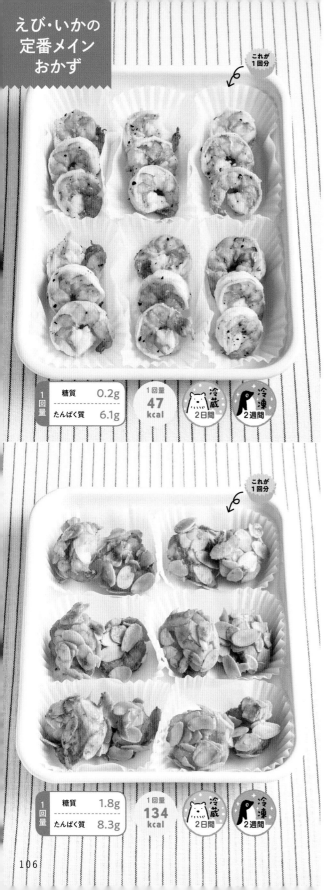

これが
1回分
↙6

| 1回量 | 糖質 | 0.2g |
| | たんぱく質 | 6.1g |

1回量
47
kcal

冷蔵
2日間

冷凍
2週間

ガーリックシュリンプ 塩味
にんにくバター味で箸が止まらないおいしさ

- -

材料（6回分）

えび…18尾　　　　　　バター…10g
にんにく…1かけ　　　　塩・粗びき黒こしょう
オリーブオイル…小さじ1　　…各少々

作り方

1 えびは殻をむいて背ワタを取り、片栗粉適量（分量外）をも
み込み、流水でしっかり洗い、水けをふき取る。にんにく
はみじん切りにする。

2 フライパンにオリーブオイルとバターを中火で熱し、にん
にく、えびを炒める。色が変わったら塩、粗びき黒こしょ
うを加えてさっとからめる。

＊おすすめ！糖質オフサブおかず＊

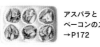 アスパラと
ベーコンのスープ煮
→P172

 黄パプリカの
チーズ和え
→P187

| 1回量 | 糖質 | 1.8g |
| | たんぱく質 | 8.3g |

1回量
134
kcal

冷蔵
2日間

冷凍
2週間

えびのアーモンド揚げ 塩味
アーモンドでビタミンや食物繊維を補給して

- -

材料（6回分）

えび…12尾　　　　　　おからパウダー…大さじ2
スライスアーモンド…80g　卵…1個
塩・こしょう…各少々　　　揚げ油…適量

作り方

1 えびは殻をむいて背ワタを取り、片栗粉適量（分量外）をも
み込み、流水でしっかり洗う。水けをふき取り、塩、こし
ょうをふる。

2 1におからパウダーをまぶし、溶き卵をからめてスライス
アーモンドをまぶす。

3 170℃に熱した揚げ油に2を入れ、火が通るまで3〜4分
揚げる。

糖質オフ！*point*

パン粉を使ったフライは糖質量が高くなるので、代わりにアー
モンドを衣にして糖質をカット。焦げやすいので、注意して。

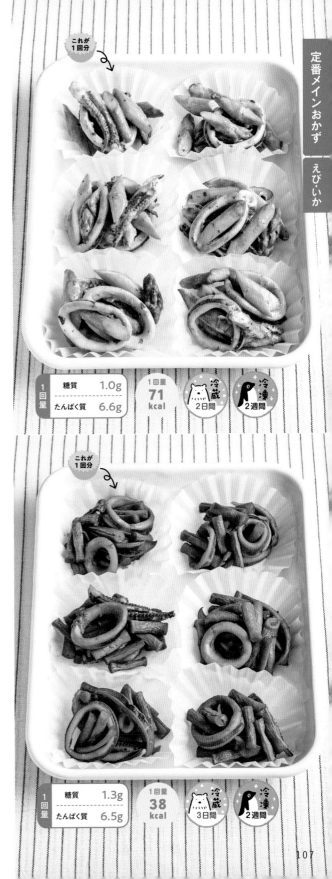

いかとアスパラの バジルマヨ炒め マヨ味

ハーブとマヨしょうゆの組み合わせが美味

材料（6回分）

いか…1杯
グリーンアスパラガス
　…8本(160g)
サラダ油…大さじ½

A【マヨネーズ…大さじ2
　しょうゆ…大さじ½
　ドライバジル…小さじ1】

作り方

1 いかは、胴は1cm幅の輪切り、足は2本ずつに切り分ける。アスパラは根元を切り落として下⅓程度の皮をむき、2cm幅の斜め切りにする。

2 フライパンにサラダ油を中火で熱し、いかを炒める。色が変わったらアスパラを加えて炒め、Aを加えてさっとからめる。

糖質オフ！point

いか、アスパラ、マヨネーズは糖質が低い食材。ドライバジルの香りで減塩にもなります。タイムやパセリでも◎。

これが1回分

1回量	糖質	1.0g
	たんぱく質	6.6g

1回量 **71** kcal

冷蔵 2日間

冷凍 2週間

いかといんげんの ピリ辛煮 しょうゆ味

甘辛味にピリッとした辛味がアクセント

材料（6回分）

いか…1杯
さやいんげん
　…1パック(150g)

A【水…¾カップ
　しょうゆ…大さじ1½
　酒・ラカントS（顆粒）
　…各大さじ1
　豆板醤…小さじ½】

作り方

1 いかは、胴は1cm幅の輪切り、足は2本ずつに切り分ける。いんげんは3〜4cm長さに切る。

2 鍋にAを中火で煮立て、1を入れて落とし蓋をし、汁けが少なくなるまで煮る。

調理 point

いかは煮汁を煮立ててから加えると臭みが出にくいです。いんげんは詰めやすいように短めに切るのが◎。

これが1回分

1回量	糖質	1.3g
	たんぱく質	6.5g

1回量 **38** kcal

冷蔵 3日間

冷凍 2週間

魚介の半作りおき ①

手作りツナ 塩味

和、洋さまざまな料理に合わせやすいツナ。
にんにくとハーブの香りがよく、手作りならではのおいしさを味わえます。
まぐろは鉄分豊富だから、貧血防止にも効果的です。

オリーブオイル
たっぷり！

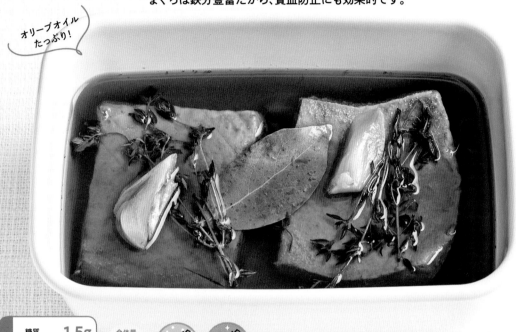

全量	糖質	1.5g
	たんぱく質	53.1g

全体量 479 kcal

冷蔵 5日間

冷凍 2週間

材料（作りやすい分量）

まぐろ(赤身)…1さく(200g)
塩…小さじ½
にんにく…1かけ
オリーブオイル…1カップ
A【ローリエ…1枚
　タイム…3本】

作り方

1 まぐろは半分に切って塩をまぶし、30分ほどどおく。にんにくはつぶす。

2 鍋にオリーブオイル、水けをふき取ったまぐろ、にんにく、Aを入れて中火にかける。鍋底が焦げつかないように時々混ぜながら加熱し、沸騰したら弱火にして12分ほど煮る。

3 オイルにつけたまま粗熱を取り、オイルごと保存する。

調理 point

オイルをたっぷりと入れる

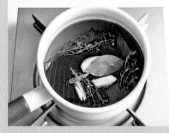

オリーブオイルは、まぐろが浸かるくらいたっぷりと入れると、ムラなく煮えます。また、まぐろの水けをふき取ることは、油はねの予防に。

糖質オフ！point

にんにくやハーブで風味づけをする

手作りのよさは、味つけを調整できるところ。にんにくやハーブのように香りのいい食材は使えば、余計な調味料を使わなくて済むので、糖質オフすることができます。

手作りツナアレンジ 1回分

ツナ入りパスタサラダ マヨ味
鉄板のツナとマヨネーズの組み合わせ

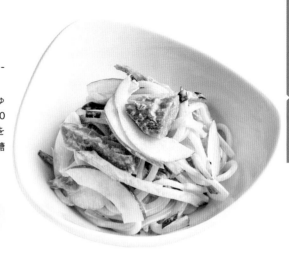

材料(1回分)
手作りツナ(P108)…15g
きゅうり…⅛本(12g)
塩…少々
紫玉ねぎ…10g
糖質オフの麺(丸麺タイプ)
　…30g
A【マヨネーズ…大さじ½
　塩…少々】

作り方
1 ツナはオイルをきってほぐす。きゅうりは細切りにして塩をふり、10分ほどおいてしんなりしたら水けをきる。紫玉ねぎは薄切りにする。糖質オフの麺は水けをきる。
2 ボウルに1とAを入れて和える。

1回量	糖質	1.3g	1回量 **86** kcal
	たんぱく質	4.4g	

ツナときのこのナポリタン風 トマト味
食物繊維が豊富なきのこをたっぷり食べられる

材料(1回分)
手作りツナ(P108)…20g
えのきだけ…¼袋(25g)
しめじ…¼パック(25g)
手作りツナのオイル(P108)
　…小さじ½
A【トマトケチャップ
　…大さじ½
　タバスコ®・塩・こしょう
　…各少々】

作り方
1 ツナはオイルをきってほぐす。えのきだけは半分に切ってほぐす。しめじは小房に分ける。
2 フライパンにオイルを中火で熱し、えのきだけ、しめじを炒める。しんなりしたらツナを加えてさっと炒め、Aで調味する。

1回量	糖質	3.4g	1回量 **86** kcal
	たんぱく質	6.8g	

ツナとアスパラ、ミックスビーンズのマリネ 酸味
ミックスビーンズで食べ応えアップ!

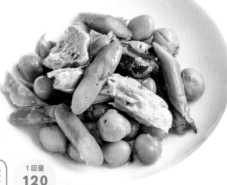

材料(1回分)
手作りツナ(P108)…20g
グリーンアスパラガス…½本(10g)
ミックスビーンズ(ドライパック)
　…大さじ2
A【オリーブオイル…小さじ1
　酢…小さじ½
　おろしにんにく・塩・こしょう
　…各少々】

作り方
1 ツナはオイルをきってほぐす。アスパラは2cm厚さの斜め切りにしてさっと塩ゆでする。
2 ボウルにAを混ぜ合わせ、1とミックスビーンズを加えて和える。

1回量	糖質	3.8g	1回量 **120** kcal
	たんぱく質	7.5g	

ツナとズッキーニ、わかめのサラダ しょうゆ味
お酢でさっぱり食べられる和えサラダ

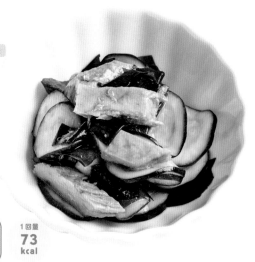

材料（1回分）
手作りツナ(P108)…20g
ズッキーニ…⅕本(30g)
塩…少々
わかめ(乾燥)…小さじ½
A【ごま油・しょうゆ
　　…各小さじ½
　酢…小さじ¼
　ラカントS（顆粒）…少々】

作り方
1 ツナはオイルをきってほぐす。
　ズッキーニは薄切りにして塩をふ
　り、10分ほどおいてしんなりし
　たら水けをきる。わかめは水で戻
　して水けをきる。
2 ボウルに1とAを入れて和える。

1回量	糖質	1.0g	1回量
	たんぱく質	6.0g	**73** kcal

ツナとスナップえんどうのチーズ炒め
肉厚のスナップえんどうの食感が楽しめる チーズ味

材料（1回分）
手作りツナ(P108)…20g
スナップえんどう…3本(25g)
水…大さじ1
手作りツナのオイル(P108)
　　…小さじ½
A【粉チーズ…小さじ½
　塩・こしょう…各少々】

作り方
1 ツナはオイルをきってほぐす。ス
　ナップえんどうは筋を取って斜め3
　等分に切る。
2 フライパンを中火で熱し、スナップ
　えんどう、水を入れる。蓋をして弱
　火で蒸し炒めにし、火が通ったらオ
　イル、ツナを加えてさっと炒める。
　Aを加えてさっとからめる。

1回量	糖質	2.0g	1回量
	たんぱく質	6.5g	**82** kcal

ツナとカリフラワーのマスタード煮
粒マスタードの酸味がツナのコクに合う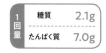

材料（1回分）
手作りツナ(P108)…20g
カリフラワー…40g
A【水…½カップ
　洋風スープの素…小さじ¼
　粒マスタード…小さじ1
　塩…少々】

作り方
1 ツナはオイルをきってほぐす。カリ
　フラワーは小房に分ける。
2 鍋にAを中火で煮立て、1を入れて
　4～5分煮る。

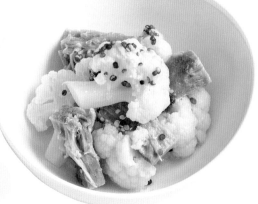

1回量	糖質	2.1g	1回量
	たんぱく質	7.0g	**72** kcal

ツナとセロリの甘酢和え 酸味

甘酢でさっぱり！箸休めにも

材料（1回分）
手作りツナ（P108）…20g
セロリ…⅓本（30g）
塩…少々
A【酢…小さじ2
　ラカントS（顆粒）…小さじ1
　塩…少々】

作り方
1 ツナはオイルをきってほぐす。セロリは筋を取り除き、斜め薄切りにして塩をまぶす。10分ほどおいてしんなりしたら水けをきる。
2 ボウルにAを混ぜ合わせ、1を加えて和える。

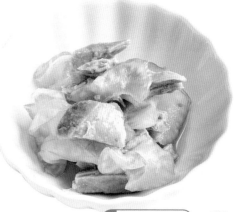

	糖質	1.0g	1回量
1回量	たんぱく質	5.4g	**55** kcal

ツナとなすのしょうが和え しょうゆ味

なすをごま油で炒めてコクをアップ！満足感が◎

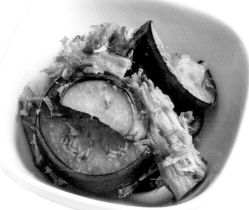

材料（1回分）
手作りツナ（P108）…20g
なす…½本（40g）
ごま油…小さじ1
A【おろししょうが・しょうゆ
　　…各小さじ½
　かつお節…ひとつまみ】

作り方
1 ツナはオイルをきってほぐす。なすは1cm厚さの半月切りにして水にさらし、水けをきる。
2 フライパンにごま油を中火で熱し、なすを焼く。火が通ったらボウルに入れ、ツナ、Aを加えて和える。

	糖質	1.7g	1回量
1回量	たんぱく質	6.5g	**99** kcal

ツナとピーマンの甘辛炒め 甘辛味

ビタミン豊富なピーマンをパクパク食べられる

材料（1回分）
手作りツナ（P108）…20g
ピーマン…1個（20g）
サラダ油…小さじ½
A【しょうゆ・酒・ラカントS
　（顆粒）…各小さじ½】

作り方
1 ツナはオイルをきってほぐす。ピーマンは小さめの乱切りにする。Aは混ぜ合わせておく。
2 フライパンにサラダ油を中火で熱し、ツナとピーマンを炒める。しんなりしたらAを加えてさっとからめる。

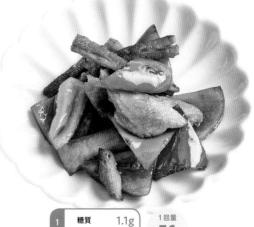

	糖質	1.1g	1回量
1回量	たんぱく質	5.7g	**76** kcal

魚介の半作りおき ②

鮭フレーク <small>塩味</small>

ごはんにかけたり、おにぎりの具にしたりするのはもちろん、
野菜と合わせたりと、使い方さまざまな鮭フレーク。粗めにほぐせば、鮭の味わいを存分に楽しめます。

糖質オフ&
美容効果にも◎

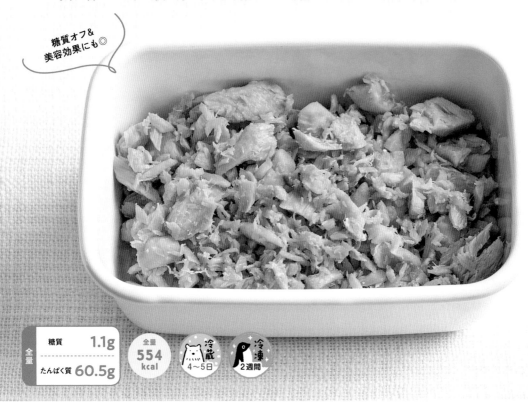

全量	糖質	1.1g
	たんぱく質	60.5g

全量 **554** kcal

冷蔵 4〜5日　冷凍 2週間

材料（作りやすい分量）

甘塩鮭（切り身）…3切れ(270g)
酒…大さじ1
塩…小さじ¼

作り方

1 鮭は沸騰した湯に入れ5〜6分ゆでる。火が通ったら骨と皮、血合いの部分を取り除き、粗くほぐす。

2 フライパンを中火で熱し、1を入れてから炒りする。水分が飛んでパラっとしたら酒、塩を加えてさらに1〜2分炒める。

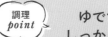
調理 point

ゆでて中まで しっかり火を通す

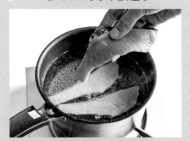

鮭は、フライパンで味をととのえる前に、沸騰した湯に入れて中までしっかり火を通して。そうすることで、身がほぐしやすくなります。

糖質オフ! point

糖質オフ＆アンチ エイジングにも期待

鮭は、糖質がほぼゼロなうえに、高たんぱく、低脂肪のヘルシー食材。抗酸化作用が強いアスタキサンチンという赤い色素は、美肌づくりなどアンチエイジングに◎。

鮭フレークアレンジ 1回分

チンゲン菜の鮭フレーク和え 塩味
お好みの青菜を使ってアレンジしても

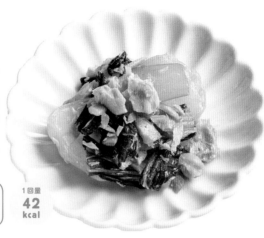

材料（1回分）
チンゲン菜…30g
A【鮭フレーク(P112)
　…大さじ1
　ごま油…小さじ½
　塩…少々】

作り方
1 チンゲン菜は3cm長さに切り、大きければ縦半分に切る。さっと塩ゆでしてザルにあげる。
2 粗熱が取れたら水けを絞り、ボウルに入れ、Aを加えて和える。

1回量	糖質	0.2g
	たんぱく質	2.4g

1回量 **42** kcal

鮭フレークの和風パスタ しょうゆ味
きのこと野菜をプラスしてボリュームアップ

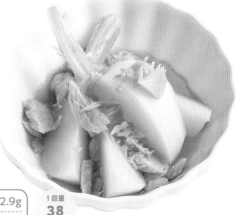

材料（1回分）
鮭フレーク(P112)…大さじ3
しめじ…⅓パック(30g)
水菜…30g
糖質オフの麺(丸麺タイプ)
　…1袋(180g)
にんにく(みじん切り)…少々
バター…5g
A【しょうゆ…小さじ1
　洋風スープの素…小さじ¼
　塩・こしょう…各少々】

作り方
1 しめじは小房に分ける。水菜は4cm長さに切る。糖質オフの麺は水けをきる。
2 フライパンにバター、にんにくを入れて弱火にかける。香りが出たら中火にし、しめじを加えてさっと炒め、糖質オフの麺、水菜を加えて炒める。
3 鮭フレーク、Aを加えてさっと混ぜる。

1回量	糖質	1.6g
	たんぱく質	9.5g

1回量 **133** kcal

かぶの鮭フレーク煮 コンソメ味
鮭の旨味が淡白なかぶによく合う！

材料（1回分）
鮭フレーク(P112)…大さじ1
かぶ…½個
A【水…½カップ
　洋風スープの素…小さじ¼
　塩・こしょう…各少々】

作り方
1 かぶは茎を2〜3cm残して4等分のくし形切りにする。
2 鍋にAを中火で煮立て、1を入れ、蓋をして煮る。やわらかくなったら鮭フレークを加えてさっと煮る。

1回量	糖質	2.9g
	たんぱく質	2.8g

1回量 **38** kcal

鮭と厚揚げのしょうが炒め 甘辛味

低糖質の厚揚げでコクとボリュームをプラス

材料（1回分）
鮭フレーク（P112）…大さじ1
厚揚げ…50g
ほうれん草…30g
サラダ油 …小さじ½
A【しょうゆ・酒・ラカントS
（顆粒）…各小さじ1
おろししょうが…小さじ½】

作り方
1 厚揚げは1cm厚さの一口大に切る。ほうれん草はさっと塩ゆでして水にさらし、4cm長さに切って水けを絞る。Aは混ぜ合わせておく。
2 フライパンにサラダ油を中火で熱し、厚揚げを焼く。焼き目がついたらほうれん草を加えてさっと炒める。
3 鮭フレーク、Aを加えてからめる。

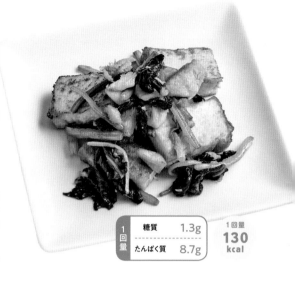

1回量	糖質	1.3g	1回量
	たんぱく質	8.7g	**130** kcal

鮭フレークチャーハン しょうゆ味 ゆる糖質オフ

しらたきを使えばごはんの量を抑えられる！

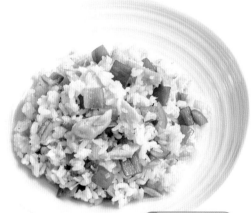

材料（1回分）
鮭フレーク（P112）…大さじ3
ピーマン…1個（20g）
長ねぎ…5cm
しらたき…80g
ごはん…80g
サラダ油 …小さじ1
A【しょうゆ…小さじ½
塩…少々】

作り方
1 ピーマンは1cm四方に切り、長ねぎはみじん切り、しらたきは細かく刻む。
2 フライパンを中火で熱し、しらたきをから炒りする。水分が飛んでチリチリと音がするようになったらサラダ油を加えてピーマン、長ねぎを炒め、しんなりしたら鮭フレーク、ごはんを加えて炒める。
3 パラッとしたらAで調味する。

1回量	糖質	31.4g	1回量
	たんぱく質	9.5g	**249** kcal

鮭フレークとおからのポテサラ風 マヨ味

糖質の高いじゃがいもはおからで代用

材料（1回分）
鮭フレーク（P112）…大さじ1
さやいんげん…1本
おから…30g
A【マヨネーズ…小さじ2
塩・こしょう…各少々】

作り方
1 いんげんは塩ゆでして1cm幅に切る。おからは耐熱ボウルに入れ、ラップはせずに電子レンジで30秒～1分加熱する。
2 ボウルに1、鮭フレーク、Aを入れて混ぜる。

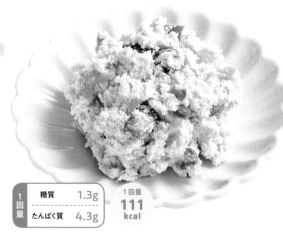

1回量	糖質	1.3g	1回量
	たんぱく質	4.3g	**111** kcal

鮭フレークと
ブロッコリーのオムレツ 塩味

食べ応えがあり、冷めてもおいしい！

材料（1回分）
鮭フレーク（P112）… 大さじ2
ブロッコリー… 30g
卵… 1個
A【牛乳… 大さじ½
　塩・こしょう… 各少々】
オリーブオイル… 小さじ1

作り方
1 ブロッコリーはざく切りにする。ボウルに卵を溶きほぐし、鮭フレーク、Aを加えて混ぜる。
2 フライパンにオリーブオイルを中火で熱し、ブロッコリーを炒める。やわらかくなったら卵液を流し入れ、へらで大きく混ぜながら半熟状に火を通す。丸く形をととのえ、蓋をして弱火で蒸し焼きにする。
3 焼き目がついたら裏返し、蓋をしてさらに1〜2分蒸し焼きにする。

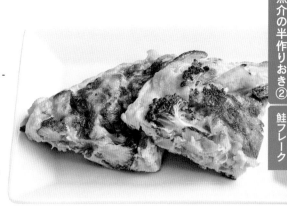

1回量	糖質	0.9g	1回量
	たんぱく質	12.2g	**169** kcal

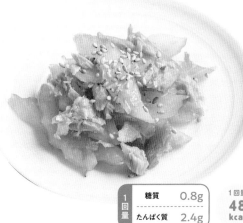

鮭フレークとセロリの塩きんぴら 塩味

淡白なセロリには、ごまで風味をプラス

材料（1回分）
鮭フレーク（P112）… 大さじ1
セロリ… ⅓本（30g）
ごま油… 小さじ½
A【酒… 小さじ½
　塩・白いりごま… 各少々】

作り方
1 セロリは筋を取り除き、2〜3mm厚さの斜め薄切りにする。
2 フライパンにごま油を中火で熱し、1を炒める。しんなりしたら鮭フレークを加えてさっと炒め、Aをからめる。

1回量	糖質	0.8g	1回量
	たんぱく質	2.4g	**48** kcal

鮭フレークとパプリカのマリネ 酸味

さわやかな酸味で箸休めにピッタリ！

材料（1回分）
黄パプリカ… ⅓個（50g）
A【鮭フレーク（P112）… 大さじ1
　オリーブオイル… 小さじ1
　レモン汁… 小さじ½
　塩・粗びき黒こしょう… 各少々】

作り方
1 パプリカはグリルで皮が黒く焦げるまで焼いて皮をむき、粗熱が取れたら食べやすい大きさに切る。
2 ボウルに1とAを入れてさっと和える。

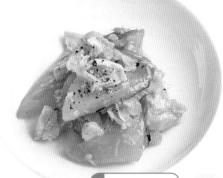

1回量	糖質	3.0g	1回量
	たんぱく質	2.7g	**72** kcal

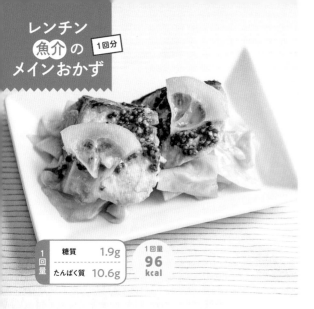

| 1回量 | 糖質 | 1.9g | 1回量 96 kcal |
| | たんぱく質 | 10.6g | |

鮭のマスタードレモン蒸し マスタード味

レモンとマスタードでさわやかなおかず

材料（1回分）

生鮭（切り身）…½切れ（45g）
塩・こしょう…各少々
キャベツ…20g
スライスレモン…½枚
A【オリーブオイル・酒・
　粒マスタード…各小さじ½
　洋風スープの素…小さじ⅛
　塩・こしょう…各少々】

作り方

1 鮭は半分にそぎ切りにし、塩、こしょうをふる。キャベツは3〜4cm四方のざく切りにする。レモンは半分に切る。

2 耐熱皿にキャベツを敷き、鮭をのせて混ぜ合わせたAをかけ、レモンをのせてラップをし、電子レンジで1分ほど加熱する。

レンチン point
野菜の上に鮭をのせることで、鮭の旨味が野菜に移り、野菜もおいしくいただけます。レモンは鮭の上に。

鮭のガーリックバターレンジ蒸し

しっかり味がからんで食べ応えバッチリ　しょうゆ味

材料（1回分）

生鮭（切り身）…½切れ（45g）
しめじ…20g
さやいんげん…1本
A【酒・しょうゆ…各小さじ½
　おろしにんにく・塩・こしょう
　　…各少々
　バター…5g】

作り方

1 鮭は食べやすい大きさに切って塩、こしょうをふる。しめじは小房に分ける。いんげんは4等分に切る。

2 耐熱皿に1をのせて混ぜ合わせたAをかけ、ラップをして電子レンジで1分〜1分30秒加熱する。

| 1回量 | 糖質 | 1.0g | 1回量 108 kcal |
| | たんぱく質 | 11.0g | |

── 代わりにこんな食材 ──
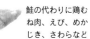
鮭の代わりに鶏むね肉、えび、めかじき、さわらなど

鮭と白菜の煮浸し　しょうゆ味

白菜の甘味にしょうがとだし汁の風味が引き立つ

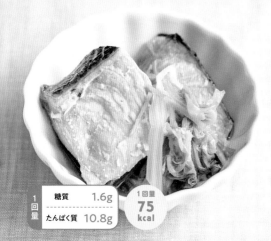

| 1回量 | 糖質 | 1.6g | 1回量 75 kcal |
| | たんぱく質 | 10.8g | |

材料（1回分）

生鮭（切り身）…½切れ（45g）
白菜…30g
A【しょうが（せん切り）
　　…少々
　だし汁…大さじ2
　酒・しょうゆ…各小さじ1
　ラカントS（顆粒）…小さじ½
　塩…少々】

作り方

1 鮭は半分にそぎ切りにする。白菜は一口大のそぎ切りにする。

2 耐熱ボウルにAを混ぜ合わせ、1を加えてラップをし、電子レンジで1〜2分加熱する。

レンチン point
白菜は、レンジ加熱後に煮汁とさっと混ぜてから粗熱を取ると、味がしみやすいです。

めかじきともやし、にらの
オイスター炒め風 オイスターソース味

めかじきの良質なたんぱく質で健康的にダイエット

材料（1回分）
めかじき（切り身）
　…½切れ（40g）
もやし…30g
にら…10g
A【オイスターソース
　…小さじ⅔
　酒・ごま油…各小さじ½
　しょうゆ…小さじ¼
　ラカントS（顆粒）
　…小さじ⅛】

作り方
1 めかじきは1cm幅に切って塩、こしょうをふる。もやしはあればひげ根を取る。にらは4cm長さに切る。
2 耐熱ボウルにAを混ぜ合わせ、1を加えてさっと混ぜ、ラップをして電子レンジで1〜2分加熱する。

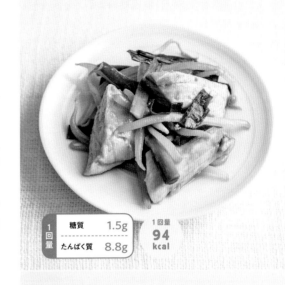

1回量	糖質	1.5g	1回量 94 kcal
	たんぱく質	8.8g	

めかじきの梅ダレレンジ蒸し 梅味

疲労回復効果のある梅干しでパワーチャージ

材料（1回分）
めかじき（切り身）
　…½切れ（40g）
塩・こしょう…各少々
ブロッコリー…30g
A【梅肉…小さじ1
　酒・ごま油…各小さじ½
　塩…少々】

作り方
1 めかじきは一口大に切って塩、こしょうをふる。ブロッコリーは小房に分ける。
2 耐熱ボウルにAを混ぜ合わせ、1を加えてさっと混ぜ、ラップをして電子レンジで1〜2分加熱する。

代わりにこんな食材

めかじきの代わりにえび、いか、鶏肉、さばなど

1回量	糖質	0.8g	1回量 94 kcal
	たんぱく質	9.0g	

めかじきのねぎソース しょうゆ味

くたっとしたねぎのやさしい甘味が広がる

材料（1回分）
めかじき（切り身）
　…½切れ（40g）
塩・こしょう…各少々
長ねぎ…20g
A【酒…小さじ1
　しょうゆ・酢…各小さじ½
　ごま油…小さじ¼
　塩・こしょう…各少々】

作り方
1 めかじきは半分にそぎ切りにして塩、こしょうをふる。長ねぎは斜め薄切りにする。
2 耐熱皿に1をのせ、混ぜ合わせたAをかけ、ラップをして電子レンジで1〜2分加熱する。

代わりにこんな食材

めかじきの代わりに鮭、たい、さわら、ぶりなど

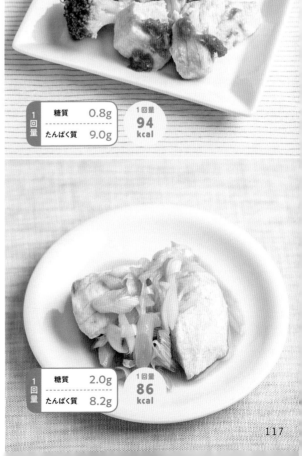

1回量	糖質	2.0g	1回量 86 kcal
	たんぱく質	8.2g	

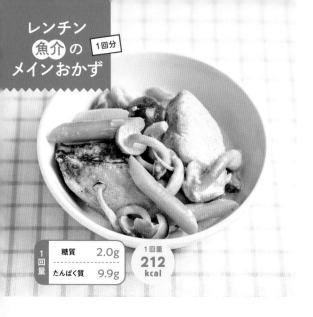

1回量	糖質	2.0g
	たんぱく質	9.9g

1回量 **212** kcal

さわらのカレークリーム煮 カレー味

淡白なさわらを生クリームで濃厚な味わいに

材料（1回分）

さわら（切り身）
…½切れ（40g）
塩・こしょう…各少々
しめじ…20g
グリーンアスパラガス…1本
A【生クリーム…大さじ2
　カレー粉…小さじ⅙
　塩・こしょう…各少々】

作り方

1 さわらは一口大に切って塩、こしょうをふる。しめじは小房に分ける。アスパラは根元を切り落として下⅓程度の皮をむき、3cm幅の斜め切りにする。

2 耐熱ボウルにAを混ぜ合わせ、1を加えてラップをし、電子レンジで1〜2分加熱する。

＊おすすめ! 糖質オフサブおかず＊

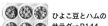
ひよこ豆とハムの
サラダ→P144

赤パプリカのマリネ
→P166

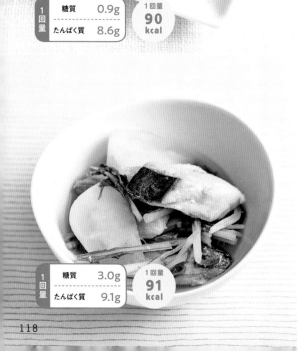

1回量	糖質	0.9g
	たんぱく質	8.6g

1回量 **90** kcal

さわらのピリ辛レンジ蒸し みそ味

豆板醤の辛味で満足感をアップ

材料（1回分）

さわら（切り身）
…½切れ（40g）
チンゲン菜…30g
A【みそ・ラカントS（顆粒）
　…各小さじ½
　酒・ごま油…各小さじ¼
　豆板醤…少々】

作り方

1 さわらは一口大に切る。チンゲン菜は2〜3cm幅に切る。

2 耐熱皿に1をのせ、混ぜ合わせたAをかけ、ラップをして電子レンジで1〜2分加熱する。

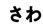
代わりにこんな食材
さわらの代わりに
豚肉、えび、いか、
厚揚げなど

1回量	糖質	3.0g
	たんぱく質	9.1g

1回量 **91** kcal

さわらと水菜、かぶのさっと煮 しょうゆ味

ふっくらやわらかいさわらの旨味を味わって

材料（1回分）

さわら（切り身）
…½切れ（40g）
かぶ…½個
水菜…10g
A【だし汁…大さじ2
　しょうゆ…小さじ½
　ラカントS（顆粒）・塩
　…各少々】

作り方

1 さわらは一口大に切る。かぶは4等分のくし形切りにする。水菜は4cm長さに切る。

2 耐熱ボウルにAを混ぜ合わせ、1を加えてラップをし、電子レンジで2分ほど加熱する。

代わりにこんな食材
さわらはえびや厚揚げ、野菜はブロッコリーや白菜などに

さばの香味ソース 塩味

香味野菜をたっぷりのせて、ボリュームアップ

材料（1回分）
さば…⅙尾（50g）
しょうが（せん切り）…少々
万能ねぎ…1本
A【酒・ごま油…各小さじ½
　おろしにんにく・塩
　　…各少々】
青じそ…1枚

作り方
1 万能ねぎは小口切りにする。
2 耐熱皿にさばをのせ、混ぜ合わ
　せたAをからめる。1としょう
　がをのせてラップをし、電子レ
　ンジで1分30秒ほど加熱する。
3 火が通ったら青じそをせん切り
　にしてのせる。

レンチン point　青じそは加熱すると変色してしまうので、火が通ってから
トッピングするのが◎。保存する場合は青じそは別で。

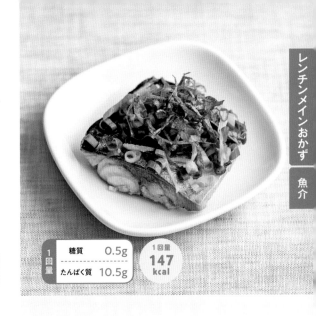

| 1回量 | 糖質 | 0.5g |
| | たんぱく質 | 10.5g |

1回量 **147** kcal

さばのみそ煮 みそ味

発酵食品のみそで腸内環境を整える！

材料（1回分）
さば…⅙尾（50g）
しょうが（せん切り）…少々
A【酒・みそ・ラカントS
　（顆粒）…各小さじ1】

┌ 代わりにこんな食材 ┐
さばの代わりに
めかじき、鮭、
ぶりなど

作り方
1 さばは半分にそぎ切りにする。
2 耐熱皿に1としょうがをのせ、
　混ぜ合わせたAをかけてラップ
　をし、電子レンジで1分ほど加
　熱する。

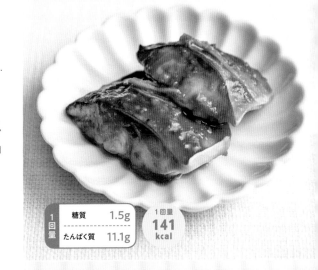

| 1回量 | 糖質 | 1.5g |
| | たんぱく質 | 11.1g |

1回量 **141** kcal

さばのおろし蒸し しょうゆ味

小松菜と大根の低糖質野菜を組み合わせて

材料（1回分）
さば…⅙尾（50g）
小松菜…20g
大根おろし…大さじ2
A【酒・しょうゆ
　　…各小さじ1】

作り方
1 さばは一口大に切る。小松菜は
　3cm長さに切る。
2 耐熱皿に小松菜を敷いてさばを
　のせ、大根おろしとAをかけて
　ラップをし、電子レンジで1〜
　2分加熱する。

レンチン point　大根おろしと一緒にさばを加熱すると、味の含みもよくな
り、しっとりと仕上がります。

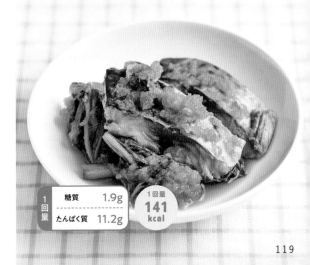

| 1回量 | 糖質 | 1.9g |
| | たんぱく質 | 11.2g |

1回量 **141** kcal

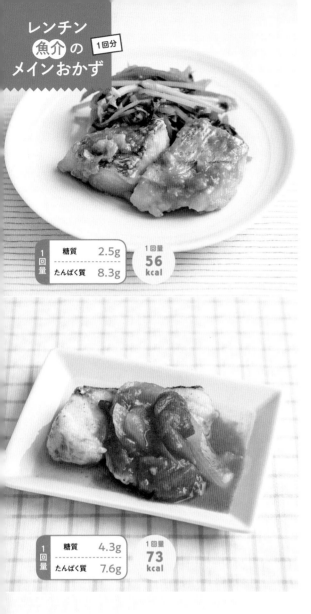

1回量	糖質	2.5g
	たんぱく質	8.3g

1回量 **56** kcal

たらのねぎみそ蒸し みそ味

細切り野菜の彩りでお弁当が明るく!

材料（1回分）
生たら（切り身）
　…½切れ（40g）
塩・こしょう…各少々
にんじん…10g
豆苗…10g
A【長ねぎ（みじん切り）
　…小さじ2
　酒・みそ・ラカントS（顆粒）
　…各小さじ1】

作り方
1 たらは一口大に切って塩、こしょうをふる。にんじんはせん切り、豆苗は3等分に切る。Aは混ぜ合わせておく。
2 耐熱皿に野菜とたらをのせ、Aをかけてラップをし、電子レンジで1〜2分加熱する。

─ 代わりにこんな食材 ─

たらの代わりに鶏肉、豚肉、さわら、鮭など

たらのトマトソース トマト味

トマトの酸味と玉ねぎの甘味がたらに合う

材料（1回分）
生たら（切り身）…½切れ（40g）
塩・こしょう…各少々
玉ねぎ…10g
トマト…¼個（50g）
A【トマトケチャップ…小さじ1
　オリーブオイル・酒
　…各小さじ½
　おろしにんにく・塩・
　こしょう…各少々】

作り方
1 たらは塩、こしょうをふる。玉ねぎは薄切りにする。
2 トマトはざく切りにしてAを混ぜ合わせておく。
3 耐熱皿に1をのせ、2をかけてラップをし、電子レンジで2分ほど加熱する。

1回量	糖質	4.3g
	たんぱく質	7.6g

1回量 **73** kcal

レンチン point
ざく切りにしたトマトをオリーブオイルや塩などで調味してから一緒に加熱することで、簡単なトマトソースに。

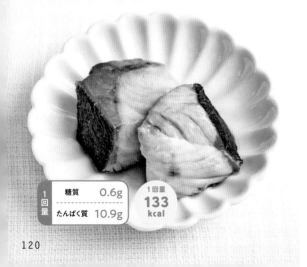

1回量	糖質	0.6g
	たんぱく質	10.9g

1回量 **133** kcal

ぶりの甘辛焼き風 甘辛味

ビタミンDや鉄分が豊富なぶりをシンプルに!

材料（1回分）
ぶり（切り身）…½切れ（50g）
A【しょうゆ・酒・ラカントS
　（顆粒）…各小さじ½】

作り方
1 ぶりは半分にそぎ切りにする。
2 耐熱皿に1をのせ、Aをからめてラップをし、電子レンジで1分ほど加熱する。

─ 代わりにこんな食材 ─

ぶりの代わりにたら、さば、めかじきなど

ぶりのさっぱり煮 酸味

黒酢でさっぱり！ 疲労回復にもおすすめ

材料（1回分）
ぶり（切り身）…½切れ（50g）
A【酒・しょうゆ・黒酢
　　…各小さじ½
　ラカントS（顆粒）
　　…小さじ¼】

作り方
1 ぶりは一口大に切る。
2 耐熱皿に1をのせ、Aをからめてラップをし、電子レンジで1分ほど加熱する。

代わりにこんな食材

ぶりの代わりに鮭、たい、さわらなど

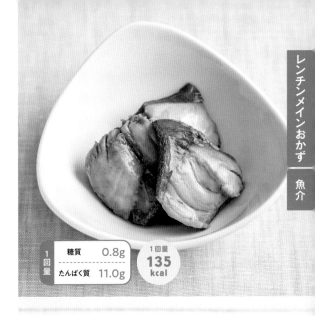

1回量	糖質	0.8g
	たんぱく質	11.0g

1回量
135 kcal

えびとマッシュルームの アヒージョ 塩味

超低糖質のマッシュルームは歯応えもあって◎

材料（1回分）
えび…4尾
マッシュルーム…2個
にんにく（みじん切り）…少々
オリーブオイル…大さじ2
塩・こしょう…各少々

代わりにこんな食材

マッシュルームの代わりにブロッコリー、なす、パプリカなど

作り方
1 えびは殻をむいて背ワタを取り、片栗粉適量（分量外）をもみ込み、流水でしっかり洗い、水けをふき取る。マッシュルームは半分に切る。
2 耐熱ボウルに全ての材料を入れてラップをし、電子レンジで2分ほど加熱する。

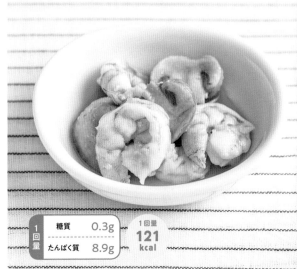

1回量	糖質	0.3g
	たんぱく質	8.9g

1回量
121 kcal

えびマヨ風 マヨ味

定番の調味料で手軽に作れる♪

材料（1回分）
えび…4尾
A【酒…小さじ½
　塩・こしょう…各少々】
B【マヨネーズ・トマト
　ケチャップ…各小さじ1】

作り方
1 えびは殻をむいて背ワタを取り、片栗粉適量（分量外）をもみ込み、流水でしっかり洗い、水けをふき取る。
2 耐熱皿に1をのせ、Aをからめてラップをし、電子レンジで1分ほど加熱する。
3 2の水けをふき取り、Bで和える。

レンチン
point

えびは片栗粉をまぶして洗うと臭みと汚れが取れます。火が通ったら、水けをしっかりふき取ってタレをからめて。

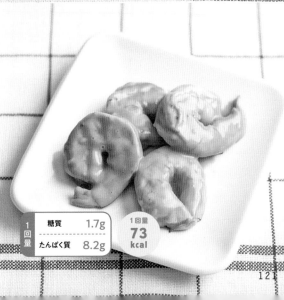

1回量	糖質	1.7g
	たんぱく質	8.2g

1回量
73 kcal

糖質オフの すき間埋め食材

お弁当にすき間があると、見た目が寂しくなるだけでなく、持ち運んだときに片寄ってしまう原因に。そんなすき間を埋めてくれる、糖質オフ中でも安心な食材たちを集めました。

たくあん

お弁当に黄色い彩りをプラスしてくれるたくあんは、ポリポリとした食感としょっぱい味わいで、満足感がアップする食材です。

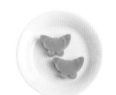

ゆでにんじん(型抜き)

糖質は高めですが、少量ならOKです。型抜きするだけで、簡単なのに手の込んだようなお弁当に変身します。

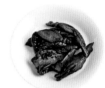

しば漬け

たくあん同様、彩りや食感をプラスできるしば漬け。紫色の食材は、種類があまり多くないので、常備しておくと使えます。

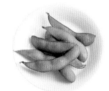

ゆで枝豆

おつまみの定番枝豆も、お弁当のすき間埋めにぴったり。ゆでて保存しておくのはもちろん、市販の冷凍枝豆を使うのもおすすめ。

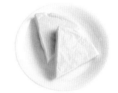

チーズ

洋風のお弁当におすすめなチーズ。コクがあるので、満足感もあり、すき間に合わせてカットでき、詰めやすいのもうれしい。

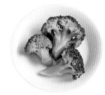

ゆでブロッコリー

すき間をしっかり埋めてくれるブロッコリー。ゆで野菜は、彩りだけでなく、お弁当の栄養バランスも整えてくれる、心強い食材です。

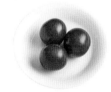

ミニトマト

お弁当の赤い彩りといえばミニトマト。糖質は高めですが、少量ならOK。赤以外の色や甘味の強いものなど種類が豊富です。

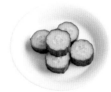

きゅうり

輪切りにしたり、スティック状にしたりと、お弁当のすき間に合わせて切り方や大きさを調節できるきゅうりも便利。

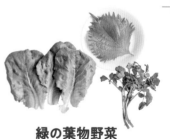

緑の葉物野菜

すき間埋めはもちろん、おかずの仕切りにも使える葉物野菜。彩りと栄養をプラスしてくれるうえ、青じそには防腐効果も。

Part 3

ラクうま糖質オフ！
卵&大豆製品・豆の
作りおき&レンチンおかず

お弁当の定番食材の卵と、良質なたんぱく質が摂れる
大豆製品・豆を使ったおかずは糖質オフでも大活躍。
ボリューム満点のおかずから、メインのおかずに添えたい
シンプルなおかずまで、レパートリー豊富に紹介します。

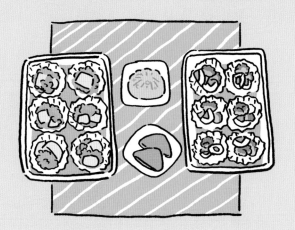

サラダうどん弁当

野菜をたっぷり食べられるから、ダイエットにも健康にもうれしいお弁当です。
さっぱり食べられるサラダうどんに、カレーの風味が広がるタンドリーチキンがよく合います。

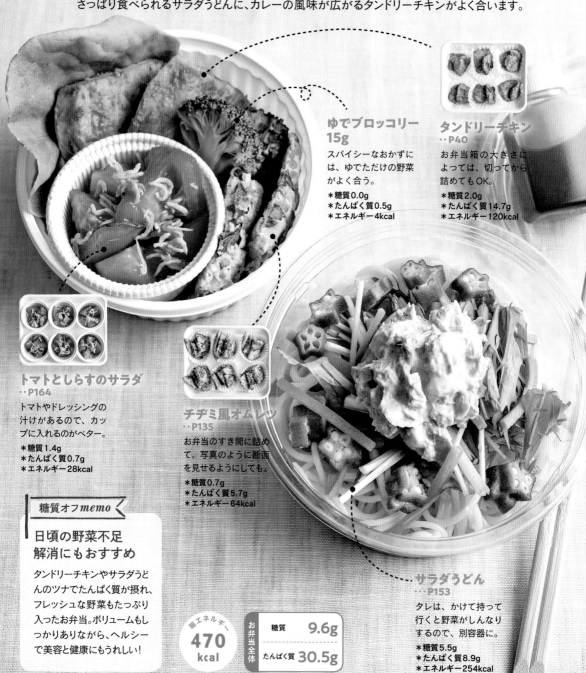

ゆでブロッコリー 15g

スパイシーなおかずには、ゆでただけの野菜がよく合う。

＊糖質0.0g
＊たんぱく質0.5g
＊エネルギー4kcal

タンドリーチキン
‥P40

お弁当箱の大きさによっては、切ってから詰めてもOK。

＊糖質2.0g
＊たんぱく質14.7g
＊エネルギー120kcal

トマトとしらすのサラダ
‥P164

トマトやドレッシングの汁けがあるので、カップに入れるのがベター。

＊糖質1.4g
＊たんぱく質0.7g
＊エネルギー28kcal

チヂミ風オムレツ
‥P135

お弁当のすき間に詰めて。写真のように断面を見せるようにしても。

＊糖質0.7g
＊たんぱく質5.7g
＊エネルギー64kcal

サラダうどん
‥P153

タレは、かけて持って行くと野菜がしんなりするので、別容器に。

＊糖質5.5g
＊たんぱく質8.9g
＊エネルギー254kcal

糖質オフmemo

日頃の野菜不足解消にもおすすめ

タンドリーチキンやサラダうどんのツナでたんぱく質が摂れ、フレッシュな野菜もたっぷり入ったお弁当。ボリュームもしっかりありながら、ヘルシーで美容と健康にもうれしい！

総エネルギー
470
kcal

お弁当全体		
糖質	**9.6g**	
たんぱく質	**30.5g**	

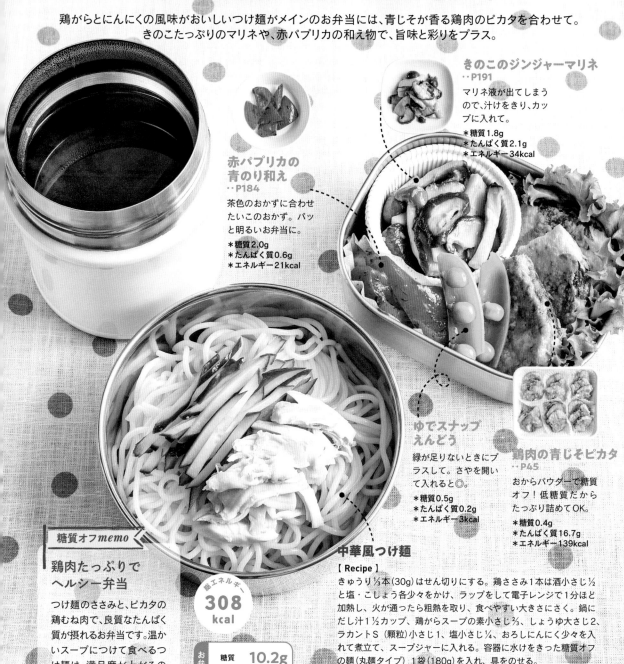

中華風つけ麺弁当

鶏がらとにんにくの風味がおいしいつけ麺がメインのお弁当には、青じそが香る鶏肉のピカタを合わせて。
きのこたっぷりのマリネや、赤パプリカの和え物で、旨味と彩りをプラス。

きのこのジンジャーマリネ
‥P191

マリネ液が出てしまうので、汁けをきり、カップに入れて。

＊糖質1.8g
＊たんぱく質2.1g
＊エネルギー34kcal

赤パプリカの青のり和え
‥P184

茶色のおかずに合わせたいこのおかず。パッと明るいお弁当に。

＊糖質2.0g
＊たんぱく質0.6g
＊エネルギー21kcal

ゆでスナップえんどう

緑が足りないときにプラスして。さやを開いて入れると◎。

＊糖質0.5g
＊たんぱく質0.2g
＊エネルギー3kcal

鶏肉の青じそピカタ
‥P45

おからパウダーで糖質オフ！低糖質だからたっぷり詰めてOK。

＊糖質0.4g
＊たんぱく質16.7g
＊エネルギー139kcal

中華風つけ麺

【 Recipe 】
きゅうり1/3本（30g）はせん切りにする。鶏ささみ1本は酒小さじ1/2と塩・こしょう各少々をかけ、ラップをして電子レンジで1分ほど加熱し、火が通ったら粗熱を取り、食べやすい大きさにさく。鍋にだし汁1 1/2カップ、鶏がらスープの素小さじ2/3、しょうゆ大さじ2、ラカントS（顆粒）小さじ1、塩小さじ1/4、おろしにんにく少々を入れて煮立て、スープジャーに入れる。容器に水けをきった糖質オフの麺（丸麺タイプ）1袋（180g）を入れ、具をのせる。

＊糖質5.5g
＊たんぱく質16.5g
＊エネルギー111kcal

糖質オフmemo

鶏肉たっぷりでヘルシー弁当

つけ麺のささみと、ピカタの鶏むね肉で、良質なたんぱく質が摂れるお弁当です。温かいスープにつけて食べるつけ麺は、満足度が上がるので、おすすめ。

総エネルギー
308
kcal

お弁当全体	糖質	10.2g
	たんぱく質	36.1g

みそバターラーメン風弁当

バターのコクがたまらないみそラーメン風と、ボリュームのある豚バラ肉のおかずが入ったお弁当。
食べ応え満点だから、物足りなさから続けられないダイエットも、これなら続けられそう！

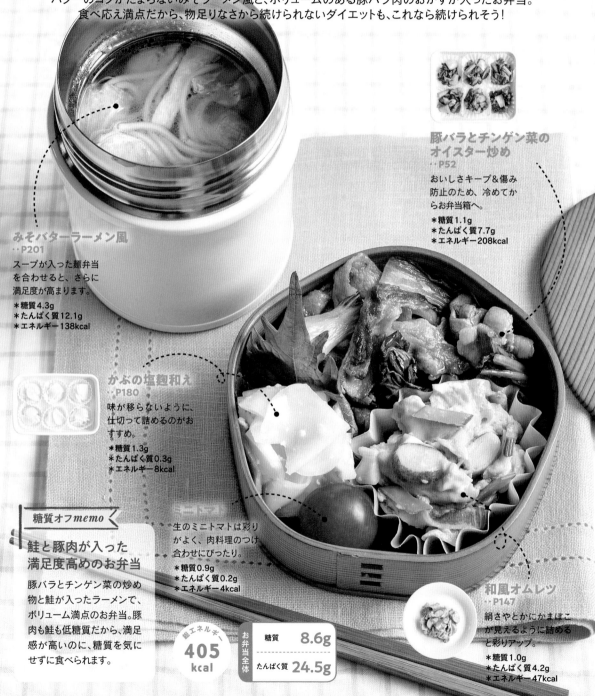

**豚バラとチンゲン菜の
オイスター炒め**
・・P52

おいしさキープ＆傷み
防止のため、冷めてか
らお弁当箱へ。

＊糖質1.1g
＊たんぱく質7.7g
＊エネルギー208kcal

みそバターラーメン風
・・P201

スープが入った麺弁当
を合わせると、さらに
満足度が高まります。

＊糖質4.3g
＊たんぱく質12.1g
＊エネルギー138kcal

かぶの塩麹和え
・・P180

味が移らないように、
仕切って詰めるのがお
すすめ。

＊糖質1.3g
＊たんぱく質0.3g
＊エネルギー8kcal

ミニトマト

生のミニトマトは彩り
がよく、肉料理のつけ
合わせにぴったり。

＊糖質0.9g
＊たんぱく質0.2g
＊エネルギー4kcal

和風オムレツ
・・P147

絹さやとかにかまぼこ
が見えるように詰める
と彩りアップ。

＊糖質1.0g
＊たんぱく質4.2g
＊エネルギー47kcal

糖質オフ memo

**鮭と豚肉が入った
満足度高めのお弁当**

豚バラとチンゲン菜の炒め
物と鮭が入ったラーメンで、
ボリューム満点のお弁当。豚
肉も鮭も低糖質だから、満足
感が高いのに、糖質を気に
せずに食べられます。

総エネルギー
405
kcal

お弁当全体	糖質	8.6g
	たんぱく質	24.5g

豆腐ハンバーグサンド弁当

豆腐ハンバーグと野菜を挟んだサンドなら、手軽にたんぱく質とビタミンやミネラルなどの栄養が摂れるのがうれしい！
噛み応えのあるアスパラのおかずを添えて、満足感をアップ。

豆腐ハンバーグ
··P64

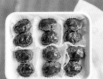

ブランパンにも挟める
大きさに丸めておくと
◎。

＊糖質5.4g
＊たんぱく質11.2g
＊エネルギー186kcal

豆腐ハンバーグサンド

【 Recipe 】

豆腐ハンバーグ2個、ちぎったグ
リーンカール¼枚分、半月切りに
したトマト2枚を切れ目を入れたブ
ランパン2個に挟む。

＊糖質10.6g
＊たんぱく質23.8g
＊エネルギー330kcal

アスパラとクレソンの
マスタード蒸し
P188

少量のおかずが入る、
蓋つきの小さめのカッ
プに入れると◎。

＊糖質0.8g
＊たんぱく質1.1g
＊エネルギー32kcal

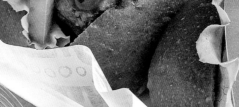

糖質オフ memo

小さめのブランパン
2つを用意する

糖質オフ中にパンが食べたいときは、ブランパン
がおすすめ。ハンバーグサンドは大きいものを1
つ作るより、小さめのもの2個にするほうが、一気
食いを抑えられ、満足感がアップします。

総エネルギー
362
kcal

お弁当全体		
糖質	**11.4g**	
たんぱく質	**24.9g**	

キッシュサンド弁当

見た目は普通のサンドイッチですが、食パンの代わりに高野豆腐を使ったキッシュサンドだから
糖質を大幅にカット！洋風のおかずを合わせた、おしゃれなお弁当です。

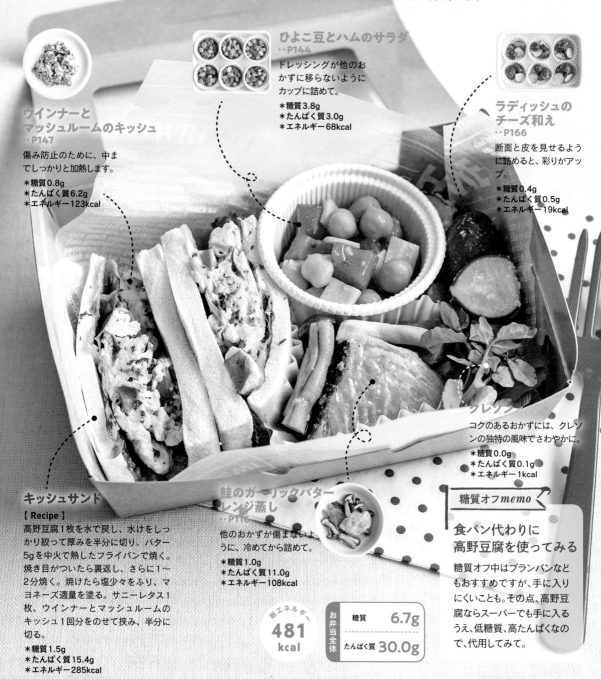

ひよこ豆とハムのサラダ
‥P144

ドレッシングが他のお
かずに移らないように
カップに詰めて。

＊糖質3.8g
＊たんぱく質3.0g
＊エネルギー68kcal

**ウインナーと
マッシュルームのキッシュ**
‥P147

傷み防止のために、中ま
でしっかりと加熱します。

＊糖質0.8g
＊たんぱく質6.2g
＊エネルギー123kcal

**ラディッシュの
チーズ和え**
‥P166

断面と皮を見せるよう
に詰めると、彩りがアッ
プ。

＊糖質0.4g
＊たんぱく質0.5g
＊エネルギー19kcal

クレソン

コクのあるおかずには、クレソ
ンの独特の風味でさわやかに。

＊糖質0.0g
＊たんぱく質0.1g
＊エネルギー1kcal

キッシュサンド

【 Recipe 】
高野豆腐1枚を水で戻し、水けをしっ
かり絞って厚みを半分に切り、バター
5gを中火で熱したフライパンで焼く。
焼き目がついたら裏返し、さらに1〜
2分焼く。焼けたら塩少々をふり、マ
ヨネーズ適量を塗る。サニーレタス1
枚、ウインナーとマッシュルームの
キッシュ1回分をのせて挟み、半分に
切る。

＊糖質1.5g
＊たんぱく質15.4g
＊エネルギー285kcal

**鮭のガーリックバター
レンジ蒸し**
‥P116

他のおかずが傷まないよ
うに、冷めてから詰めて。

＊糖質1.0g
＊たんぱく質11.0g
＊エネルギー108kcal

総エネルギー
481
kcal

お弁当全体		
糖質		6.7g
たんぱく質		30.0g

糖質オフ*memo*

食パン代わりに
高野豆腐を使ってみる

糖質オフ中はブランパンなど
もおすすめですが、手に入り
にくいことも。その点、高野豆
腐ならスーパーでも手に入る
うえ、低糖質、高たんぱくなの
で、代用してみて。

ポケットサンド弁当

さっと焼いた油揚げにサラダチキンを挟んだ、ピタサンド風弁当です。
合わせるおかずは、南蛮漬けや、バターしょうゆ炒めなど、和風のおかずがおすすめです。

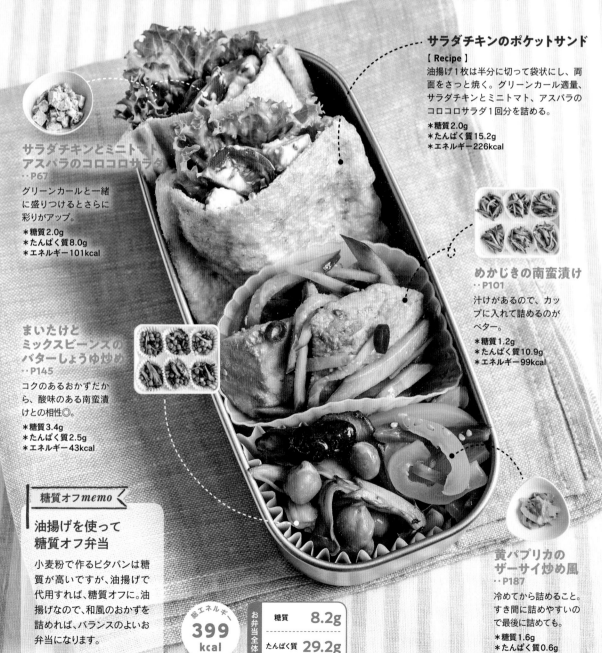

サラダチキンのポケットサンド

【 Recipe 】
油揚げ1枚は半分に切って袋状にし、両面をさっと焼く。グリーンカール適量、サラダチキンとミニトマト、アスパラのコロコロサラダ1回分を詰める。

＊糖質2.0g
＊たんぱく質15.2g
＊エネルギー226kcal

サラダチキンとミニトマト、アスパラのコロコロサラダ
‥P67

グリーンカールと一緒に盛りつけるとさらに彩りがアップ。

＊糖質2.0g
＊たんぱく質8.0g
＊エネルギー101kcal

めかじきの南蛮漬け
‥P101

汁けがあるので、カップに入れて詰めるのがベター。

＊糖質1.2g
＊たんぱく質10.9g
＊エネルギー99kcal

まいたけとミックスビーンズのバターしょうゆ炒め
‥P145

コクのあるおかずだから、酸味のある南蛮漬けとの相性◎。

＊糖質3.4g
＊たんぱく質2.5g
＊エネルギー43kcal

黄パプリカのザーサイ炒め風
‥P187

冷めてから詰めること。すき間に詰めやすいので最後に詰めても。

＊糖質1.6g
＊たんぱく質0.6g
＊エネルギー31kcal

> 糖質オフ**memo**

油揚げを使って糖質オフ弁当

小麦粉で作るピタパンは糖質が高いですが、油揚げで代用すれば、糖質オフに。油揚げなので、和風のおかずを詰めれば、バランスのよいお弁当になります。

総エネルギー **399** kcal

お弁当全体	
糖質	8.2g
たんぱく質	29.2g

バリエ
いろいろ

定番糖質オフおかずの作り方をマスター

メイン

だし巻き卵 しょうゆ味

だしがやさしく香り、冷めてもおいしい、卵の定番料理のだし巻き。
お弁当用だから、だし汁は控えめに作るのがポイントです。

これが
1回分

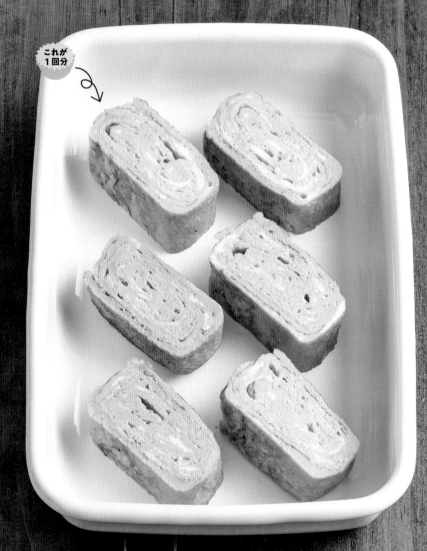

1回量	糖質	0.2g
	たんぱく質	3.2g

1回量
45
kcal

冷蔵
2日間

冷凍
NG

• **材料**（6回分）

卵…3個

A【だし汁…大さじ3
　しょうゆ…小さじ1
　ラカントS（顆粒）…小さじ½
　塩…少々】

サラダ油…適量

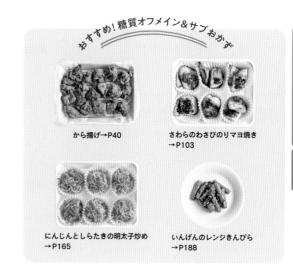

おすすめ! 糖質オフメイン＆サブおかず

から揚げ→P40

さわらのわさびのりマヨ焼き
→P103

にんじんとしらたきの明太子炒め
→P165

いんげんのレンジきんぴら
→P188

• **作り方**

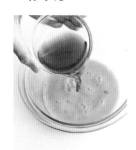

1 卵液を作る

ボウルに卵を溶きほぐし、**A**を加えて混ぜる。

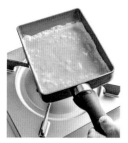

4 奥にずらす

卵焼きを奥にずらし、再度空いているところにサラダ油をぬる。

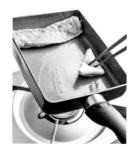

2 卵焼き器を熱し、卵液を入れる

卵焼き器を中火で熱し、サラダ油をなじませ、**1**を⅓〜¼量流し入れて全体に広げる。

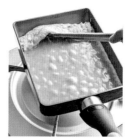

5 卵液を流し入れる

空いているところに**1**を適量流し入れ、卵焼きの下にも流し入れる。

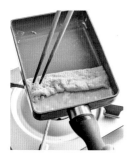

3 手前に巻く

奥から手前に巻き、空いているところにサラダ油をぬる。

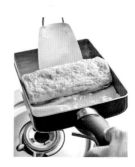

6 繰り返して焼きあげる

3〜**5**を繰り返し、卵液がなくなるまで数回に分けて焼きあげる。

基本のだし巻き卵をベースに！ 「卵焼きバリエ」

◀メイン▶ 明太子入り卵焼き 明太子味

ほんのり火が通った明太子が美味！

材料（6回分）
辛子明太子 … 大さじ2
卵 … 3個
A【だし汁 … 大さじ3
　しょうゆ … 小さじ1
　ラカントS（顆粒）
　　… 小さじ½】
サラダ油 … 適量

作り方
1 ボウルに卵を溶きほぐし、Aを加えて混ぜる。
2 卵焼き器を中火で熱し、サラダ油をなじませ、1を¼量流し入れる。明太子をのせてくるくると巻く。1の残りを2〜3回に分けて流し入れ、P131と同様に卵焼きを作る。

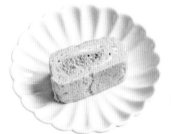

| 1回量 | 糖質 | 0.4g |
| | たんぱく質 | 4.2g |

1回量 **51** kcal ／ 冷蔵 2日間

◀メイン▶ ひじきと青ねぎの卵焼き しょうゆ味

食物繊維豊富なひじきの風味がおいしい

材料（6回分）
ひじき（乾燥）… 小さじ1
万能ねぎ … 3本(20g)
卵 … 3個
A【だし汁 … 大さじ3
　しょうゆ … 小さじ1
　ラカントS（顆粒）
　　… 小さじ½
　塩 … 少々】
サラダ油 … 適量

作り方
1 ひじきはたっぷりの水で戻して水けをきる。万能ねぎは小口切りにする。
2 ボウルに卵を溶きほぐし、Aと1を加えて混ぜる。
3 卵焼き器を中火で熱し、サラダ油をなじませ、2を3〜4回に分けて流し入れ、P131と同様に卵焼きを作る。

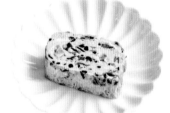

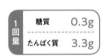

| 1回量 | 糖質 | 0.3g |
| | たんぱく質 | 3.3g |

1回量 **46** kcal ／ 冷蔵 2日間

◀メイン▶ ヤングコーンとトマトの卵焼き トマト味

噛み応えのあるヤングコーンで満足感アップ

材料（6回分）
ヤングコーン（水煮）… 2本
トマト … ⅛個(25g)
卵 … 3個
A【だし汁 … 大さじ3
　しょうゆ … 小さじ1
　ラカントS（顆粒）
　　… 小さじ½
　塩 … 少々】
サラダ油 … 適量

作り方
1 トマトは1cm角に切る。
2 ボウルに卵を溶きほぐし、Aを加えて混ぜる。
3 卵焼き器を中火で熱し、サラダ油をなじませ、2を¼量流し入れる。ヤングコーンを1列に並べて1を散らし、くるくると巻く。2の残りを2〜3回に分けて流し入れ、P131と同様に卵焼きを作る。

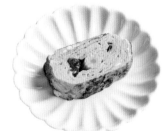

| 1回量 | 糖質 | 0.5g |
| | たんぱく質 | 3.3g |

1回量 **47** kcal ／ 冷蔵 2日間

◀メイン▶ 紅しょうがの卵焼き しょうゆ味

刻んだ紅しょうがたっぷり！お好み焼きみたい

材料（6回分）
紅しょうが
　… 大さじ1（15g）
卵 … 3個
A【だし汁 … 大さじ3
　しょうゆ … 小さじ1
　ラカントS（顆粒）
　　… 小さじ½
　塩 … 少々】
サラダ油 … 適量

作り方
1 紅しょうがは粗みじん切りにする。
2 ボウルに卵を溶きほぐし、Aと1を加えて混ぜる。
3 卵焼き器を中火で熱し、サラダ油をなじませ、2を3〜4回に分けて流し入れ、P131と同様に卵焼きを作る。

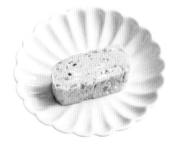

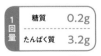

| 1回量 | 糖質 | 0.2g |
| | たんぱく質 | 3.2g |

1回量 **45** kcal ／ 冷蔵 2日間

味ガエ！ 「卵焼きバリエ」

◥メイン◤

甘い卵焼き 甘味

甘くておいしい！ ラカントを使えば◎

甘味は
ラカントで！

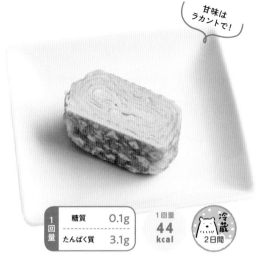

材料（6回分）
卵…3個
A【ラカントS（顆粒）・水
　…各大さじ1½】
サラダ油…適量

作り方
1 ボウルに卵を溶きほぐし、Aを加え
　て混ぜる。
2 卵焼き器を中火で熱し、サラダ油を
　なじませ、1を3〜4回に分けて流し
　入れ、P131と同様に卵焼きを作る。

1回量	糖質	0.1g
	たんぱく質	3.1g

1回量
44
kcal

冷蔵
2日間

ごま油の
風味がいい！

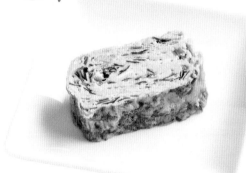

◥メイン◤

中華風卵焼き しょうゆ味

ツナの旨味が口一杯に広がる！

材料（6回分）
ツナ缶…小½缶(35g)
にら…⅓束(30g)
卵…3個
A【しょうゆ・酒…各大さじ½
　塩…少々】
ごま油…適量

作り方
1 ツナは汁けをきる。にらは小口切り
　にする。
2 ボウルに卵を溶きほぐし、Aと1を
　加えて混ぜる。
3 卵焼き器を中火で熱し、ごま油をな
　じませ、2を3〜4回に分けて流し
　入れ、P131と同様に卵焼きを作る。

1回量	糖質	0.4g
	たんぱく質	4.3g

1回量
63
kcal

冷蔵
2日間

◥メイン◤

洋風チーズ卵焼き チーズ味

粉チーズとパセリの風味が◎。カルシウム補給にも

材料（6回分）
卵…3個
A【牛乳・粉チーズ・パセリ
　（みじん切り）…各大さじ1
　塩…小さじ⅛
　粗びき黒こしょう…少々】
サラダ油…適量

作り方
1 ボウルに卵を溶きほぐし、Aを加え
　て混ぜる。
2 卵焼き器を中火で熱し、サラダ油
　をなじませ、1を3〜4回に分けて
　流し入れ、P131と同様に卵焼きを
　作る。

洋風のアレンジ
もおすすめ！

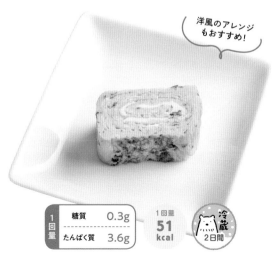

1回量	糖質	0.3g
	たんぱく質	3.6g

1回量
51
kcal

冷蔵
2日間

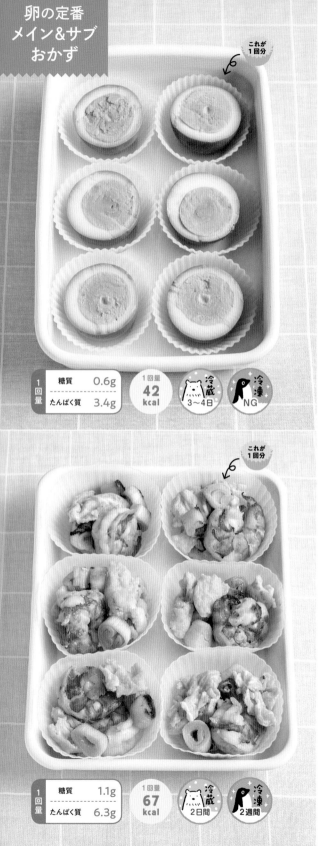

卵の定番
メイン&サブ
おかず

これが
1回分

	糖質	0.6g
1回量	たんぱく質	3.4g

1回量
42
kcal

冷蔵
3〜4日

冷凍
NG

これが
1回分

	糖質	1.1g
1回量	たんぱく質	6.3g

1回量
67
kcal

冷蔵
2日間

冷凍
2週間

〳メイン〵

酢じょうゆ味玉　しょうゆ味

にんにくの風味がアクセント!

- -

材料（6回分）

卵…3個

A【しょうゆ・酢…各大さじ3】

にんにく…1かけ

作り方

1 鍋に卵と、卵がかぶるくらいの水を入れて中火にかける。
沸騰したら弱火にして10分ほど加熱し、固ゆで卵を作り、
殻をむく。

2 保存袋に1、A、つぶしたにんにくを入れて空気を抜き、
冷蔵庫で半日以上漬け込む。

保存の
コツ

漬けダレがそこまで多くないので、時々上下を返すと、
まんべんなく漬け込むことができます。

〳メイン〵

えびと卵のふんわり炒め

えびと卵の色合いで、明るいお弁当に!　塩味

- -

材料（6回分）

えび…12尾

長ねぎ…1本

卵…2個

塩・こしょう…各少々

サラダ油…大さじ1

作り方

1 えびは殻をむいて背ワタを取り、片栗粉適量（分量外）をも
み込み、流水でしっかり洗う。水けをふき取り、塩、こしょ
うで下味をつける。長ねぎは1cm幅の小口切りにする。
ボウルに卵を溶きほぐし、塩、こしょうを加えて混ぜる。

2 フライパンに半量のサラダ油を中火で熱し、溶き卵を流し
入れる。へらなどで大きく混ぜながら火を通し、半熟状に
なったら一度取り出す。

3 空いたフライパンをさっと拭いて残りの油を中火で熱し、
えびを炒める。色が変わったら長ねぎを加えてさっと炒め、
塩、こしょうで調味して卵を戻し入れ、さっと合わせる。

＊おすすめ! 糖質オフサブおかず＊

 ブロッコリーの
のり和え→P172

 しいたけの
ツナみそ焼き→P176

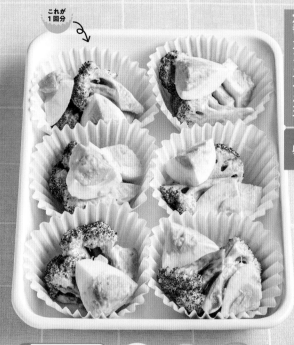

これが1回分

╲ サブ ╱

ゆで卵と
ブロッコリーのサラダ

マヨ味

レモン風味でさわやか！食べ応えも◎

材料（6回分）

卵…2個

ブロッコリー…½株(120g)

A【マヨネーズ… 大さじ2½

　　レモン汁… 小さじ1

　　塩…少々】

作り方

1 鍋に卵と、卵がかぶるくらいの水を入れて中火にかける。
　沸騰したら弱火にして10分ほど加熱し、固ゆで卵を作る。
　殻をむいて一口大に切る。

2 ブロッコリーは小房に分け、塩ゆでする。

3 ボウルにAを混ぜ合わせ、1、2を加えて和える。

＊おすすめ！糖質オフメインおかず＊

えびの
アーモンド揚げ
→P106

鮭のマスタード
レモン蒸し
→P116

1回量	糖質	0.5g
	たんぱく質	3.0g

1回量
67
kcal

冷蔵
2日間

冷凍
NG

╲ メイン ╱

チヂミ風オムレツ

しょうゆ味

鉄分豊富なあさりが入って旨味たっぷり

材料（6回分）

卵…3個

あさり水煮缶…1缶(65g)

もやし…½袋(100g)

にら…⅓束(30g)

A【あさり水煮缶の缶汁
　　… 大さじ1

　しょうゆ… 小さじ1

　塩・こしょう… 各適量】

ごま油… 大さじ½

作り方

1 もやしはあればひげ根を取る。にらは3cm長さに切る。

2 ボウルに卵を溶きほぐし、Aを加えて混ぜる。1とあさり
　も加えて混ぜる。

3 フライパンにごま油を中火で熱し、2を流し入れる。具が
　全体に行き渡るようにならし、2〜3分焼く。

4 裏面が焼き固まったら皿などを使って裏返し、さらに2〜
　3分焼く。火が通ったら食べやすい大きさに切る。

＊おすすめ！糖質オフサブおかず＊

みょうがの
ザーサイナムル
→P167

小松菜の
レンジナムル
→P188

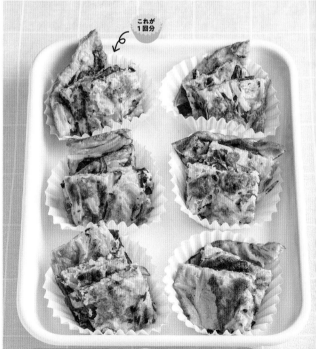

これが1回分

1回量	糖質	0.7g
	たんぱく質	5.7g

1回量
64
kcal

冷蔵
3日間

冷凍
NG

135

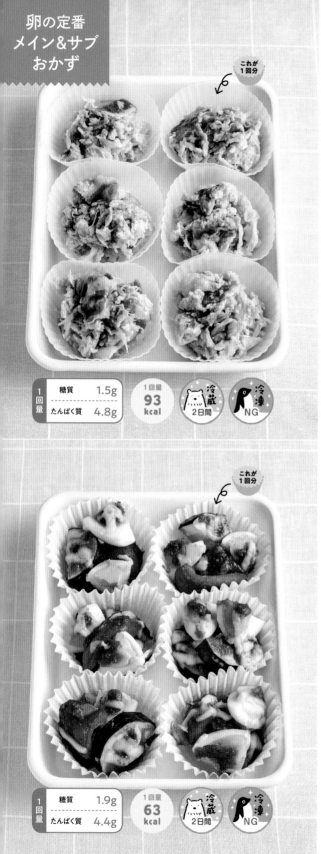

これが
1回分

1回量	糖質	1.5g
	たんぱく質	4.8g

1回量
93
kcal

冷蔵
2日間

冷凍
NG

これが
1回分

1回量	糖質	1.9g
	たんぱく質	4.4g

1回量
63
kcal

冷蔵
2日間

冷凍
NG

▼ メイン ▶

豚肉とキャベツのお好み風

キャベツの甘味が、まろやかな卵と合う　ソース味

- -

材料（6回分）

キャベツ…120g
豚バラ薄切り肉…3枚(60g)
卵…3個
A【紅しょうが(粗みじん
　切り)…大さじ1

酒…大さじ½
塩・こしょう…各少々】
サラダ油…小さじ1
中濃ソース…適量

作り方

1 キャベツはせん切りにする。豚肉は3cm長さに切って塩、
　こしょうをふる。ボウルに卵を溶きほぐし、Aを加えて混
　ぜる。
2 フライパンにサラダ油を中火で熱し、豚肉を炒める。色が
　変わったらキャベツを加えて炒め、しんなりしたら卵液を
　流し入れる。へらなどで大きく混ぜながら火を通す。
3 容器に盛り、中濃ソースをかける。

＊おすすめ！糖質オフサブおかず＊

 赤パプリカのお浸し
→P167

 大根の甘酢漬け
→P193

▼ サブ ▶

ゆで卵とズッキーニの ごまみそチーズ焼き　みそ味

ごまみそチーズのコクで大満足のおかず

- -

材料（6回分）

卵…2個
赤パプリカ…½個(75g)
ズッキーニ…½本(70g)

A【みそ…大さじ1½
　ラカントS（顆粒）
　　…大さじ1
　白すりごま…大さじ½
　水…小さじ2】
ピザ用チーズ…30g

作り方

1 ズッキーニは6等分の輪切りにし、半分に切る。パプリカ
　は一口大の乱切りにする。Aは混ぜ合わせておく。
2 鍋に卵と、卵がかぶるくらいの水を入れて中火にかける。
　沸騰したら弱火にして10分ほど加熱し、固ゆで卵を作る。
　殻をむいて一口大に切る。
3 耐熱皿にパプリカ、ズッキーニ、ゆで卵を入れ、Aをかけ
　てチーズを散らし、オーブントースターで7～8分焼く。

＊おすすめ！糖質オフメインおかず＊

 チキンソテー
→P36

 ぶりの
ペッパーステーキ
→P102

メイン

ひき肉といんげんの和風オムレツ　しょうゆ味

オープンオムレツ風だから形が崩れにくい

- -

材料（6回分）

卵…3個

A【しょうゆ・酒…各大さじ½
　おろしにんにく…小さじ¼】

さやいんげん…3本(20g)

豚ひき肉…60g

塩・こしょう…各少々

サラダ油…小さじ1

作り方

1 ボウルに卵を溶きほぐし、Aを加えて混ぜる。いんげんは1cm幅に切る。

2 フライパンにサラダ油を中火で熱し、いんげんを炒める。しんなりしたら豚ひき肉を加えて炒め、ポロポロになったら塩、こしょうをふる。

3 卵液を流し入れ、へらで大きくかき混ぜながら半熟状に火を通し、丸く形をととのえ、蓋をして弱火で蒸し焼きにする。

4 焼き目がついたら裏返し、蓋をしてさらに1～2分蒸し焼きにする。

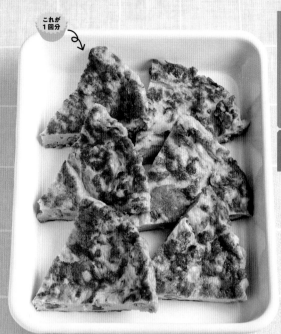

これが1回分

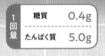
糖質　0.4g
たんぱく質　5.0g

1回量　71kcal

冷蔵2日間

冷凍2週間

サブ

しらすとほうれん草の卵とじ　しょうゆ味

しらすの風味が美味！カルシウム補給にも

- -

材料（6回分）

ほうれん草…1束(200g)

しらす干し…20g

卵…2個

A【だし汁…¾カップ
　しょうゆ…小さじ1
　ラカントS（顆粒）
　　…小さじ½
　塩…少々】

作り方

1 ほうれん草はさっとゆでて水にさらし、4cm長さに切って水けを絞る。ボウルに卵を溶きほぐす。

2 鍋にAを中火で煮立て、ほうれん草、しらすを入れてさっと煮て、溶き卵でとじる。

調理point　ほうれん草はアクが強いので、あらかじめ下ゆでして水にさらしてから使用するとおいしく食べられます。

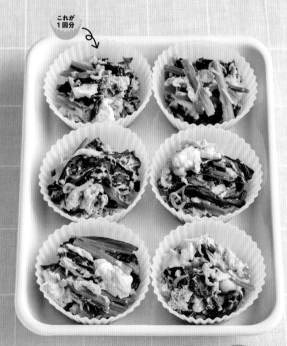

これが1回分

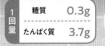
糖質　0.3g
たんぱく質　3.7g

1回量　37kcal

冷蔵2日間

バリエ
いろいろ

定番糖質オフおかずの作り方をマスター

豆腐チャンプルー しょうゆ味

動物性たんぱく質と植物性のたんぱく質の両方が摂れるうえに、低糖質の野菜がたっぷり！
仕上げのかつお節で旨味をアップ！ 食べ応えがあり、満足度も高いおかずです。

これが
1回分

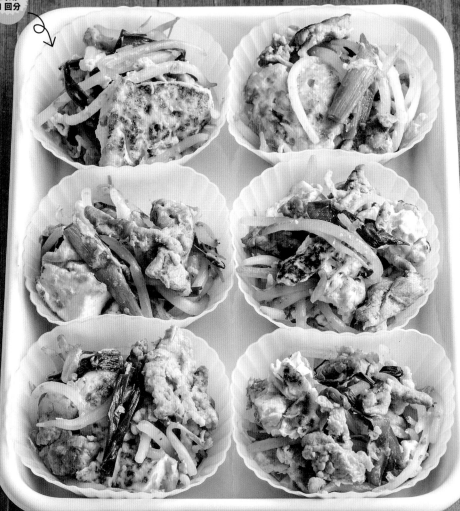

1回量	糖質	1.3g
	たんぱく質	8.9g

 1回量 **110** kcal

 冷蔵 2日間

 冷凍 NG

・材料（6回分）

豚こま切れ肉…150g

塩・こしょう…各少々

木綿豆腐…⅔丁（200g）

もやし…1袋（200g）

にら…½束（50g）

卵…1個

サラダ油…大さじ½

A【酒・しょうゆ…各大さじ½

　　塩・こしょう…各少々】

かつお節…½袋（2g）

おすすめ! 糖質オフサブおかず

トマトとしらすのサラダ
→P164

ラディッシュのしょうが和え
→P166

きゅうりの中華漬け→P174

こんにゃくのおかか煮→P178

定番メインおかず

大豆製品

・作り方

1 食材の下ごしらえをする

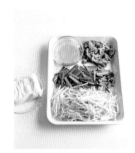

豚肉は大きければ一口大に切り、塩、こしょうをふる。豆腐はペーパータオルに包んで耐熱皿にのせ、電子レンジで2分ほど加熱して水きりする。もやしはあればひげ根を取る。にらは4cm長さに切る。ボウルに卵を溶きほぐす。

2 豆腐を焼いて一度取り出す

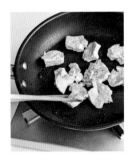

フライパンにサラダ油を中火で熱し、豆腐をちぎって入れる。焼き色がついたら一度取り出す。

3 豚肉、野菜の順に炒める

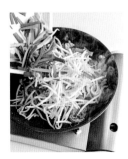

2のフライパンで豚肉を炒め、色が変わったら、もやしとにらを加えてさっと炒める。

4 豆腐と**A**を加える

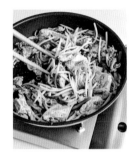

もやしとにらがしんなりしたら**2**を戻し入れ、**A**を加えてさっと混ぜる。

5 溶き卵を回し入れる

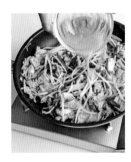

溶き卵を回し入れて大きく炒める。

6 かつお節を加える

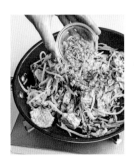

仕上げにかつお節を加え、ひと混ぜする。

--- *variation* ---

基本の豆腐チャンプルーを使って！「**チャンプルーバリエ**」

ゴーヤチャンプルー しょうゆ味

ゴーヤの豊富なビタミンCで免疫力アップ！

材料（6回分）

豚こま切れ肉…150g
塩・こしょう…各少々
木綿豆腐…⅔丁（200g）
ゴーヤ…120g
溶き卵…1個分
サラダ油…大さじ½
A【酒・しょうゆ…各大さじ½
　塩・こしょう…各少々】
かつお節…½袋（2g）

作り方

1 豚肉は大きければ一口大に切り、塩、こしょうをふる。豆腐はペーパータオルに包んで耐熱皿にのせ、電子レンジで2分ほど加熱して水きりする。ゴーヤは種を取って2～3mmの薄切りにする。

2 フライパンにサラダ油を中火で熱し、P139と同様に作る。

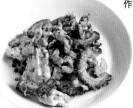

| | 糖質 | 1.0g |
|1回量| たんぱく質 | 8.4g |

1回量 **107** kcal　冷蔵 2日間

にんじんと長ねぎチャンプルー

彩りよく、栄養価も高くて体にうれしい　しょうゆ味

材料（6回分）

豚こま切れ肉…150g
塩・こしょう…各少々
木綿豆腐…⅔丁（200g）
にんじん…120g
長ねぎ…60g
溶き卵…1個分
サラダ油…大さじ½
A【酒・しょうゆ…各大さじ½
　塩・こしょう…各少々】
かつお節…½袋（2g）

作り方

1 豚肉は大きければ一口大に切り、塩、こしょうをふる。豆腐はペーパータオルに包んで耐熱皿にのせ、電子レンジで2分ほど加熱して水きりする。にんじんは薄いいちょう切りにする。長ねぎは斜め薄切りにする。

2 フライパンにサラダ油を中火で熱し、P139と同様に作る。

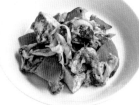

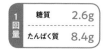

| | 糖質 | 2.6g |
|1回量| たんぱく質 | 8.4g |

1回量 **115** kcal　冷蔵 2日間

きのこチャンプルー しょうゆ味

きのこの旨味と食感が楽しめる

材料（6回分）

豚こま切れ肉…150g
塩・こしょう…各少々
木綿豆腐…⅔丁（200g）
えのきだけ…1袋（100g）
しいたけ…6枚（90g）
溶き卵…1個分
サラダ油…大さじ½
A【酒・しょうゆ…各大さじ½
　塩・こしょう…各少々】
かつお節…½袋（2g）

作り方

1 豚肉は大きければ一口大に切り、塩、こしょうをふる。豆腐はペーパータオルに包んで耐熱皿にのせ、電子レンジで2分ほど加熱して水きりする。えのきだけは半分に切る。しいたけは1cm幅に切る。

2 フライパンにサラダ油を中火で熱し、P139と同様に作る。

| | 糖質 | 1.6g |
|1回量| たんぱく質 | 9.1g |

1回量 **110** kcal　冷蔵 2日間

スナップえんどうチャンプルー

スナップえんどうのやさしい甘味が◎　しょうゆ味

材料（6回分）

豚こま切れ肉…150g
塩・こしょう…各少々
木綿豆腐…⅔丁（200g）
スナップえんどう…18本（150g）
溶き卵…1個分
サラダ油…大さじ½
A【酒・しょうゆ…各大さじ½
　塩・こしょう…各少々】
かつお節…½袋（2g）

作り方

1 豚肉は大きければ一口大に切り、塩、こしょうをふる。豆腐はペーパータオルに包んで耐熱皿にのせ、電子レンジで2分ほど加熱して水きりする。スナップえんどうは筋を取ってさっと塩ゆでし、斜め半分に切る。

2 フライパンにサラダ油を中火で熱し、P139と同様に作る。

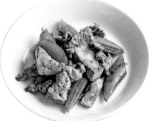

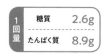

| | 糖質 | 2.6g |
|1回量| たんぱく質 | 8.9g |

1回量 **114** kcal　冷蔵 2日間

味ガエ！ 「チャンプルーバリエ」

冷凍NG

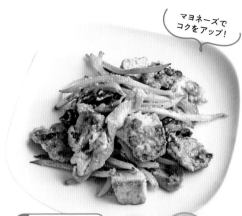

マヨネーズでコクをアップ！

明太マヨ味チャンプルー 明太子味

明太子とマヨネーズで一味違うおいしさ

材料（6回分）

豚こま切れ肉…150g
塩・こしょう…各少々
木綿豆腐…⅔丁(200g)
もやし…1袋(200g)
にら…½束(50g)
溶き卵…1個分
サラダ油…大さじ½
A【辛子明太子・マヨネーズ
　…各大さじ2】

作り方

1 豚肉は大きければ一口大に切り、塩、こしょうをふる。豆腐はペーパータオルに包んで耐熱皿にのせ、電子レンジで2分ほど加熱して水きりする。もやしはあればひげ根を取り、にらは4cm長さに切る。

2 フライパンにサラダ油を中火で熱し、P139と同様に作る。

1回量	糖質	1.4g	1回量 141 kcal
	たんぱく質	9.7g	

冷蔵2日間

キムチでピリ辛に！

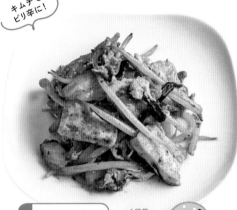

キムチ味チャンプルー キムチ味

キムチとの鉄板の組み合わせ！

材料（6回分）

豚こま切れ肉…150g
塩・こしょう…各少々
木綿豆腐…⅔丁(200g)
もやし…1袋(200g)
にら…½束(50g)
キムチ…120g
溶き卵…1個分
サラダ油…大さじ½
A【しょうゆ…大さじ½】

作り方

1 豚肉は大きければ一口大に切り、塩、こしょうをふる。豆腐はペーパータオルに包んで耐熱皿にのせ、電子レンジで2分ほど加熱して水きりする。もやしはあればひげ根を取り、にらは4cm長さに切る。

2 フライパンにサラダ油を中火で熱し、P139と同様に作る。キムチは3で加える。

1回量	糖質	2.2g	1回量 117 kcal
	たんぱく質	9.2g	

冷蔵2日間

カレー味チャンプルー カレー味

スパイシーな味つけで目先を変えて

材料（6回分）

豚こま切れ肉…150g
塩・こしょう…各少々
木綿豆腐…⅔丁(200g)
もやし…1袋(200g)
にら…½束(50g)
溶き卵…1個分
サラダ油…大さじ½
A【酒…小さじ½
　カレー粉…小さじ½
　塩・こしょう…各少々】

作り方

1 豚肉は大きければ一口大に切り、塩、こしょうをふる。豆腐はペーパータオルに包んで耐熱皿にのせ、電子レンジで2分ほど加熱して水きりする。もやしはあればひげ根を取り、にらは4cm長さに切る。

2 フライパンにサラダ油を中火で熱し、P139と同様に作る。

カレー味もいける！

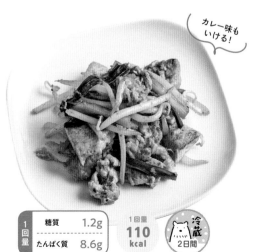

1回量	糖質	1.2g	1回量 110 kcal
	たんぱく質	8.6g	

冷蔵2日間

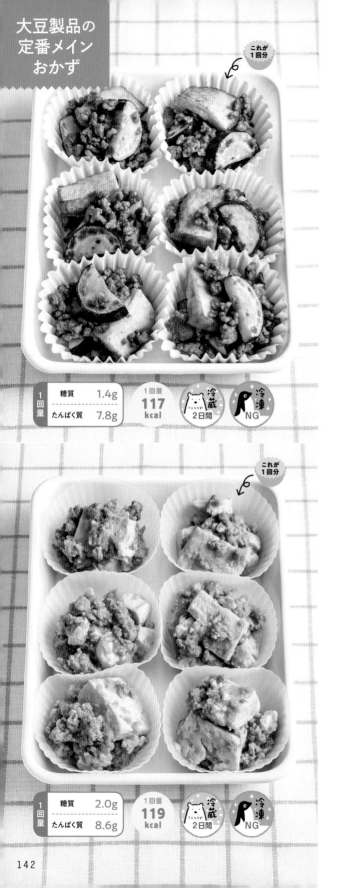

これが
1回分

| 1回量 | 糖質 | 1.4g |
| | たんぱく質 | 7.8g |

1回量
117
kcal

冷蔵
2日間

冷凍
NG

これが
1回分

| 1回量 | 糖質 | 2.0g |
| | たんぱく質 | 8.6g |

1回量
119
kcal

冷蔵
2日間

冷凍
NG

厚揚げとズッキーニの
そぼろ炒め オイスターソース味

オイスターソースでコクをプラス

- -

材料（6回分）

豚ひき肉…150g　　　　A【オイスターソース
厚揚げ…1枚（150g）　　　…大さじ1⅓
ズッキーニ…1本（150g）　酒…大さじ1
ごま油…大さじ½　　　　しょうゆ…小さじ1
　　　　　　　　　　　ラカントS（顆粒）…小さじ½】

作り方

1 厚揚げは1cm厚さの一口大に切る。ズッキーニは1cm幅
の半月切りにする。Aは混ぜ合わせておく。

2 フライパンにごま油を中火で熱し、ズッキーニ、厚揚げを
焼く。焼き目がついたら一度取り出し、ひき肉を炒める。

3 火が通ったら余分な油をペーパータルでふき取り、ズッ
キーニ、厚揚げを戻し入れ、Aを加えてさっとからめる。

＊おすすめ！糖質オフサブおかず＊

 和風オムレツ
→P147

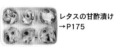 レタスの甘酢漬け
→P175

麻婆豆腐 みそ味

水溶き片栗粉の代わりにおからを加えて

- -

材料（6回分）

豚ひき肉…150g　　　　A【水…¾カップ
木綿豆腐…1丁（300g）　　鶏がらスープの素
にんにく…1かけ　　　　　…小さじ½
しょうが…1かけ　　　　酒…大さじ1
長ねぎ…10cm（20g）　　みそ…小さじ2½
サラダ油…小さじ1　　　しょうゆ…小さじ1】
豆板醤…小さじ⅓　　　　おから…30g

作り方

1 豆腐はペーパータオルに包んで耐熱皿にのせ、電子レンジ
で2分ほど加熱して水きりする。粗熱が取れたら一口大の
角切りにする。にんにく、しょうが、長ねぎはみじん切り
にする。

2 フライパンにサラダ油、豆板醤、にんにく、しょうがを入
れて弱火にかける。香りが出てきたらひき肉を加えて炒め、
色が変わったらAを加える。

3 沸騰したら豆腐を加えて3〜4分煮て、おからと長ねぎを
加え、汁けが少なくなるまで煮る。

厚揚げロールの
おかかゆずマヨ焼き

マヨ味

青じそとゆずこしょうがいいアクセントに！

材料（6回分）

豚ロースしゃぶしゃぶ用肉
　…9枚
塩・こしょう…各少々
厚揚げ…大1枚(200g)
青じそ…9枚

A【マヨネーズ…大さじ2
　ゆずこしょう…小さじ¼
　かつお節…½袋(2g)】

作り方

1　厚揚げは9等分に切る。青じそは半分に切る。Aは混ぜ合わせておく。

2　豚肉を広げて塩、こしょうをふり、青じそ、厚揚げをのせ、くるくると巻く。

3　2を温めたグリルに入れて3〜4分焼き、Aを塗ってさらに1〜2分焼く。粗熱を取り、半分に切る。

> **調理 point**
> タレが焦げやすいので、豚肉にある程度火が通ってからタレをかけて焼くと、ちょうどよく焼けます。

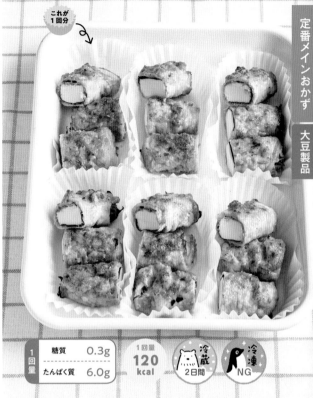

これが1回分

1回量	糖質	0.3g
	たんぱく質	6.0g

1回量 **120** kcal

冷蔵 2日間　冷凍 NG

えびと厚揚げの
ガーリックバター炒め

しょうゆ味

食べ応えのある厚揚げに低糖質のえびをプラス

材料（6回分）

えび…12尾(120g)
厚揚げ…1枚(150g)
さやいんげん…6本(50g)
にんにく…1かけ
バター…10g
A【しょうゆ…小さじ1
　塩・こしょう…各少々】

作り方

1　えびは殻をむいて背ワタを取り、片栗粉適量(分量外)をまぶして流水でしっかり洗う。水けをふき取り、塩、こしょうをふる。厚揚げは1cm厚さの一口大に切る。いんげんは4cm長さに切る。にんにくはみじん切りにする。

2　フライパンにバターを中火で熱し、えび、いんげんを炒める。火が通ったらにんにくと厚揚げを加えて炒め、Aを加えてさっとからめる。

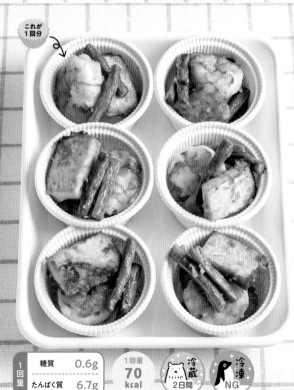

これが1回分

1回量	糖質	0.6g
	たんぱく質	6.7g

1回量 **70** kcal

冷蔵 2日間　冷凍 NG

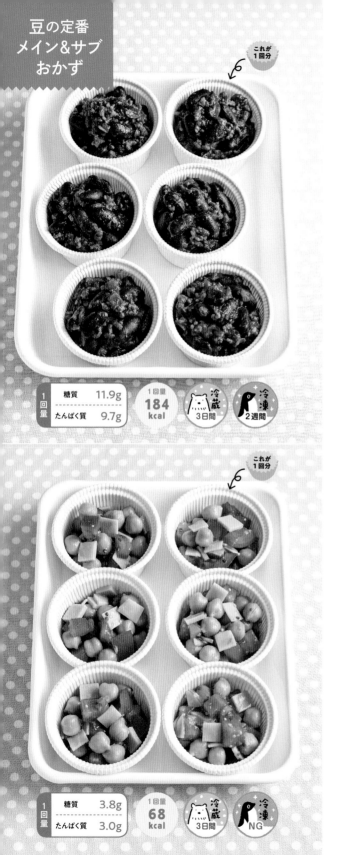

これが
1回分

| 1回量 | 糖質 | 11.9g |
| | たんぱく質 | 9.7g |

1回量 **184** kcal ／ 冷蔵 3日間 ／ 冷凍 2週間

これが
1回分

| 1回量 | 糖質 | 3.8g |
| | たんぱく質 | 3.0g |

1回量 **68** kcal ／ 冷蔵 3日間 ／ 冷凍 NG

《 メイン 》

チリコンカン トマト味

ゆる
糖質オフ

豆とひき肉でボリューム満点！

材料（6回分）

合びき肉…150g
キドニービーンズ（水煮）
　…300g
玉ねぎ…½個（100g）
にんにく…1かけ
オリーブオイル…大さじ½
クミンシード…小さじ½
赤ワイン…¼カップ

A【ホールトマト缶
　…1缶（400g）
ウスターソース
　…大さじ1
トマトケチャップ
　…大さじ2
チリパウダー…小さじ2
ラカントS（顆粒）
　…小さじ1
塩…小さじ½
こしょう…少々】

作り方

1 玉ねぎ、にんにくはみじん切りにする。
2 フライパンにオリーブオイルを弱火で熱し、にんにくを炒める。香りが出たら中火にし、玉ねぎを加えて炒め、しんなりしたらひき肉を加えて炒める。色が変わったらクミンシードを加えて炒める。
3 赤ワインを加えて煮立て、アルコールが飛んだらAとキドニービーンズを加え、15分ほど煮る。

《 サブ 》

ひよこ豆とハムのサラダ 酸味

ホクホクした食感のひよこ豆がおいしい

材料（6回分）

ひよこ豆（水煮）
　…2パック（110g）
ハム…2枚
トマト…½個（100g）

A【オリーブオイル
　…大さじ1
レモン汁…大さじ½
粒マスタード…小さじ1
塩・こしょう…各少々】

作り方

1 ハム、トマトは1cm角程度に切る。
2 ボウルにAを混ぜ合わせ、1とひよこ豆を加えて和える。

糖質オフ！*point*

ひよこ豆は大豆と比べると糖質が高めなので、その他の材料を低糖質のものにして糖質をカットするのが◎。

◤メイン◢

豚肉と大豆の煮物 甘辛味

食感が楽しい満足感のある和のおかず

材料(6回分)
豚バラ薄切り肉…200g
大豆(水煮)…2袋(120g)
たけのこ(水煮)…150g
A【水…1カップ
　しょうゆ・ラカントS（顆粒）
　　…各大さじ1½
　酒…大さじ1】

作り方
1 豚肉は一口大に切る。たけのこは長さを3等分に切り、1cm厚さのくし形切りにする。
2 鍋を中火で熱して豚肉を炒める。色が変わったらAを加え、煮立ったら大豆、たけのこを加えて弱火にする。落とし蓋をして、汁けが少なくなるまで20分ほど煮る。

＊おすすめ！糖質オフサブおかず＊

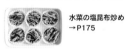
水菜の塩昆布炒め
→P175

蒸しなすの辛子白和え
→P192

これが
1回分

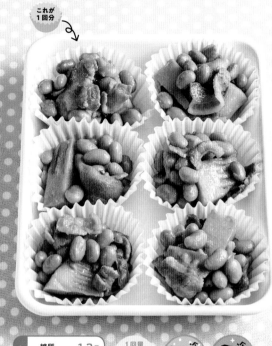

1回量	糖質	1.2g
	たんぱく質	8.4g

1回量
171
kcal

冷蔵 3日間　冷凍 2週間

◤サブ◢

まいたけとミックスビーンズのバターしょうゆ炒め しょうゆ味

豊富な食物繊維でお腹すっきり！

材料(6回分)
まいたけ…2パック(200g)
ミックスビーンズ(ドライパック)…2袋(110g)
バター…10g
A【しょうゆ…小さじ1
　塩…少々】

作り方
1 まいたけは小房に分ける。
2 フライパンにバターを中火で熱し、1を炒める。しんなりしたらミックスビーンズを加えてさっと炒め、Aで調味する。

調理
point
まいたけは焼きつけるように炒め、水分を飛ばして焼き目をつけると、香ばしくておいしく食べられます。

これが
1回分

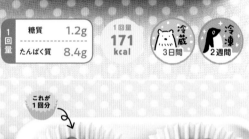
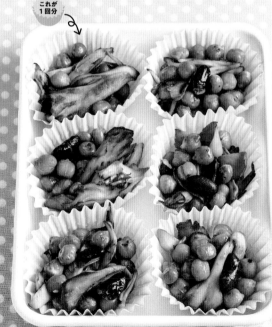

1回量	糖質	3.4g
	たんぱく質	2.5g

1回量
43
kcal

冷蔵 3日間　冷凍 2週間

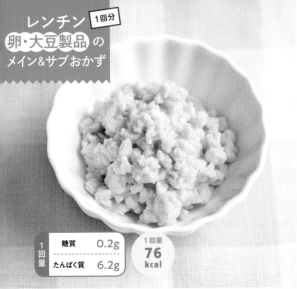

| 1回量 | 糖質 | 0.2g |
| | たんぱく質 | 6.2g |

1回量 **76** kcal

❦ サブ ❧

卵そぼろ 甘味

レンチンで簡単！ パラパラのそぼろに♪

材料（1回分）
卵…1個
A【塩…少々
　ラカントS（顆粒）・水
　…各小さじ1】

作り方
1 耐熱ボウルに卵を溶きほぐし、Aを加えて混ぜる。ラップをして電子レンジで40〜50秒加熱する。
2 火が通ったら泡立て器などで混ぜ、細かくほぐす。

レンチン *point*
様子を見ながら加熱し、表面が固まりすぎる前に小さめの泡立て器で細かくほぐします。フォークでも◎。

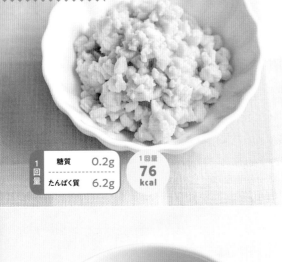

| 1回量 | 糖質 | 0.6g |
| | たんぱく質 | 7.8g |

1回量 **62** kcal

❦ メイン ❧

ささみと小松菜の卵とじ 甘辛味

低糖質のささみとカルシウム豊富な小松菜を一緒に

材料（1回分）
鶏ささみ…⅓本(18g)
塩・こしょう…各少々
小松菜…20g
溶き卵…½個分
A【だし汁…大さじ1
　しょうゆ・ラカントS（顆粒）
　…各小さじ½】

作り方
1 ささみは筋を取ってそぎ切りにし、塩、こしょうをふる。小松菜は3cm長さに切る。
2 耐熱ボウルにAを混ぜ合わせ、1を加えてラップをし、電子レンジで40〜50秒加熱する。
3 火が通ったら溶き卵を回し入れ、さらに30秒加熱する。

❦ サブ ❧

ハムとアスパラの茶巾卵 マヨ味

ころっとした見た目や彩りがかわいい！

材料（1回分）
溶き卵…½個分
ハム…¼枚
グリーンアスパラガス
　…½本
A【牛乳…小さじ1
　マヨネーズ…小さじ½
　塩…少々】

作り方
1 ハムは粗みじん切り、アスパラは1cm幅の小口切りにする。
2 ボウルに溶き卵、1、Aを入れて混ぜる。
3 小さい耐熱容器にラップを敷き、2を流し入れる。電子レンジで40〜50秒加熱し、火が通ったらラップの口をひねって茶巾に絞り、粗熱が取れるまでおく。

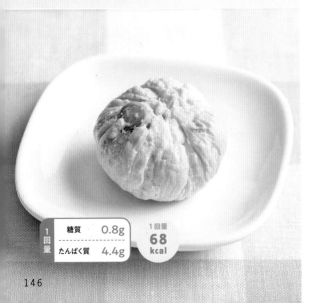

| 1回量 | 糖質 | 0.8g |
| | たんぱく質 | 4.4g |

1回量 **68** kcal

┌ 代わりにこんな食材 ┐

アスパラの代わりにピーマン、パプリカ、いんげんなど

◥ サブ ◤

和風オムレツ しょうゆ味

噛むたびに、かにかまの旨味が広がる

材料（1回分）
絹さや…1枚
かに風味かまぼこ…½本
溶き卵…½個分
A【だし汁…大さじ½
　しょうゆ・ラカントS
　（顆粒）…各小さじ¼
　塩…少々】

作り方
1 絹さやは5mm幅の斜め切りにする。かにかまは1cm幅に切る。
2 耐熱ボウルに溶き卵、A、1を入れて混ぜる。ラップをして電子レンジで50秒〜1分加熱する。

┌─ 代わりにこんな食材 ─

かにかまはプロセスチーズやちくわ、絹さやはにらや三つ葉に

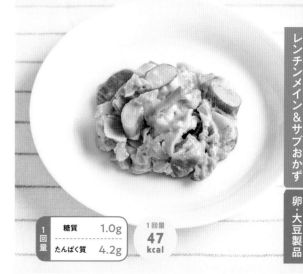

1回量	糖質	1.0g	1回量
	たんぱく質	4.2g	**47** kcal

◥ サブ ◤

にら玉 オイスターソース味

レンジであっという間にできるスタミナおかず

材料（1回分）
にら…20g
溶き卵…½個分
A【酒・オイスターソース
　…各小さじ½】

作り方
1 にらは3cm長さに切る。
2 耐熱ボウルに溶き卵、A、1を入れて混ぜる。ラップをして電子レンジで50秒〜1分加熱し、火が通るまで蒸らす。

レンチン point
時間通りにレンジ加熱した後、少し生っぽい部分があってもラップをしたまま蒸らすと余熱で火が通ります。

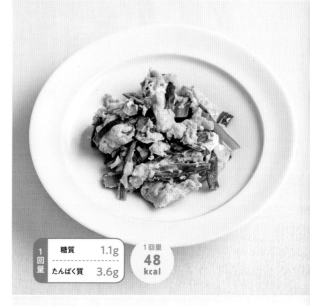

1回量	糖質	1.1g	1回量
	たんぱく質	3.6g	**48** kcal

◥ サブ ◤

ウインナーとマッシュルームの キッシュ チーズ味

生クリームやチーズのコクで満足感高め！

材料（1回分）
ウインナーソーセージ…½本
マッシュルーム…½個
溶き卵…½個分
A【生クリーム…大さじ½
　ピザ用チーズ…5g
　パセリ（みじん切り）
　…小さじ1
　塩・こしょう…各少々】

作り方
1 ウインナーは1cm幅に切る。マッシュルームは薄切りにする。
2 耐熱ボウルに溶き卵、A、1を入れて混ぜる。ラップをして電子レンジで50秒〜1分加熱する。

┌─ 糖質オフ！point
マッシュルーム、卵、生クリーム、チーズは低糖質。生クリームやチーズを加えることでコクのあるキッシュに。

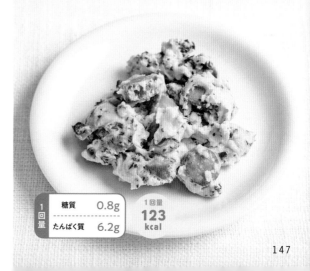

1回量	糖質	0.8g	1回量
	たんぱく質	6.2g	**123** kcal

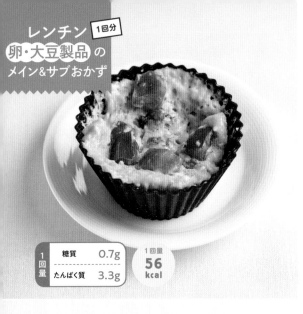

| 1回量 | 糖質 | 0.7g |
| | たんぱく質 | 3.3g |

1回量 **56** kcal

サブ

卵とトマトのカップオムレツ　トマト味

耐熱カップで作る簡単レンチンオムレツ

材料（1回分）

トマト…10g
溶き卵…½個分
A【マヨネーズ・牛乳
　　…各小さじ½
　　塩・こしょう…各少々】

作り方

1 トマトは1cm角に切り、溶き卵とAを混ぜる。
2 耐熱のシリコンカップに1を入れ、ラップはせずに電子レンジで40〜50秒加熱する。

> レンチン
> point
>
> 溢れやすいので、様子を見ながら加熱します。溢れはじめたら加熱するのを1回やめて。大きめのカップで作っても。

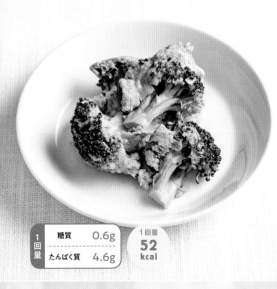

| 1回量 | 糖質 | 0.6g |
| | たんぱく質 | 4.6g |

1回量 **52** kcal

サブ

ブロッコリーと卵の
カレー炒め風　カレー味

ビタミンCが豊富なブロッコリーをカレー味で

材料（1回分）

ブロッコリー…30g
溶き卵…½個分
A【牛乳…小さじ1
　　カレー粉…小さじ⅛
　　塩…ひとつまみ】

作り方

1 ブロッコリーは小房に分ける。
2 耐熱ボウルに溶き卵、Aを入れて混ぜ、1を加えてラップをし、電子レンジで1分〜1分30秒加熱し、全体をざっくりと混ぜる。

─ 代わりにこんな食材 ─

ブロッコリーの代わりに豆苗、ピーマンなど

サブ

卵とパプリカのバジル炒め風　塩味

ハーブの香りで満足感をアップ

材料（1回分）

溶き卵…½個分
赤パプリカ…10g
A【牛乳…小さじ1
　　ドライバジル…小さじ⅛
　　塩・粗びき黒こしょう
　　…各少々】

作り方

1 パプリカは細切りにし、長さを3等分に切る。
2 耐熱ボウルに溶き卵、A、1を入れて混ぜる。ラップをして電子レンジで40〜50秒加熱する。

─ 代わりにこんな食材 ─

パプリカの代わりにズッキーニ、なすなど

| 1回量 | 糖質 | 1.0g |
| | たんぱく質 | 3.4g |

1回量 **45** kcal

▶ サブ ◀

油揚げの甘辛煮 甘辛味

糖質オフ麺できつねうどん風にしても

材料（1回分）
油揚げ…½枚
A【だし汁…¼カップ
　しょうゆ・ラカントS
　（顆粒）…各小さじ1】

作り方
1 油揚げは斜め半分に切って三角形にする。
2 耐熱ボウルにAを混ぜ合わせ、1を加えてラップをし、電子レンジで2〜3分加熱する。途中で一度取り出し、上下を返す。

レンチンpoint
油揚げは食べやすい大きさに切ってOK。味をしっかり煮含めるために、一度上下を返すことがポイントです。

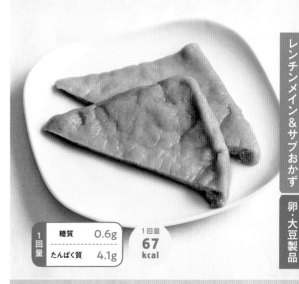

1回量	糖質	0.6g	1回量
	たんぱく質	4.1g	**67** kcal

▶ メイン ◀

豆腐つくね みそ味

豆腐とおからパウダーが入った食べ応えのあるつくね

材料（1回分）
鶏ひき肉…40g
木綿豆腐…25g
長ねぎ（みじん切り）
　…大さじ1（10g）
おからパウダー…大さじ½
みそ…小さじ⅔

作り方
1 ボウルに全ての材料を混ぜ合わせ、2等分にして平たく丸める。
2 1を耐熱皿に入れてラップをし、電子レンジで1分30秒ほど加熱する。

糖質オフ！point
片栗粉を入れる代わりに、おからパウダーを加えることでつなぎになり、口当たりもふっくらとしたつくねになります。

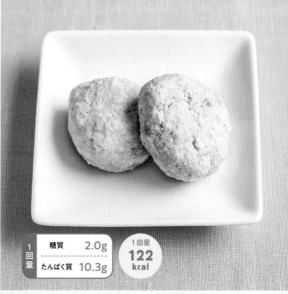

1回量	糖質	2.0g	1回量
	たんぱく質	10.3g	**122** kcal

▶ サブ ◀

油揚げともやしの青のり炒め風

ごま油と青のりで風味アップ！ しょうゆ味

材料（1回分）
油揚げ…½枚
もやし…30g
A【ごま油・しょうゆ
　…各小さじ½
　青のり…少々】

作り方
1 油揚げは横半分に切ってから1cm幅の細切りにする。もやしはあればひげ根を取る。
2 耐熱ボウルに1とAを入れてさっと混ぜ、ラップをして電子レンジで1分30秒ほど加熱する。

代わりにこんな食材

油揚げは厚揚げやえびに、もやしはきのこやごぼうに

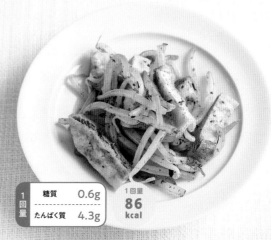

1回量	糖質	0.6g	1回量
	たんぱく質	4.3g	**86** kcal

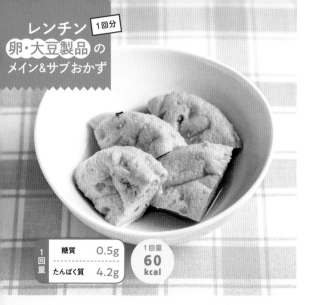

1回量	糖質	0.5g	1回量
	たんぱく質	4.2g	**60** kcal

❦ サブ ❧

がんもどきの含め煮

煮汁と合わせて電子レンジにおまかせ

材料（1回分）
がんもどき…1個（25g）
A【だし汁…¼カップ
　しょうゆ・ラカントS
　（顆粒）…各小さじ½】

作り方
1 がんもどきは4等分に切る。
2 耐熱ボウルにAを混ぜ合わせ、1を加えてラップをし、電子レンジで2分ほど加熱する。途中で一度取り出し、上下を返す。

レンチン point
がんもどきにムラなく味がしっかりなじむように、途中で上下を返しながら加熱することがポイントです。

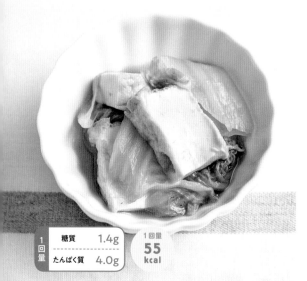

1回量	糖質	1.4g	1回量
	たんぱく質	4.0g	**55** kcal

❦ メイン ❧

厚揚げと白菜のさっと煮

ほっとするやさしい味わいがおいしい

材料（1回分）
厚揚げ…30g
白菜…50g
A【だし汁…¼カップ
　しょうゆ・ラカントS
　（顆粒）…各小さじ½
　塩…少々】

作り方
1 厚揚げは1cm厚さの一口大に切る。白菜は一口大のそぎ切りにする。
2 耐熱ボウルにAを混ぜ合わせ、1を加えてラップをし、電子レンジで3〜4分加熱する。

レンチン point
レンジ加熱後は、1回混ぜて全体に味をなじませてから粗熱を取ると、より厚揚げと白菜に味がなじみます。

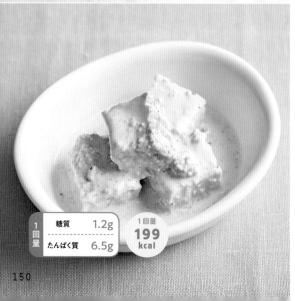

1回量	糖質	1.2g	1回量
	たんぱく質	6.5g	**199** kcal

❦ メイン ❧

厚揚げのニョッキ風

糖質の低い生クリームと明太子の濃厚なソースが◎

材料（1回分）
厚揚げ…40g
生クリーム…大さじ2
辛子明太子…大さじ½
塩…少々

作り方
1 厚揚げは4等分に切る（1.5cm角程度）。
2 耐熱ボウルに全ての材料を混ぜ合わせ、ラップをして電子レンジで1〜2分加熱する。

代わりにこんな食材
明太子の代わりにゆずこしょう、しょうゆなど

◀メイン▶

厚揚げと長ねぎ、しめじの しょうが焼き風 甘辛味

いろいろな食感が楽しめるから満足度アップ

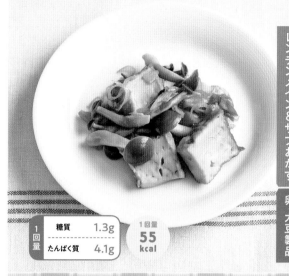

材料（1回分）

厚揚げ…30g
長ねぎ…10g
しめじ…20g
A【しょうゆ・ラカントS（顆粒）
　…各小さじ½
　おろししょうが…小さじ¼】

作り方

1 厚揚げは1cm厚さの一口大
　に切る。長ねぎは斜め薄切り、
　しめじは小房に分ける。
2 耐熱皿に1をのせ、Aをから
　め、ラップをして電子レンジ
　で1分ほど加熱する。

代わりにこんな食材

厚揚げは鶏肉や鮭
などに、野菜は
キャベツやしいた
けに

1回量	糖質	1.3g	1回量
	たんぱく質	4.1g	55 kcal

◀メイン▶

厚揚げとズッキーニの スパイシーケチャップ炒め風 トマト味

タバスコの酸味と辛味がクセになる

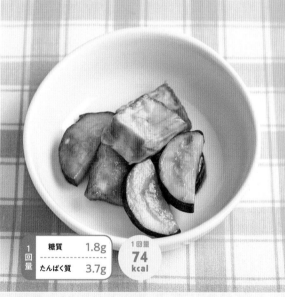

材料（1回分）

厚揚げ…30g
ズッキーニ…⅛本(30g)
A【トマトケチャップ…小さじ1
　オリーブオイル…小さじ½
　塩…少々】
タバスコ®…少々

作り方

1 厚揚げは1cm厚さの一口大
　に切る。ズッキーニは1cm
　厚さの半月切りにする。
2 耐熱ボウルに1とAを入れて
　さっと混ぜ、ラップをして電
　子レンジで1分30秒ほど加
　熱する。
3 火が通ったらタバスコを加え
　てさっと混ぜる。

1回量	糖質	1.8g	1回量
	たんぱく質	3.7g	74 kcal

◀メイン▶

厚揚げとひき肉のレンジ蒸し みそ味

みそとおろししょうがの入ったタレが美味!

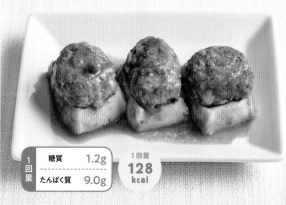

材料（1回分）

厚揚げ…30g
A【豚ひき肉…30g
　長ねぎ（みじん切り）
　　…小さじ1
　酒…小さじ½
　塩・こしょう…各少々】
B【みそ・酒・ラカントS（顆粒）
　…各小さじ½
　おろししょうが…少々】

作り方

1 厚揚げは1cm厚さの一口大
　に切る。ボウルにAを入れて
　練り混ぜる。
2 耐熱皿に厚揚げをのせ、上面
　にAを⅓量ずつのせて形をと
　とのえる。
3 混ぜ合わせたBをかけてラッ
　プをし、電子レンジで1分
　30秒～2分加熱する。

1回量	糖質	1.2g	1回量
	たんぱく質	9.0g	128 kcal

151

糖質オフのサラダ弁当バリエ 〔1回分〕

たんぱく質と野菜などを組み合わせた栄養バランスのいいサラダ弁当。
食物繊維やビタミン、抗酸化物質が豊富な野菜は、たっぷりと食べましょう。

ニース風サラダ 〔酸味〕

フレッシュな野菜をたっぷり使ってヘルシー!

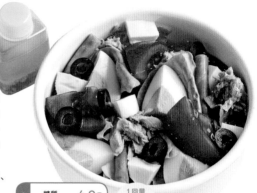

材料（1回分）

サラダ菜6枚(30g)、ゆで卵½個、トマト¼個、モッツァレラチーズ20g、ツナ缶小⅓缶(23g)、ブラックオリーブ2個、さやいんげん3本(20g)、アンチョビフィレ½枚、A【オリーブオイル大さじ1、酢大さじ½、おろしにんにく・塩・こしょう各少々】

作り方

1 サラダ菜は食べやすい大きさにちぎる。ゆで卵、トマト、チーズは一口大に切る。ツナは汁けをきる。オリーブは輪切りにする。いんげんは塩ゆでして2〜3等分に切る。
2 アンチョビは叩いてAを加えて混ぜ、ドレッシング用の容器に入れる。
3 容器に1を盛り合わせ、2を添える。

1回量	糖質	4.0g	1回量 **297** kcal
	たんぱく質	12.3g	

チョップドサラダ 〔マスタード味〕

たこやアーモンドの食感が楽しめる

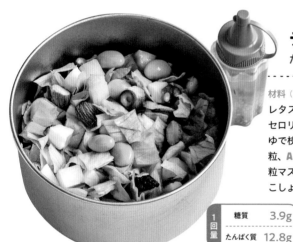

材料（1回分）

レタス3枚(60g)、ゆでだこ40g、セロリ30g、ゆで枝豆正味20g、アーモンド6粒、A【オリーブオイル小さじ2、粒マスタード・酢各小さじ1、塩・こしょう各少々】

作り方

1 レタス、たこ、セロリ、アーモンドは1cm角程度に刻む。枝豆はさやから実を出す。
2 1を混ぜ合わせて容器に入れ、混ぜ合わせたAをドレッシング用の容器に入れて添える。

1回量	糖質	3.9g	1回量 **194** kcal
	たんぱく質	12.8g	

コブサラダ 〔マヨ味〕

カラフルな食材が並んで目でも楽しめる!

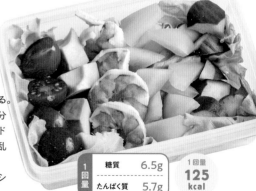

材料（1回分）

グリーンカール1枚(20g)、えび2尾、ミニトマト2個、アボカド¼個、きゅうり20g、黄パプリカ30g、A【マヨネーズ・トマトケチャップ各大さじ½、チリパウダー・塩各少々】

作り方

1 グリーンカールは食べやすい大きさにちぎる。えびは殻と背ワタを取ってゆで、厚みを半分に切る。ミニトマトは半分に切る。アボカドは一口大、きゅうり、パプリカは小さめの乱切りにする。
2 容器に1を盛り、混ぜ合わせたAをドレッシング用の容器に入れて添える。

1回量	糖質	6.5g	1回量 **125** kcal
	たんぱく質	5.7g	

糖質オフ*memo*

低糖質の野菜とたんぱく質を一緒に

野菜は、でんぷん質の多いいも類や根菜類に注意し、葉物中心にすればそれほど気にすることはありません。糖質の低い肉、魚介、卵、大豆製品などのたんぱく質をプラスして満足度アップ。

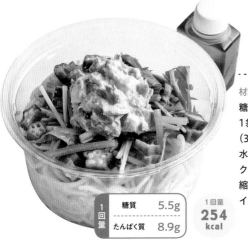

サラダうどん ［マヨ味］
麺と野菜にツナマヨがからんでおいしい

材料（1回分）
糖質オフの麺（丸麺タイプ）1袋(180g)、ツナ缶小½缶(35g)、マヨネーズ小さじ2、水菜20g、にんじん10g、オクラ1本、A【麺つゆ(2倍濃縮)大さじ1 ½、オリーブオイル大さじ½】

作り方
1 ツナは汁けをきり、マヨネーズを加えて混ぜる。水菜は4cm長さに切る。にんじんは4cm長さのせん切りにする。オクラはガクを落とし、塩適量（分量外）をふって板ずりし、塩がついたままさっとゆでて小口切りにする。
2 容器に汁けをきった糖質オフの麺を入れ、野菜、ツナマヨをのせ、混ぜ合わせたAをタレ用の容器に入れて添える。

1回量	糖質	5.5g	1回量
	たんぱく質	8.9g	**254**kcal

ささみと焼き野菜のマリネ ［酸味］ 〈ゆる糖質オフ〉
ごろっとした野菜が入って、食べ応えバッチリ

材料（1回分）
鶏ささみ1本、塩・こしょう各少々、ズッキーニ½本(70g)、なす1本(80g)、赤パプリカ30g、オクラ3本、オリーブオイル大さじ½、A【オリーブオイル・バルサミコ酢各大さじ1、おろしにんにく・塩・こしょう各少々】

作り方
1 ささみは筋を取って一口大のそぎ切りにし、塩、こしょうをふる。ズッキーニ、なすは1cm厚さの半月切り、パプリカは乱切りにする。オクラはガクを落とし、塩適量（分量外）をふって板ずりし、さっと洗って斜め半分に切る。
2 フライパンにオリーブオイルを中火で熱し、1を焼く。
3 ボウルにAを混ぜ合わせ、2を加えて和える。

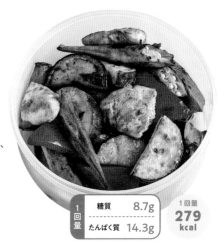

1回量	糖質	8.7g	1回量
	たんぱく質	14.3g	**279**kcal

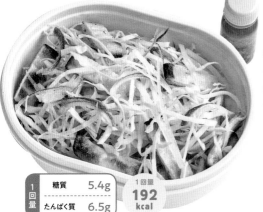

油揚げとキャベツの和風サラダ ［しょうゆ味］
香ばしく焼いた油揚げがおいしい

材料（1回分）
油揚げ½枚、キャベツ80g、みょうが1個、大根40g、A【しょうゆ・ごま油各小さじ2、酢・白すりごま各小さじ1、おろししょうが小さじ½、塩少々】

作り方
1 油揚げはグリルで3〜4分こんがり焼き、横半分に切ってから1cm幅の細切りにする。キャベツ、大根はせん切り、みょうがは縦半分に切ってから斜め薄切りにする。
2 1をさっと混ぜ合わせて容器に盛り、混ぜ合わせたAをドレッシング用の容器に入れて添える。

1回量	糖質	5.4g	1回量
	たんぱく質	6.5g	**192**kcal

ポークソテーと葉野菜のサラダ しょうゆ味

たっぷりの葉物野菜と厚みのある豚肉が◎

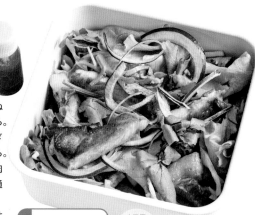

材料（1回分）

クレソン½束（25g）、紫玉ねぎ⅛個（25g）、グリーンカール1枚（20g）、豚ロースとんかつ用肉1枚（90g）、塩・こしょう各少々、サラダ油小さじ½、A【おろし玉ねぎ大さじ½、しょうゆ小さじ2、サラダ油・酢各小さじ1】

作り方

1 クレソンは食べやす大きさに切る。紫玉ねぎは薄切りにして水にさらし、水けをきる。グリーンカールは食べやすい大きさにちぎる。豚肉は筋切りして塩、こしょうをふる。

2 フライパンにサラダ油を中火で熱し、豚肉を焼く。焼き目がついたら裏返し、火が通るまで焼いて食べやすい大きさに切る。

3 容器に野菜と2を盛り合わせ、混ぜ合わせたAをドレッシング用の容器に入れて添える。

1回量	糖質	4.1g	1回量
	たんぱく質	19.4g	**320**kcal

カリフラワーといんげん、いかの梅ドレッシングサラダ 梅味

低糖質＆噛み応えのある食材がたくさん！

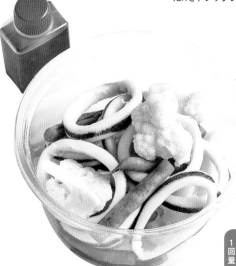

材料（1回分）

いか⅓杯（80g）、カリフラワー80g、さやいんげん5本（40g）、A【梅肉・ごま油大さじ½、酢小さじ1、しょうゆ小さじ½、ラカントS（顆粒）小さじ¼】

作り方

1 いかは8mm幅の輪切りにする。カリフラワーは小房に分ける。いんげんは5cm長さに切る。

2 1をさっとゆで、水けをきって容器に盛る。混ぜ合わせたAをドレッシング用の容器に入れて添える。

1回量	糖質	3.9g	1回量
	たんぱく質	17.7g	**158**kcal

蒸しなすとハム、スプラウトのサラダ

スパイスを効かせたドレッシングがgood！ 酸味

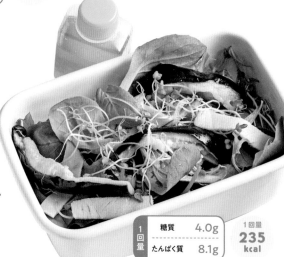

材料（1回分）

ベビーリーフ20g、スプラウト⅓パック（約15g）、ハム2枚、なす1本（80g）、サラダ油適量、A【オリーブオイル大さじ1、レモン汁大さじ½、クミンパウダー・塩・こしょう各少々】

作り方

1 ハムは半分に切ってから1cm幅に切る。なすはサラダ油をからめてラップに包み、電子レンジで2分ほど加熱して食べやすい大きさにさく。

2 容器に1とベビーリーフ、スプラウトを盛り合わせ、混ぜ合わせたAをドレッシング用の容器に入れて添える。

1回量	糖質	4.0g	1回量
	たんぱく質	8.1g	**235**kcal

豚しゃぶサラダ みそ味

低糖質な豚肉が入って食べ応え満点

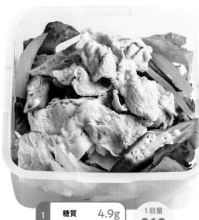

材料（1回分）

豚ロースしゃぶしゃぶ用肉5枚（50g）、もやし50g、サニーレタス2枚（30g）、オクラ2本、黄パプリカ30g、A【ごま油・みそ・しょうゆ・酢各小さじ1、ラカントS（顆粒）小さじ½、豆板醤・おろしにんにく各少々】

作り方

1 もやしはあればひげ根を取る。サニーレタスは食べやすい大きさにちぎる。オクラはガクを落とし、塩適量（分量外）をふって板ずりし、塩がついたままさっとゆでる。パプリカは薄切りにする。

2 もやし、オクラはさっとゆで、オクラは斜め半分に切る。豚肉もさっとゆでる。

3 容器に1、2を盛り合わせ、混ぜ合わせたAをドレッシング用の容器に入れて添える。

1回量	糖質	4.9g	1回量
	たんぱく質	12.8g	**212** kcal

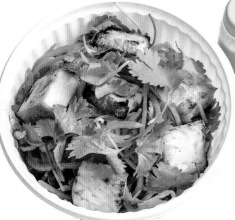

厚揚げと切り干し大根の エスニックサラダ ナンプラー味

ゆる糖質オフ

パクチーがレモンとナンプラーの風味に合う

材料（1回分）

厚揚げ⅔枚（100g）、にんじん50g、塩小さじ¼、切り干し大根10g、パクチー適量、A【ナンプラー・サラダ油各大さじ½、レモン汁小さじ1、ラカントS（顆粒）小さじ¼、おろしにんにく少々】

作り方

1 厚揚げは一口大に切り、グリルで焼き色がつくまで4〜5分焼く。にんじんはせん切りにして塩をまぶし、10分ほどおいてしんなりしたら水けをきる。切り干し大根は水で戻して水けを絞り、食べやすい長さに切る。パクチーはざく切りにする。

2 容器に1を盛り合わせ、混ぜ合わせたAをドレッシング用の容器に入れて添える。

1回量	糖質	9.9g	1回量
	たんぱく質	13.2g	**266** kcal

サーモンとディルの ヨーグルトドレッシングサラダ ヨーグルト味

トーストしたブランパン入りで食べ応えアップ

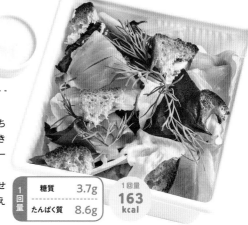

材料（1回分）

スモークサーモン20g、レタス2枚（50g）、トレビス2枚（20g）、ディル少々、ブランパン½個、A【プレーンヨーグルト大さじ1½、オリーブオイル大さじ½、おろしにんにく・塩・こしょう各少々】

作り方

1 レタス、トレビスは食べやすい大きさにちぎる。スモークサーモンは食べやすい大きさに切る。ブランパンは薄切りにしてトーストし、一口大に割る。

2 器に1、ディルを盛り合わせ、混ぜ合わせたAをドレッシング用の容器に入れて添える。

1回量	糖質	3.7g	1回量
	たんぱく質	8.6g	**163** kcal

まだまだある！ ⓰る 糖質オフ弁当に
おすすめ低糖質ごはん

カリフラワーごはん、おからごはん以外の低糖質ごはんを4つご紹介。
自分のお気に入りを見つけたり、その日の気分で選べば、飽きずに続けられるはず！

小松菜ごはん

ゆる糖質オフ

冷蔵 NG　冷凍 NG

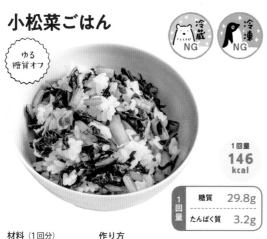

1回量
146 kcal

| 1回量 | 糖質 | 29.8g |
| | たんぱく質 | 3.2g |

材料（1回分）
小松菜…80g
ごはん…80g

作り方
1 小松菜は1〜2cm幅の小口切りにして耐熱ボウルに入れ、ラップをして電子レンジで2〜3分加熱する。
2 粗熱が取れたらしっかり水けを絞り、ごはんに混ぜる。

大根ごはん

ゆる糖質オフ

冷蔵 NG　冷凍 NG

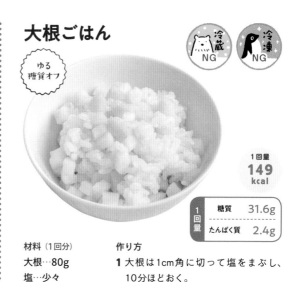

1回量
149 kcal

| 1回量 | 糖質 | 31.6g |
| | たんぱく質 | 2.4g |

材料（1回分）
大根…80g
塩…少々
ごはん…80g

作り方
1 大根は1cm角に切って塩をまぶし、10分ほどおく。
2 水けをきり、ごはんに混ぜる。

しらたきごはん

ゆる糖質オフ

冷蔵 NG　冷凍 NG

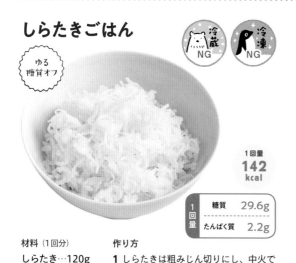

1回量
142 kcal

| 1回量 | 糖質 | 29.6g |
| | たんぱく質 | 2.2g |

材料（1回分）
しらたき…120g
ごはん…80g

作り方
1 しらたきは粗みじん切りにし、中火で熱したフライパンでから炒りする。
2 水分が飛んでチリチリと音がしたら、ごはんに混ぜる。

えのきごはん

ゆる糖質オフ

冷蔵 1〜2日　冷凍 NG

1回量
152 kcal

| 1回量 | 糖質 | 32.4g |
| | たんぱく質 | 4.2g |

材料（1回分）
えのきだけ…80g
ごはん…80g

作り方
1 えのきだけは1cm幅に刻み、耐熱皿に入れてラップをし、電子レンジで1〜2分加熱する。
2 しっかり水けを絞り、ごはんに混ぜる。

Part 4

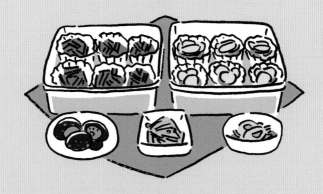

ラクうま糖質オフ！
作りおき＆レンチンでできる
色別サブおかず

お弁当はやっぱり彩りが大切！ それは糖質オフ中だって
同じです。ここでは、赤・黄・緑・茶・白の色別に
おかずを紹介しているから、それぞれ選んで組み合わせれば、
簡単に彩り豊かなお弁当が完成します。

鶏そぼろ丼弁当

ゆる
糖質オフ

カリフラワーごはんに、甘じょっぱい鶏そぼろと卵そぼろをのせた丼です。
いんげんと紅しょうがを間にのせれば、シンプルながらも彩りが豊かなお弁当になりますよ。

そぼろ丼

【 Recipe 】
カリフラワーごはん(P21)
160gに鶏そぼろ1回分、卵
そぼろ1回分、いんげんの
ナンプラー炒め1回分、紅
しょうが適量をのせる。

＊糖質33.0g
＊たんぱく質20.2g
＊エネルギー347kcal

鶏そぼろ…P64
ごはんによく合うしょう
が風味の甘辛味をのせて。

＊糖質0.7g
＊たんぱく質9.1g
＊エネルギー101kcal

紅しょうが
真ん中にのせれば彩り
アップに。さっぱりす
るから肉のおかずに◎。

＊糖質0.1g
＊たんぱく質0.0g
＊エネルギー1kcal

糖質オフmemo

カリフラワーごはんで
丼もOKに!

糖質が高くなる丼は、ダイエット中は敬遠されがちですが、カリフラワーごはんを使えば、糖質オフに。具はたんぱく質だけにならないよう、野菜も詰めてバランスよく!

いんげんの
ナンプラー炒め…P172
両サイドが甘めの味つ
けなので、アクセント
になる味のものを。

＊糖質0.8g
＊たんぱく質0.5g
＊エネルギー13kcal

卵そぼろ…P146
鶏そぼろが引き立つように、ほんのり甘めの味つけが◎。

＊糖質0.2g
＊たんぱく質6.2g
＊エネルギー76kcal

総エネルギー
347
kcal

お弁当全体	糖質	**33.0g**
	たんぱく質	**20.2g**

おからドライカレー弁当

ゆる
糖質オフ

作りおきしておいたおかずをのせるだけだから、とっても簡単！
ドライカレーに、バジルで炒めた卵とパプリカの炒め物を合わせた、香り豊かなお弁当です。

おからドライカレーライス

【 Recipe 】
カリフラワーごはん（P21）
160gにおからドライカレー
1回分をのせる。

＊糖質34.0g
＊たんぱく質11.1g
＊エネルギー276kcal

おからドライカレー
…P65

ごはんを詰めてから、
ごはんに少しかかるく
らいにのせるときれい。

＊糖質2.8g
＊たんぱく質6.7g
＊エネルギー120kcal

糖質オフ*memo*

おからドライカレーで
食物繊維も摂れる！

おからが入ったドライカレー
なら、糖質は低いまま、食物
繊維も摂れるのがうれしい。
スパイシーなカレーには、ハ
ーブが香るおかずがよく合い
ます。

**卵とパプリカの
バジル炒め風**
…P148

茶色になりがちなカ
レーのお弁当には鮮や
かなおかずを。

＊糖質1.0g
＊たんぱく質3.4g
＊エネルギー45kcal

総エネルギー
321
kcal

お弁当全体	糖質	**35.0g**
	たんぱく質	**14.5g**

タコライス弁当

ゆる糖質オフ

カリフラワーごはんに、レタスとトマト、チリコンカンをのせ、チーズをトッピング。
混ぜ合わせて食べるのがおすすめです。チリコンカンの豆のボリュームで、食べ応えもしっかり！

タコライス

【 Recipe 】
カリフラワーごはん
（P21）160gに細切り
にしたレタス½枚分、
チリコンカン1回分、
ピザ用チーズ5g、半
分に切ったミニトマト
3個分をトッピングす
る。

＊糖質46.2g
＊たんぱく質16.1g
＊エネルギー374kcal

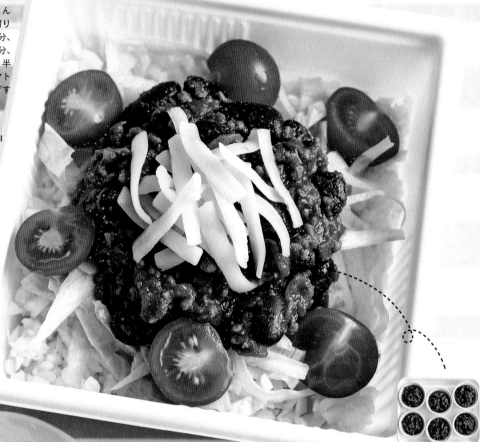

チリコンカン
・・・P144

生野菜が入るお弁当な
ので、チリコンカンは
冷めてからのせて。

＊糖質11.9g
＊たんぱく質9.7g
＊エネルギー184kcal

糖質オフ*memo*

野菜を入れて
彩りと栄養をアップ

レタスとミニトマトも飾れば、
彩りだけでなく、栄養バラン
スもよくなります。スパイシー
なチリコンカンは、それだけ
で満足度が高いのもうれしい。

総エネルギー
374
kcal

お弁当全体

糖質	**46.2g**
たんぱく質	**16.1g**

ガパオ弁当

ゆる糖質オフ

目玉焼きをドーンとのせた、ナンプラー香るエスニック弁当です。
しっかり味つけされたガパオがごはんとよく合い、満足感も高め。目玉焼きの黄身を崩しながら召し上がれ。

ガパオライス

【Recipe】
カリフラワーごはん
（P21）160gにガパオ
1回分をのせ、サラダ
油小さじ½を熱した
フライパンで目玉焼き
1個を焼いてのせる。

＊糖質36.0g
＊たんぱく質20.6g
＊エネルギー396kcal

小松菜のレンジナムル … P188

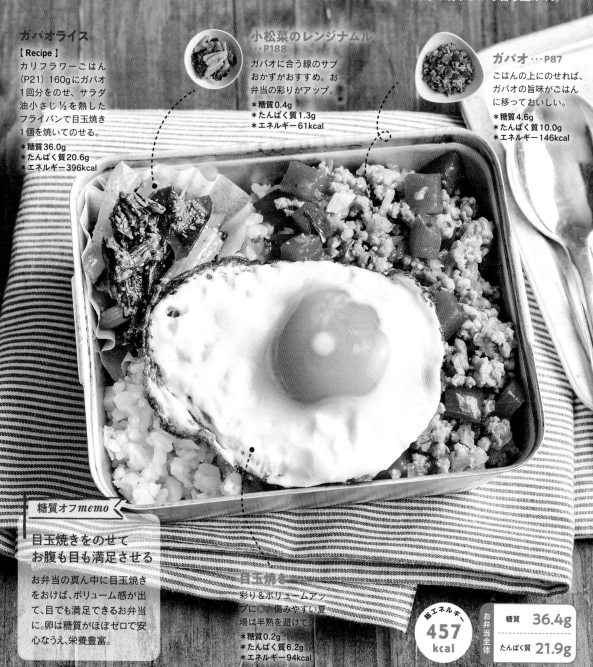

ガパオに合う緑のサブ
おかずがおすすめ。お
弁当の彩りがアップ。

＊糖質0.4g
＊たんぱく質1.3g
＊エネルギー61kcal

ガパオ … P87

ごはんの上にのせれば、
ガパオの旨味がごはん
に移っておいしい。

＊糖質4.6g
＊たんぱく質10.0g
＊エネルギー146kcal

糖質オフ memo

**目玉焼きをのせて
お腹も目も満足させる**

お弁当の真ん中に目玉焼き
をおけば、ボリューム感が出
て、目でも満足できるお弁当
に。卵は糖質がほぼゼロで安
心なうえ、栄養豊富。

目玉焼き

彩り＆ボリュームアッ
プに◎。傷みやすい夏
場は半熟を避けて。

＊糖質0.2g
＊たんぱく質6.2g
＊エネルギー94kcal

総エネルギー
457
kcal

お弁当全体
糖質	**36.4g**
たんぱく質	**21.9g**

親子丼弁当

ゆる
糖質オフ

作りおきおかずを使うから、卵に火を通すだけですぐできる、忙しい朝にもぴったりのお弁当です。
シャキッとした歯応えとだしが香るチンゲン菜のおひたしで野菜をプラス。

親子丼

【 Recipe 】
鶏肉と長ねぎのすき煮
1回分をフライパンに
入れて煮立て、溶き卵
1個分でとじ、カリフ
ラワーごはん(P21)
160gにのせる。

＊糖質33.3g
＊たんぱく質20.1g
＊エネルギー349kcal

ミニトマト

すき間埋め＆彩りアッ
プに常備しておくと◎。

＊糖質0.9g
＊たんぱく質0.2g
＊エネルギー4kcal

チンゲン菜の
お浸し…P189

親子丼にはだしの風味
が広がる和風のおかず
が相性バッチリ。

＊糖質0.6g
＊たんぱく質0.5g
＊エネルギー6kcal

鶏肉と長ねぎの
すき煮…P42

煮汁も一緒に卵でとじ
れば、旨味が広がる卵
とじに。

＊糖質1.9g
＊たんぱく質9.6g
＊エネルギー118kcal

糖質オフmemo

低糖質＆高たんぱくな
食材をメインに

低糖質で高たんぱくな鶏肉と
卵を使ったお弁当。味がしみ
たしいたけは、噛むたびに旨
味が広がるので、満足感を高
めます。青菜のおひたしとミニ
トマトを添えて野菜も補充。

総エネルギー
359 kcal

お弁当全体	糖質	**34.8g**
	たんぱく質	**20.8g**

ローストビーフ丼弁当

ゆる
糖質オフ

ローストビーフがのった贅沢なお弁当！ おろししょうがが効いた自家製ソースをかけていただきます。
持ち運ぶときは、保冷剤をつけるのがおすすめです。夏場は避けて。

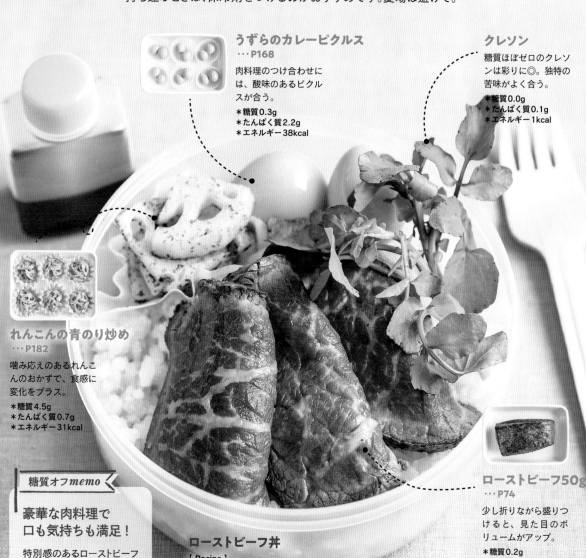

うずらのカレーピクルス
…P168

肉料理のつけ合わせに
は、酸味のあるピクル
スが合う。

＊糖質0.3g
＊たんぱく質2.2g
＊エネルギー38kcal

クレソン

糖質ほぼゼロのクレソ
ンは彩りに◎。独特の
苦味がよく合う。

＊糖質0.0g
＊たんぱく質0.1g
＊エネルギー1kcal

れんこんの青のり炒め
…P182

噛み応えのあるれんこ
んのおかずで、食感に
変化をプラス。

＊糖質4.5g
＊たんぱく質0.7g
＊エネルギー31kcal

ローストビーフ50g
…P74

少し折りながら盛りつ
けると、見た目のボ
リュームがアップ。

＊糖質0.2g
＊たんぱく質10.3g
＊エネルギー94kcal

糖質オフmemo

**豪華な肉料理で
口も気持ちも満足！**

特別感のあるローストビーフ
は、肉の旨味を存分に楽しめ
るから、それだけで満足感が
あります。つけ合わせには低
糖質のうずらと噛み応えのあ
るれんこんを合わせればヘル
シーに。

ローストビーフ丼
【 Recipe 】

ローストビーフ50gを食べやすい大きさに切
り、カリフラワーごはん（P21）160gにのせる。
しょうゆ小さじ2、ラカントS（顆粒）小さじ1、
おろししょうが小さじ½を混ぜ合わせたタレ
をかけていただく。

＊糖質32.8g
＊たんぱく質15.6g
＊エネルギー260kcal

総エネルギー
**330
kcal**

お弁当全体	糖質	**37.6g**
	たんぱく質	**18.6g**

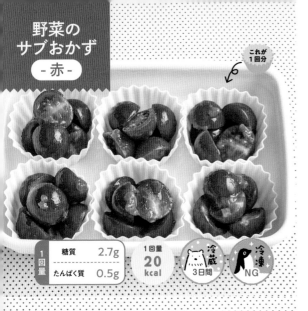

これが
1回分

| | 糖質 | 2.7g | | 1回量 | **20** kcal | 冷蔵 3日間 | 冷凍 NG |
| 1回量 | たんぱく質 | 0.5g | | | | | |

ミニトマトの梅和え　梅味

疲労回復効果のある梅干しでやみつきな味

材料（6回分）
ミニトマト…18個
A【梅肉…小さじ2
　ごま油…小さじ1】

作り方
1 ミニトマトは半分に切る。
2 ボウルにAを混ぜ合わせ、1を加えて和える。

保存の
コツ

保存容器にまとめて入れてもOK。保存していると水分が出てくるので、お弁当に詰めるときは汁けを軽くきって。

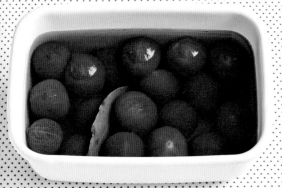

| | 糖質 | 2.9g | | 1回量 | **16** kcal | 冷蔵 5日間 | 冷凍 NG |
| 1回量 | たんぱく質 | 0.5g | | | | | |

ミニトマトのピクルス　酸味

甘酸っぱいさっぱり味で、幅広いおかずに合う

材料（6回分）
ミニトマト…18個
A【水…1カップ
　酢…¾カップ
　ラカントS（顆粒）…大さじ4
　塩…小さじ1
　ローリエ…1枚】

作り方
1 ミニトマトは湯むきする。
2 鍋にAを中火で煮立て、冷めたら1を入れて30分以上漬け込む。

調理
point

湯むきをすることでピクルス液がしみ込みやすくなります。湯むきが面倒なときは、楊枝で穴をあけるだけでも◎。

これが
1回分

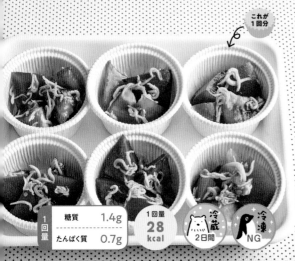

| | 糖質 | 1.4g | | 1回量 | **28** kcal | 冷蔵 2日間 | 冷凍 NG |
| 1回量 | たんぱく質 | 0.7g | | | | | |

トマトとしらすのサラダ　酸味

切って和えるだけで簡単！ カルシウム補給にも

材料（6回分）
トマト…1個(200g)
しらす干し…10g
A【オリーブオイル
　　…大さじ1
　しょうゆ・酢…各大さじ½
　こしょう…少々】

作り方
1 トマトは一口大に切る。
2 ボウルにAを混ぜ合わせ、1としらすを加えて和える。

調理
point

最初にドレッシングをしっかり混ぜ合わせてからトマトとしらすを和えると、ムラなくドレッシングがからみます。

ベーコンとパプリカのトマト煮 トマト味

旨味たっぷりのベーコンにハーブが引き立つ

材料（6回分）
赤パプリカ…1個（150g）
ベーコン…3枚（70g）
オリーブオイル…小さじ1
A【ホールトマト缶…½缶（200g）
　ドライローズマリー…小さじ½
　塩…小さじ¼
　こしょう…少々】

作り方
1 ベーコンは1cm幅の細切りにする。パプリカは小さめの乱切りにする。
2 フライパンにオリーブオイルを中火で熱し、1を炒める。しんなりしたらAを加えてやわらかくなるまで8〜10分煮る。

調理 point　最初に油で炒めることでコクが出ます。ベーコンをちょっと入れるだけで風味とコクがアップするのでおすすめです。

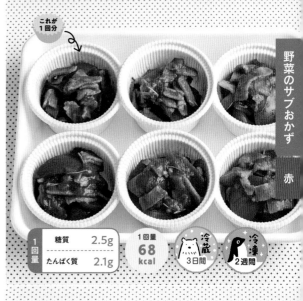

これが1回分

野菜のサブおかず　赤

| | 糖質 | 2.5g |
| 1回量 | たんぱく質 | 2.1g |

1回量 **68** kcal

冷蔵 3日間　冷凍 2週間

にんじんとくるみのサラダ 酸味

コクと食感のあるくるみで満足感をアップ

材料（6回分）
にんじん…1本（200g）
塩…小さじ⅓
くるみ（無塩・ロースト）…30g
A【オリーブオイル…大さじ1½
　酢…小さじ2
　塩…小さじ¼
　こしょう…少々
　シナモンパウダー…少々】

作り方
1 にんじんはせん切りにしてボウルに入れ、塩をまぶして10分ほどおく。しんなりしたら水けを絞る。くるみは粗く刻む。
2 ボウルにAを混ぜ合わせ、1を加えて和える。

調理 point　塩もみ後は水けをしっかり絞ってから調味料と和えると、水っぽくなりません。シナモンの甘い香りがアクセントに。

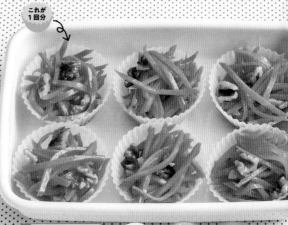

これが1回分

| | 糖質 | 2.5g |
| 1回量 | たんぱく質 | 1.0g |

1回量 **75** kcal

冷蔵 3日間　冷凍 NG

にんじんとしらたきの明太子炒め 明太子味

刻んだしらたきを加えてかさ増し！

材料（6回分）
しらたき…1袋（200g）
にんじん…½本（80g）
辛子明太子…½腹（30g）
酒…小さじ1
ごま油…小さじ1
塩…適量

作り方
1 しらたきは2〜3分下ゆでし、食べやすい長さに切る。にんじんは細切りにする。
2 明太子はほぐし、酒と合わせておく。
3 ライパンにごま油を中火で熱し、にんじんを炒める。しんなりしたらしらたきを加えて炒め、水分が飛んだら2、塩を加えてさっと炒める。

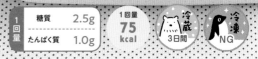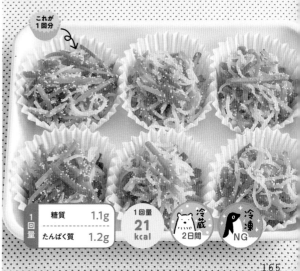

これが1回分

| | 糖質 | 1.1g |
| 1回量 | たんぱく質 | 1.2g |

1回量 **21** kcal

冷蔵 2日間　冷凍 NG

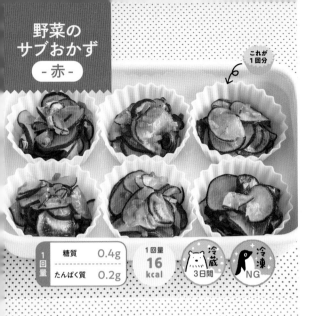

これが
1回分

| 1回量 | 糖質 | 0.4g |
| | たんぱく質 | 0.2g |

1回量
16
kcal

冷蔵
3日間

冷凍
NG

ラディッシュのしょうが和え 塩味

紅しょうががアクセント！箸休めにも

材料（6回分）

ラディッシュ…12個
塩…小さじ¼
紅しょうが…大さじ1（15g）
A【オリーブオイル…小さじ2
　塩…少々】

作り方

1 ラディッシュは薄切りにしてボウルに入れ、塩をまぶして10分ほどおく。しんなりしたら水けを絞る。
2 1に粗く刻んだ紅しょうが、Aを加えて和える。

保存の
コツ
　ラディッシュは水けをしっかり絞ってから調味料と和えることで、保存中に水けが出にくくなります。

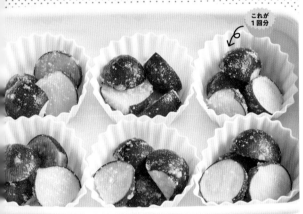

これが
1回分

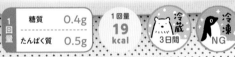

| 1回量 | 糖質 | 0.4g |
| | たんぱく質 | 0.5g |

1回量
19
kcal

冷蔵
3日間

冷凍
NG

ラディッシュのチーズ和え チーズ味

粉チーズとオリーブオイルは低糖質だから安心

材料（6回分）

ラディッシュ…12個
A【粉チーズ・オリーブオイル
　…各小さじ2
　塩…少々】

作り方

1 ラディッシュは半分に切る。
2 ボウルに1とAを入れて和える。

糖質オフ！*point*
　ラディッシュは別名二十日大根。糖質はほぼ0です。糖質の低い粉チーズやオリーブオイル、塩を使った味つけで低糖質の一品に。

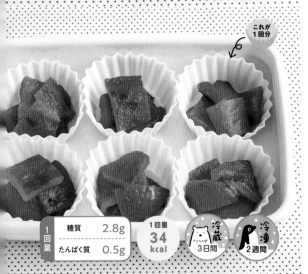

これが
1回分

| 1回量 | 糖質 | 2.8g |
| | たんぱく質 | 0.5g |

1回量
34
kcal

冷蔵
3日間

冷凍
2週間

赤パプリカのマリネ 酸味

ビタミン豊富なパプリカをたっぷり食べられる

材料（6回分）

赤パプリカ…2個（300g）
A【オリーブオイル
　…大さじ1
　酢…大さじ½
　塩…小さじ⅙
　こしょう…少々】

作り方

1 パプリカは半分に切ってヘタと種を取り除く。グリルで皮が黒く焦げるまで焼いて皮をむき、粗熱が取れたら食べやすい大きさに切る。
2 ボウルにAを混ぜ合わせ、1を加えて和える。

調理
point
　パプリカは真っ黒になるまでグリルで焼くと皮がきれいにむけ、口当たりがよくなり、味もなじみやすいです。

赤パプリカのお浸し　しょうゆ味

しょうゆとだしの風味がパプリカの甘味に合う

材料（6回分）
赤パプリカ…1個（150g）
A【だし汁…½カップ
　しょうゆ…小さじ½
　塩…小さじ¼】

作り方
1 パプリカは半分に切ってヘタと種を取り除く。グリルで皮が黒く焦げるまで焼いて皮をむき、粗熱が取れたら一口大に切る。
2 ボウルにAを混ぜ合わせ、1を加えて20分ほど漬ける。

調理 point
お弁当に詰める際、お浸しの汁けが気になるなら、おかかやすりごまをまぶすと汁けを吸ってくれます。

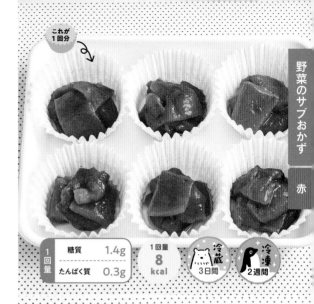

これが1回分

1回量	糖質	1.4g	1回量 8kcal	冷蔵3日間	冷凍2週間
	たんぱく質	0.3g			

みょうがの甘酢漬け　酸味

あまりがちなみょうがはまとめて漬けて

材料（6回分）
みょうが…6本
A【酢…大さじ3
　ラカントS（顆粒）・水
　…各大さじ1½
　塩…小さじ¼】

作り方
1 みょうがは縦半分に切り、さっとゆでる。
2 保存袋にAを混ぜ合わせ、水けをきった1を加えて空気を抜き、30分ほど漬ける。

調理 point
みょうがはさっとゆでることで味がしみ込みやすく、独特のえぐみも気にならなくなります。酢に漬けると鮮やかに。

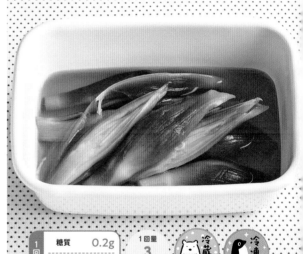

1回量	糖質	0.2g	1回量 3kcal	冷蔵5日間	冷凍NG
	たんぱく質	0.2g			

みょうがのザーサイナムル　塩味

ザーサイで簡単に味が決まっておいしい

材料（6回分）
みょうが…10個
ザーサイ…20g
A【白すりごま…大さじ1
　ごま油…大さじ1
　塩…小さじ¼】

作り方
1 みょうがは縦半分に切ってから薄切りにする。ザーサイは細切りにする。
2 ボウルに1とAを入れて和える。

糖質オフ！point
みょうが、ザーサイともに糖質量が低い食材。調味料も塩と油だけだから、糖質オフにぴったりのおかずです。

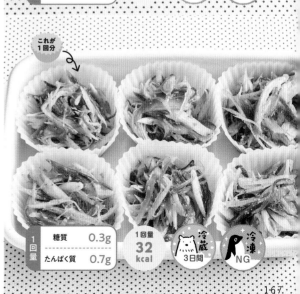

これが1回分

1回量	糖質	0.3g	1回量 32kcal	冷蔵3日間	冷凍NG
	たんぱく質	0.7g			

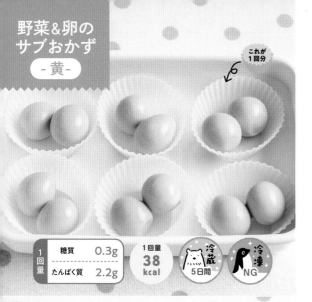

野菜&卵の
サブおかず
- 黄 -

これが
1回分

1回量	糖質	0.3g
	たんぱく質	2.2g

1回量 **38** kcal

冷蔵 5日間

冷凍 NG

うずらのカレーピクルス

カレー風味でおつまみにもおすすめ!

材料（6回分）
うずらの卵（水煮）… 12個
A【水 … ½カップ
　酢 … 大さじ5
　ラカントS（顆粒）
　　… 大さじ2
　カレー粉 … 小さじ⅔
　塩 … 小さじ½】

作り方
1 鍋に**A**を中火で煮立て、粗熱が取れたらうずらの卵を入れて30分以上漬ける。

調理 point
ピクルス液は一度加熱すると酸味がマイルドになります。うずらは水煮を使っているので、粗熱を取ってから漬けて。

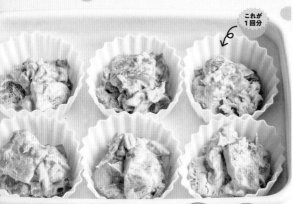

これが
1回分

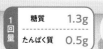

1回量	糖質	1.3g
	たんぱく質	0.5g

1回量 **17** kcal

冷蔵 3日間

冷凍 NG

黄パプリカのおかか炒め　塩味

かつお節とごま油の風味で箸が進む一品

材料（6回分）
黄パプリカ … 1個(150g)
ごま油 … 大さじ½
かつお節 … ½袋(2g)
塩 … 少々

作り方
1 パプリカは小さめの乱切りにする。
2 フライパンにごま油を中火で熱し、**1**を炒める。しんなりしたらかつお節、塩を加えてさっとからめる。

糖質オフ! point
パプリカは少し糖質が高めなので、低糖質の調味料で味つけをして糖質オフ。シンプルだけど、ごま油とかつお節で香りと旨味アップ。

これが
1回分

1回量	糖質	1.5g
	たんぱく質	2.3g

1回量 **66** kcal

冷蔵 3日間

冷凍 NG

黄パプリカのツナマヨ和え　マヨ味

コクのあるマヨネーズで満足度アップのサブおかず

材料（6回分）
黄パプリカ … 1個(150g)
ツナ缶 … 小1缶(70g)
マヨネーズ … 大さじ2

作り方
1 パプリカは半分に切ってヘタと種を取り除く。グリルで皮が黒く焦げるまで焼いて皮をむき、粗熱が取れたら一口大に切る。
2 ボウルに**1**、汁けをきったツナ、マヨネーズを入れて和える。

調理 point
パプリカはグリルで焼いて皮をむくと調味料がからみやすく口当たりもよくなります。ツナの汁けはしっかりきって。

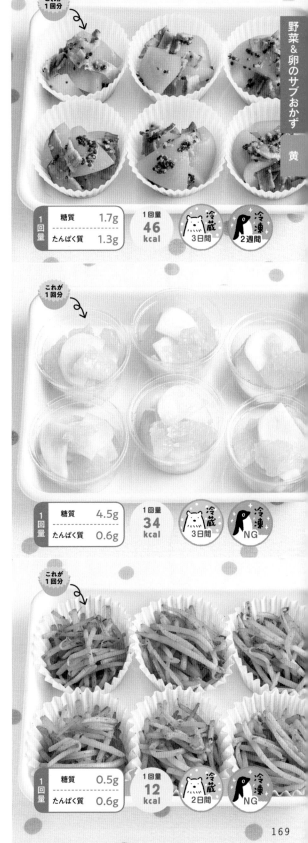

黄パプリカとベーコンの粒マスタード煮　マスタード味

ジューシーで甘味のあるパプリカが美味

材料（6回分）
黄パプリカ…1個(150g)
ベーコン…2枚(40g)
オリーブオイル…小さじ1
A【水…1カップ
　粒マスタード…大さじ1
　洋風スープの素
　　…小さじ¼
　塩・こしょう…各少々】

作り方
1 パプリカは小さめの乱切りにする。ベーコンは1cm幅の細切りにする。
2 フライパンにオリーブオイルを中火で熱し、1を炒める。しんなりしたらAを加えて蓋をし、やわらかくなるまで7〜8分煮る。

1回量	糖質	1.7g
	たんぱく質	1.3g

1回量 **46** kcal
冷蔵 3日間
冷凍 2週間

かぶとグレープフルーツのマリネ

ビタミンCとクエン酸で疲労回復にも◎　酸味

材料（6回分）
かぶ…3個(180g)
塩…小さじ¼
グレープフルーツ…1個
A【オリーブオイル…小さじ2
　塩…少々】

作り方
1 かぶは半分に切って2〜3mm厚さの薄切りにし、塩をまぶして10分ほどおく。しんなりしたら水けを絞る。グレープフルーツは実を取り出して半分に切る。
2 ボウルに1とAを入れて和える。

糖質オフ! point
グレープフルーツは糖質高めですが、さわやかな風味と酸味で調味料代わりに。他のおかずとのバランスを見てセレクトするといいでしょう。

1回量	糖質	4.5g
	たんぱく質	0.6g

1回量 **34** kcal
冷蔵 3日間
冷凍 NG

もやしのカレー炒め　カレー味

カレー粉と塩だけで味つけしたヘルシー炒め

材料（6回分）
もやし…1袋(200g)
サラダ油…小さじ1
A【カレー粉…小さじ½
　塩…小さじ⅓】

作り方
1 もやしはあればひげ根を取る。
2 フライパンにサラダ油を中火で熱し、1を炒める。しんなりしたらAを加えてさっとからめる。

調理 point
もやしはひげ根を取ると口当たりがよくなります。弱火だと水分が出てしまうので、中火〜強火でさっと炒めて。

1回量	糖質	0.5g
	たんぱく質	0.6g

1回量 **12** kcal
冷蔵 2日間
冷凍 NG

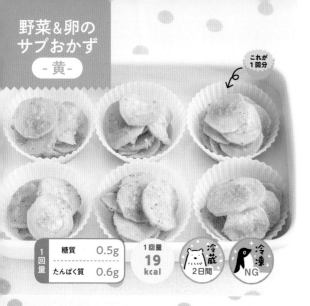

これが
1回分

	糖質	0.5g
1回量	たんぱく質	0.6g

1回量
19
kcal

冷蔵
2日間

冷凍
NG

黄ズッキーニのナムル 〔塩味〕

クセの少ない黄ズッキーニをナムルでいただく

材料（6回分）
黄ズッキーニ…1本(150g)
塩…小さじ¼
A【白すりごま…大さじ1
　ごま油…小さじ1
　おろしにんにく・塩
　…各少々】

作り方
1 ズッキーニは薄切りにしてボウルに入れ、塩をまぶして10分ほどおく。しんなりしたら水けを絞る。
2 ボウルに1とAを入れて和える。

調理
point
ズッキーニは生でも◎。塩もみしてしっかり水けを絞って。すりごまを加えると、なじみがよくなるのもポイント。

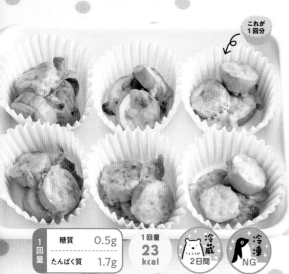

これが
1回分

	糖質	0.5g
1回量	たんぱく質	1.7g

1回量
23
kcal

冷蔵
2日間

冷凍
NG

黄ズッキーニのチーズ焼き 〔チーズ味〕

チーズでコクと満足感をアップ！

材料（6回分）
黄ズッキーニ…1本(150g)
塩…少々
ピザ用チーズ…30g

作り方
1 ズッキーニは18等分に切る。
2 オーブントースターの天板に1をのせ、塩をふってチーズをのせ、4～5分焼く。

糖質オフ！point
チーズはカロリー高めですが、糖質は低め。塩けがあるので調味料代わりにも◎。あえてトースターの天板にこぼして焼くとカリカリに。

	糖質	0.4g
1回量	たんぱく質	1.5g

1回量
16
kcal

冷蔵
2日間

冷凍
NG

黄ズッキーニの生ハム巻き 〔塩味〕

お弁当はもちろん、おつまみにも

材料（6回分）
黄ズッキーニ…1本(150g)
生ハム…6枚(30g)

作り方
1 ズッキーニは長さを3等分に切り、縦4等分に切る。耐熱皿に入れてラップをし、電子レンジで2分ほど加熱する。やわらかくなったら粗熱を取る。
2 生ハムを半分に切り、1に巻く。

調理
point
ズッキーニは軽く加熱すると、青臭さが消えておいしくいただけます。生ハムの塩分でシンプルに食べましょう。

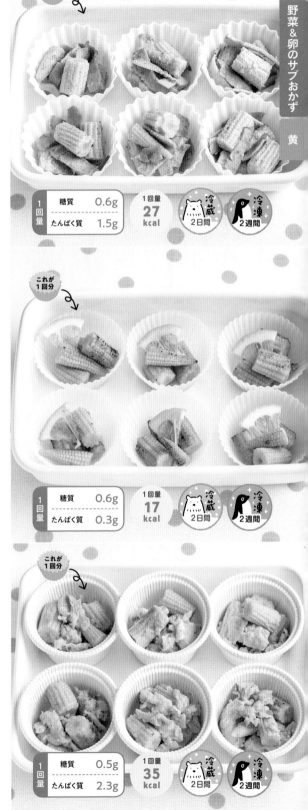

ヤングコーンとハムのマヨ炒め　マヨ味

食感のあるヤングコーンはダイエットにおすすめ

材料（6回分）
ヤングコーン（水煮）…8本
ハム…2枚
マヨネーズ…大さじ½
A【白すりごま…小さじ1
　塩…少々】

作り方
1 ヤングコーンは1本を3等分に切る。ハムは半分に切ってから1cm幅の細切りにする。
2 フライパンを中火で熱し、1とマヨネーズを入れてさっと炒める。Aを加えてからめる。

糖質オフ！point
低糖質のマヨネーズを油代わりにして炒めることで、コクが出て味つけにもなります。ヤングコーン1本（20g）の糖質量は約0.7gと優秀です。

1回量	糖質	0.6g
	たんぱく質	1.5g

1回量 27kcal
冷蔵 2日間
冷凍 2週間

ヤングコーンのレモンバター　酸味

さわやかなレモンとバターのコクで美味！

材料（6回分）
ヤングコーン（水煮）…8本
バター…10g
A【レモン汁…小さじ1
　スライスレモン…1枚
　塩…少々】

作り方
1 ヤングコーンは1本を3等分に切る。レモンは放射状に6等分に切る。
2 フライパンにバターを中火で熱し、ヤングコーンを炒める。油が回ったらAを加えてさっとからめる。

調理point
ヤングコーンは水煮を使っているので、さっと炒めるだけでOK。バターの風味とレモンの酸味がよく合います。

1回量	糖質	0.6g
	たんぱく質	0.3g

1回量 17kcal
冷蔵 2日間
冷凍 2週間

ヤングコーンの卵炒め　ゆずこしょう味

ゆずこしょうを効かせて風味をプラス

材料（6回分）
ヤングコーン（水煮）…6本
卵…2個
塩・こしょう…各少々
サラダ油…小さじ1
A【酒…小さじ1
　ゆずこしょう
　　…小さじ⅓】

作り方
1 ヤングコーンは1本を3等分に切る。ボウルに卵を溶きほぐし、塩、こしょうを加えて混ぜる。Aは混ぜ合わせておく。
2 フライパンにサラダ油を中火で熱し、ヤングコーンを炒める。油が回ったら卵を流し入れ、ふんわり混ぜながら炒める。
3 火が通ったらAを加えてさっとからめる。

1回量	糖質	0.5g
	たんぱく質	2.3g

1回量 35kcal
冷蔵 2日間
冷凍 2週間

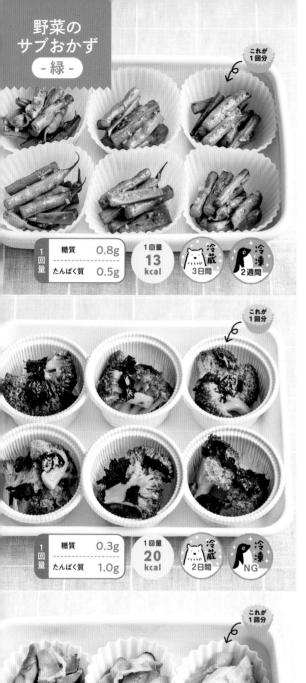

これが
1回分

1回量	糖質	0.8g
	たんぱく質	0.5g

1回量 **13** kcal

冷蔵 3日間

冷凍 2週間

いんげんのナンプラー炒め ナンプラー味

シャキシャキとした食感がおいしいエスニック炒め

材料（6回分）

さやいんげん…120g
にんにく…1かけ
サラダ油…小さじ1
A【ナンプラー・酒
　…各小さじ1
　ラカントS（顆粒）
　…小さじ½】

作り方

1 いんげんは4cm長さに切る。にんにくはみじん切りにする。

2 フライパンにサラダ油を中火で熱し、いんげんを炒める。しんなりしたらにんにくを加えて炒め、香りが出たらAを加えてさっとからめる。

＊おすすめ！糖質オフメインおかず＊

油揚げロール
→P65

ガーリックシュリンプ
→P106

ブロッコリーののり和え しょうゆ味

のりとしょうゆの風味がよく合う、和のおかず

材料（6回分）

ブロッコリー…½株(120g)
焼きのり…½枚
A【ごま油…小さじ2
　しょうゆ…小さじ1】

作り方

1 ブロッコリーは小房に分けてさっと塩ゆでする。

2 ボウルにちぎった焼きのり、1、Aを入れて和える。

1回量	糖質	0.3g
	たんぱく質	1.0g

1回量 **20** kcal

冷蔵 2日間

冷凍 NG

調理 point

ブロッコリーは30秒〜1分を目安に固めにゆでると食感が出ておいしいです。のりは汁けを吸ってくれます。

アスパラとベーコンの
スープ煮 コンソメ味

ベーコンの旨味と白ワインで風味よく仕上げて

材料（6回分）

グリーンアスパラガス
　…6本(120g)
ベーコン…2枚(40g)
オリーブオイル…小さじ1
A【水…¼カップ
　白ワイン(辛口)…大さじ1
　洋風スープの素…小さじ¼
　塩…少々】

作り方

1 アスパラは根元を切り落として下⅓程度の皮をむき、2cm幅の斜め切りにする。ベーコンは1cm幅の細切りにする。

2 鍋にオリーブオイルを中火で熱し、1を炒める。しんなりしたらAを加え、蓋をして3分ほど蒸し煮にする。

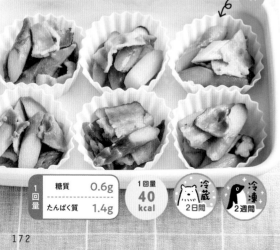

これが
1回分

1回量	糖質	0.6g
	たんぱく質	1.4g

1回量 **40** kcal

冷蔵 2日間

冷凍 2週間

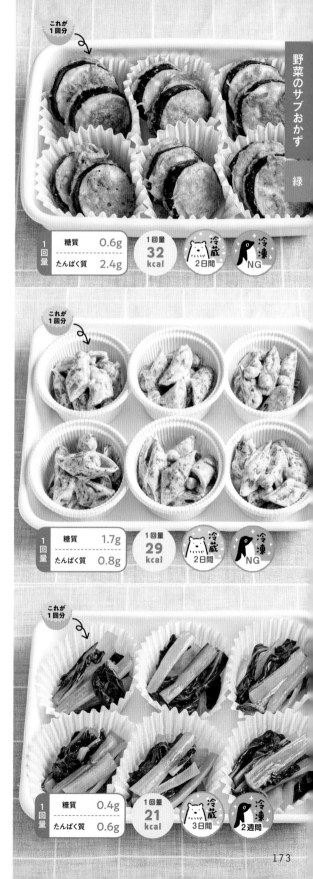

ズッキーニのジョン 塩味

小麦粉の代わりにおからパウダーで糖質オフ!

材料（6回分）

ズッキーニ…1本（150g）
おからパウダー…大さじ1
卵…1個
塩・こしょう…各少々
ちりめんじゃこ…大さじ2
ごま油…小さじ1

作り方

1 ズッキーニは12等分の輪切りにし、おからパウダーをまぶす。
2 ボウルに卵を溶きほぐし、塩、こしょうを加えて混ぜる。
3 フライパンにごま油を中火で熱し、1に2をからめてフライパンに入れる。ちりめんじゃこを散らし、焼き目がついたら裏返す。火が通るまでさらに1〜2分焼く。

これが1回分

1回量	糖質	0.6g
	たんぱく質	2.4g

1回量 **32** kcal

冷蔵 2日間

冷凍 NG

スナップえんどうの 青のりチーズ和え チーズ味

程よい酸味とクリーミーな味わい

材料（6回分）

スナップえんどう…18本
A【クリームチーズ
　…大さじ1（10g）
　マヨネーズ…大さじ1
　青のり…小さじ½
　塩…少々】

作り方

1 スナップえんどうは筋を取って3等分の斜め切りにし、さっと塩ゆでする。
2 ボウルにAを混ぜ合わせ、1を加えて和える。

保存のコツ スナップえんどうは房の中に水が入ってしまうので、ゆでた後はペーパータオルで丁寧に水けをふき取ります。

これが1回分

1回量	糖質	1.7g
	たんぱく質	0.8g

1回量 **29** kcal

冷蔵 2日間

冷凍 NG

小松菜のオイル蒸し 塩味

お浸しよりも満足感があるのがうれしい!

材料（6回分）

小松菜…1束（200g）
にんにく…1かけ
A【オリーブオイル・水
　…各大さじ2
　塩…小さじ¼】

作り方

1 小松菜は5cm長さに切る。にんにくはつぶす。
2 鍋に1とAを入れて蓋をし、中火にかける。時々混ぜながら4〜5分蒸し煮にする。

調理 point オイルと水を加えて蒸し煮にすると少しはねるので、蓋をして調理すると◎。他の青菜でもOK。

これが1回分

1回量	糖質	0.4g
	たんぱく質	0.6g

1回量 **21** kcal

冷蔵 3日間

冷凍 2週間

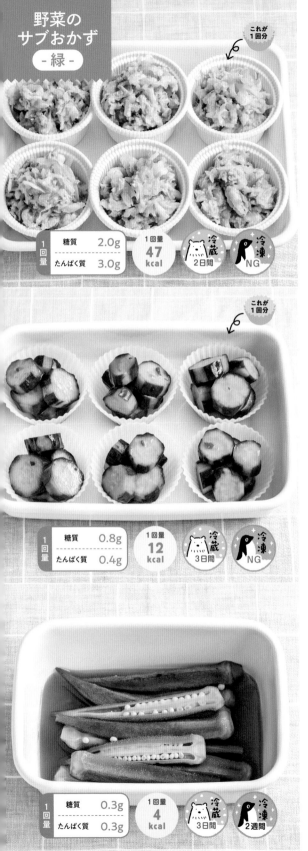

これが
1回分

| 1回量 | 糖質 | 2.0g |
| | たんぱく質 | 3.0g |

1回量
47
kcal

冷蔵
2日間

冷凍
NG

これが
1回分

| 1回量 | 糖質 | 0.8g |
| | たんぱく質 | 0.4g |

1回量
12
kcal

冷蔵
3日間

冷凍
NG

| 1回量 | 糖質 | 0.3g |
| | たんぱく質 | 0.3g |

1回量
4
kcal

冷蔵
3日間

冷凍
2週間

キャベツの
ヨーグルトコールスロー　ヨーグルト味

さっぱりとしたヨーグルトにツナでコク出し

材料（6回分）
キャベツ…⅙個（250g）
塩…小さじ½
ツナ缶…小1缶（70g）
A【プレーンヨーグルト
　…大さじ4
　レモン汁…小さじ½
　塩…小さじ¼
　こしょう…少々】

作り方
1 キャベツは細切りにしてボウル
　に入れ、塩をまぶして10分ほ
　どおく。しんなりしたら水けを
　絞る。
2 Aは混ぜ合わせておく。
3 1に汁けをきったツナ、2を加
　えて和える。

調理
point
キャベツは塩もみした後、しっかり水けを絞ってからヨーグ
ルトと和えると水っぽくならずに仕上がります。

きゅうりの中華漬け　酸味

ピリッと辛味があって、あとを引く

材料（6回分）
きゅうり…2本
塩…小さじ¼
A【酢…大さじ1
　ごま油・しょうゆ…各小さじ1
　ラカントS（顆粒）・豆板醤
　…各小さじ¼】

作り方
1 きゅうりは皮を縞目にむき、
　1cm幅の輪切りにする。保存
　袋に入れて塩をもみ込む。
2 Aを加えてさっと混ぜ、空気を
　抜いて30分以上漬け込む。

調理
point
きゅうりは皮を縞目にむくと味がしみやすく、見た目もか
わいくなります。保存袋で漬けると便利です。

オクラの煮浸し　しょうゆ味

ねばねば成分がダイエットに効果的

材料（6回分）
オクラ…6本
A【だし汁…½カップ
　しょうゆ…小さじ1
　塩…少々】

作り方
1 オクラはガクを落とし、塩適量
　（分量外）をふって板ずりし、
　さっと洗って縦半分に切る。
2 鍋にAを中火で煮立て、1を入
　れてさっと煮る。

調理
point
オクラのガクは固いので除いておくと◎。縦半分に切ると
味がなじみやすく、見た目もおしゃれに仕上がります。

水菜の塩昆布炒め　塩味

塩昆布の塩けで味つけ簡単！

材料（6回分）
水菜…1袋(150g)
ごま油…小さじ1
A【塩昆布…大さじ1（6g）
　白いりごま…小さじ2
　塩…少々】

作り方
1 水菜は4〜5cm長さに切る。
2 フライパンにごま油を中火で熱し、1を入れてさっと炒める。しんなりしたらAを加えてさっとからめる。

┌─ 糖質オフ！*point* ─
│ 水菜は低糖質なうえに、β-カロテンやビタミンC、カルシウムや鉄などのミネラルが豊富。昆布は糖質多めですが、少量ならOKです。

これが1回分 →

| 1回量 | 糖質 | 0.8g |
| | たんぱく質 | 0.9g |

1回量 **19** kcal　冷蔵3日間　冷凍NG

レタスの甘酢漬け　酸味

ヘルシーなレタスをペロリと食べられる！

材料（6回分）
レタス…½個(150g)
A【酢…大さじ1
　ラカントS（顆粒）
　　…大さじ½
　塩…小さじ¼
　赤唐辛子(小口切り)…1本分】

作り方
1 レタスはちぎってポリ袋に入れる。合わせたAを加え、しんなりするまでもみ込む。

調理*point*　甘酢は一煮立ちさせなくてOK。レタスはしんなりするまでもみ込んで。かさが減るので漬けるのがおすすめです。

これが1回分 →

| 1回量 | 糖質 | 0.5g |
| | たんぱく質 | 0.2g |

1回量 **4** kcal　冷蔵3日間　冷凍NG

チンゲン菜のオイスター炒め　オイスターソース味

オイスターソースの旨味で満足感アップ

材料（6回分）
チンゲン菜…1袋(200g)
ごま油…大さじ½
A【オイスターソース・酒
　…各小さじ2
　塩…少々】

作り方
1 チンゲン菜は3cm長さに切り、大きければ縦半分に切る。
2 フライパンにごま油を中火で熱し、1を炒める。しんなりしたらAを加えてさっとからめる。

＊おすすめ！糖質オフメインおかず＊

えびチリ
→P104

麻婆豆腐
→P142

これが1回分 →

| 1回量 | 糖質 | 0.7g |
| | たんぱく質 | 0.4g |

1回量 **16** kcal　冷蔵3日間　冷凍NG

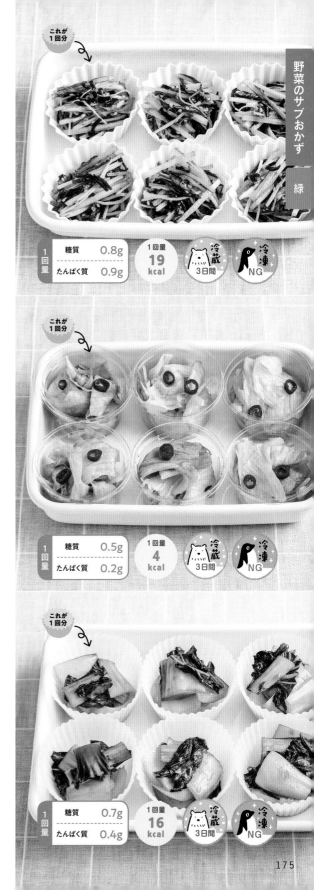

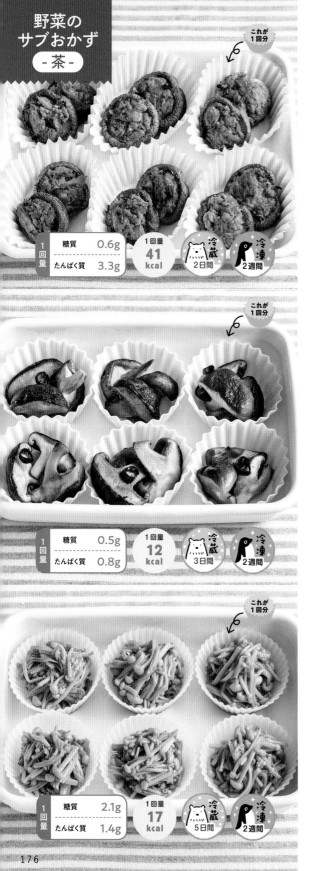

これが
1回分

| 1回量 | 糖質 | 0.6g |
| | たんぱく質 | 3.3g |

1回量
41
kcal

冷蔵
2日間

冷凍
2週間

これが
1回分

| 1回量 | 糖質 | 0.5g |
| | たんぱく質 | 0.8g |

1回量
12
kcal

冷蔵
3日間

冷凍
2週間

これが
1回分

| 1回量 | 糖質 | 2.1g |
| | たんぱく質 | 1.4g |

1回量
17
kcal

冷蔵
5日間

冷凍
2週間

しいたけのツナみそ焼き みそ味

旨味とコクがある食材で、満足感が◎

材料（6回分）
しいたけ…12枚(180g)
ツナ缶…小1缶(70g)
A【粉チーズ…大さじ½
　みそ…小さじ1】

作り方
1 しいたけは軸を取る。ツナは汁けをきってAを混ぜる。
2 しいたけのかさの裏側にツナみそをのせ、オーブントースターで4〜5分焼く。

＊おすすめ！糖質オフメインおかず＊

ささみの
ゆずごま焼き→P43

厚揚げロールの
おかかゆずマヨ
焼き→P143

しいたけのペペロン炒め 塩味

唐辛子とにんにくでやみつきのおいしさ

材料（6回分）
しいたけ…9枚(135g)
にんにく…1かけ
赤唐辛子…1本
オリーブオイル…小さじ1
塩・こしょう…各少々

作り方
1 しいたけは半分に切る。にんにくはつぶす。赤唐辛子は種を取って小口切りにする。
2 フライパンにオリーブオイルを中火で熱し、1を炒める。しんなりしたら塩、こしょうで調味する。

糖質オフ！*point*

低糖質なしいたけは味つけもシンプルに。軸も一緒に食べると食べ応え、噛み応えがアップします。大きめに切るとすき間も埋めやすくてgood。

なめたけ しょうゆ味

大根おろしなどに混ぜたり、糖質オフの麺に和えても

材料（6回分）
えのきだけ…2袋(200g)
A【酒・しょうゆ
　…各大さじ2
　ラカントS（顆粒）
　…小さじ2】
酢…小さじ1

作り方
1 えのきだけは2〜3等分に切る。
2 鍋に1とAを入れて中火で煮立て、蓋をして弱火で10分ほど煮る。しんなりしたら酢を加えてさっと混ぜ、火を止める。

保存の
コツ

濃いめの味つけ＆酢が入っているので、日持ちします。カリフラワーごはんのお供や、ゆでた青菜と和えても。

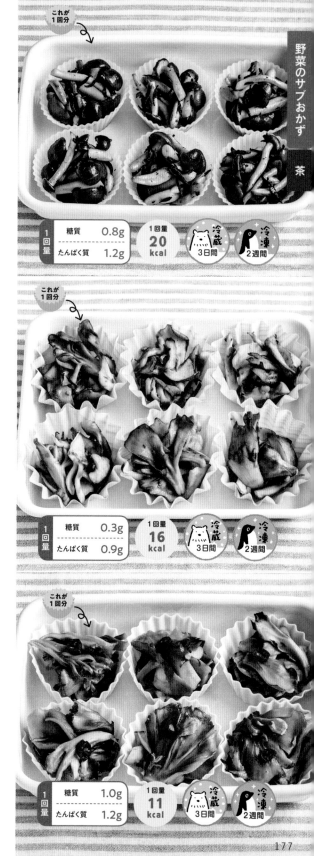

ひじきとしめじの
ナンプラー炒め ナンプラー味

ミネラル豊富なひじきできれいにやせる！

材料（6回分）
ひじき（乾燥）… 大さじ1
しめじ… 2パック(200g)
にんにく… 1かけ
サラダ油… 大さじ½
A【ナンプラー・酒
　　… 各小さじ2
　塩… 少々】

作り方
1 ひじきはたっぷりの水で戻して水けをきる。しめじは小房に分ける。にんにくはつぶす。
2 フライパンにサラダ油を中火で熱し、にんにくを炒める。香りが出たらしめじ、ひじきを加えて炒め、しんなりしたらAを加えてさっとからめる。

糖質オフ！point
ひじきもしめじも低糖質なうえに、食物繊維が豊富です。野菜と海藻の炒め物も、ナンプラーを使うことでコクのある炒め物に。

これが1回分
	糖質	0.8g
1回量	たんぱく質	1.2g

1回量 **20** kcal
冷蔵 3日間
冷凍 2週間

野菜のサブおかず
茶

まいたけのアンチョビ炒め 塩味

お酒にも合う、食物繊維たっぷりの炒め物

材料（6回分）
まいたけ… 2パック(200g)
アンチョビフィレ… 2枚
オリーブオイル… 大さじ½
塩・こしょう… 各少々

作り方
1 まいたけは小房に分ける。アンチョビはみじん切りにする。
2 フライパンにオリーブオイルを中火で熱し、アンチョビを炒める。油となじんだらまいたけを加えて焼きつけるように炒め、塩、こしょうで調味する。

調理 point
アンチョビは先に炒めて油になじませると、まいたけにからみやすいです。まいたけは焼きつけるように炒めると◎。

これが1回分
	糖質	0.3g
1回量	たんぱく質	0.9g

1回量 **16** kcal
冷蔵 3日間
冷凍 2週間

まいたけの南蛮漬け 酸味

甘辛さと酸味がマッチしておいしい

材料（6回分）
まいたけ… 2パック(200g)
A【水… 大さじ4
　しょうゆ・酢… 各大さじ2
　ラカントS（顆粒）… 大さじ1
　赤唐辛子（小口切り）… 1本分】

作り方
1 まいたけは大きめにほぐし、グリルで5〜6分焼く。焼き目がついてしんなりしたら、混ぜ合わせたAに入れ、20分ほど漬け込む。

糖質オフ！point
南蛮酢は甘味がありますが、ラカントを使って糖質量を抑えています。低糖質のまいたけは火を通すと小さくなるので、大きめにほぐして。

これが1回分
	糖質	1.0g
1回量	たんぱく質	1.2g

1回量 **11** kcal
冷蔵 3日間
冷凍 2週間

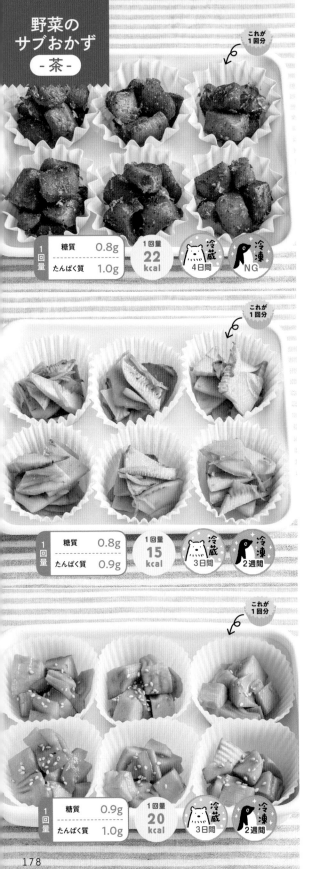

これが
1回分

1回量	糖質	0.8g	1回量 22 kcal	冷蔵 4日間	冷凍 NG
	たんぱく質	1.0g			

これが
1回分

1回量	糖質	0.8g	1回量 15 kcal	冷蔵 3日間	冷凍 2週間
	たんぱく質	0.9g			

これが
1回分

1回量	糖質	0.9g	1回量 20 kcal	冷蔵 3日間	冷凍 2週間
	たんぱく質	1.0g			

こんにゃくのおかか煮 甘辛味

こんにゃくは下ゆですれば、味がよくしみる!

材料（6回分）
こんにゃく…2枚（400g）
ごま油…大さじ½
A【水…大さじ3
　しょうゆ…大さじ2
　ラカントS（顆粒）
　　…大さじ1½
　酒…大さじ1】
かつお節…1袋（4g）

作り方
1 こんにゃくは一口大にちぎり、沸騰した湯で2〜3分ゆでてザルにあげる。
2 鍋にごま油を中火で熱し、1を炒める。油が回ってチリチリと音がしたらAを加え、汁けがなくなるまで10〜12分煮る。仕上げにかつお節を加えてさっとからめる。

保存の
コツ
かつお節をしっかりからませているので、水っぽくなりません。味がしみにくいこんにゃくにも味がからみます。

たけのこのきんぴら 甘辛味

ラカントSを使えば甘辛いおかずも安心

材料（6回分）
たけのこ（水煮）…150g
しょうが…1かけ
サラダ油…小さじ1
A【しょうゆ…大さじ1
　ラカントS（顆粒）
　　…小さじ2】

作り方
1 たけのこは食べやすい大きさの薄切り、しょうがはせん切りにする。
2 フライパンにサラダ油を中火で熱し、1を炒める。油が回ったらAを加えてさっとからめる。

糖質オフ! point
たけのこは低糖質なうえに、食物繊維やカリウムが豊富。食感がよく、噛み応えがあります。甘めの味つけにはラカントを使って糖質オフ。

たけのこのオイスター煮 オイスターソース味

たけのこの噛み応えで満足感アップ

材料（6回分）
たけのこ（水煮）…150g
ごま油…大さじ½
A【水…½カップ
　オイスターソース…小さじ2
　ラカントS（顆粒）…小さじ½
　鶏がらスープの素…小さじ¼】
白いりごま…適量

作り方
1 たけのこは1.5cm角に切る。
2 鍋にごま油を中火で熱し、1を炒める。油が回ったらAを加えて落とし蓋をし、汁けがなくなるまで煮る。仕上げに白ごまをふる。

調理
point
たけのこは角切りにして食感をアップ。先にごま油で炒めることでコクが出ます。ごまをプラスして風味も◎。

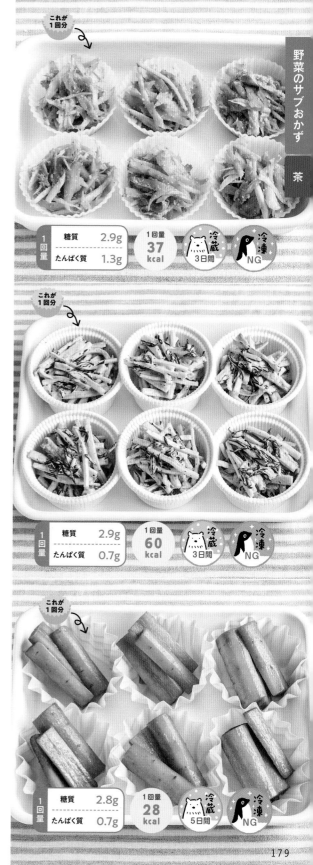

ごぼうのごま酢和え　酸味

ごまの風味と酢の酸味が美味！

- -

材料（6回分）
ごぼう…1本(150g)
A【白すりごま…大さじ2
　しょうゆ・ラカントS
　（顆粒）…各大さじ1
　酢…大さじ½】

作り方
1 ごぼうはささがきにして水にさらし、やわらかくなるまでゆでる。
2 1の水けをきってボウルに入れ、Aを加えて和える。

保存のコツ ゆでたごぼうの水けをしっかりきり、酢を加えます。すりごまをたっぷりからめることで、味なじみもよくなります。

	1回量	
糖質	2.9g	37 kcal
たんぱく質	1.3g	

冷蔵 3日間　　冷凍 NG

ごぼうとひじきのマヨサラダ　マヨ味

食物繊維豊富だから便秘予防に！

- -

材料（6回分）
ごぼう…1本(150g)
ひじき（乾燥）…大さじ1
A【マヨネーズ…大さじ3
　しょうゆ…小さじ1
　塩…少々】

作り方
1 ごぼうは4cm長さのせん切りにする。ひじきはたっぷりの水で戻して水をきる。
2 鍋に湯を沸かしてごぼうをゆでる。やわらかくなったらひじきを加えてさっとゆで、ザルにあげて水けをきる。
3 ボウルにAを混ぜ合わせ、2を加えて和える。

	1回量	
糖質	2.9g	60 kcal
たんぱく質	0.7g	

冷蔵 3日間　　冷凍 NG

ごぼうのしょうゆ漬け　しょうゆ味

花椒をプラスして風味豊かに

- -

材料（6回分）
ごぼう…1本(150g)
A【しょうゆ・酢…各大さじ1
　ごま油…大さじ½
　ラカントS（顆粒）
　　…小さじ1
　花椒…少々】

作り方
1 ごぼうは5cm長さのぶつ切りにし、縦半分に切る。さっと水にさらして水けをきり、15〜20分ゆでる。
2 1の水けをきり、熱いうちに混ぜ合わせたAに入れて20分以上漬ける。

調理 point 大きめに切ったごぼうは味がしみにくいので、ゆでたての熱いうちに調味液をからませて。味がよくしみます。

	1回量	
糖質	2.8g	28 kcal
たんぱく質	0.7g	

冷蔵 5日間　　冷凍 NG

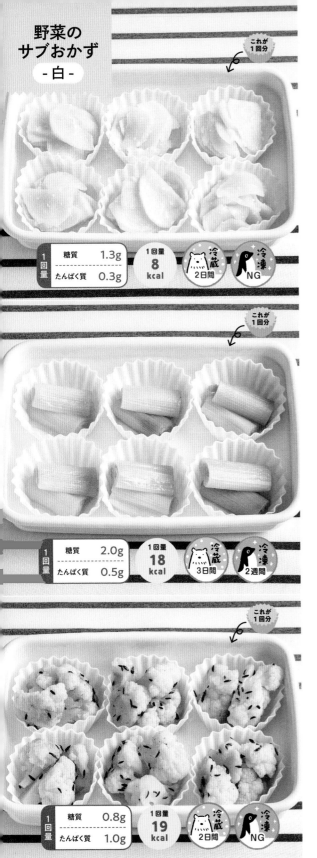

野菜の
サブおかず
- 白 -

これが1回分

1回量	糖質	1.3g
	たんぱく質	0.3g

1回量 **8** kcal　冷蔵2日間　冷凍NG

これが1回分

1回量	糖質	2.0g
	たんぱく質	0.5g

1回量 **18** kcal　冷蔵3日間　冷凍2週間

これが1回分

1回量	糖質	0.8g
	たんぱく質	1.0g

1回量 **19** kcal　冷蔵2日間　冷凍NG

かぶの塩麹和え 塩味

シンプルな材料でも深い味わいに

材料（6回分）
かぶ…3個(180g)
塩…小さじ¼
塩麹…大さじ½

作り方
1 かぶは半分に切り、2〜3mm厚さの薄切りにする。ボウルに入れて塩をまぶし、10分ほどおいてしんなりしたら水けを絞る。
2 1に塩麹を加えてさっと和える。

長ねぎのクタクタ煮 コンソメ味

じっくり火にかけると甘くておいしい!

材料（6回分）
長ねぎ…2本
A【水…½カップ
　オリーブオイル…小さじ1
　洋風スープの素…小さじ¼
　塩…少々
　ローリエ…1枚】

作り方
1 長ねぎは4cm長さに切る。
2 鍋に1とAを入れて中火で煮立て、蓋をしてねぎがやわらかくなるまで弱火で15分ほど煮る。

＊おすすめ! 糖質オフメインおかず＊

 鶏肉の粉チーズ焼き →P44

 いかとアスパラのバジルマヨ炒め →P107

カリフラワーのクミン炒め 塩味

クミンの香りが引き立つおいしさ!

材料（6回分）
カリフラワー…1株(200g)
オリーブオイル…大さじ½
クミンシード…小さじ½
塩・こしょう…各少々

作り方
1 カリフラワーは小房に分け、さっと固めに塩ゆでする。
2 フライパンにオリーブオイル、クミンシードを入れて弱火にかける。香りが出たら1を加えてさっと炒め、塩、こしょうで調味する。

調理 point　クミンは最初に油で炒めることで香りが出やすくなります。クミンの代わりにカレー粉もおすすめです。

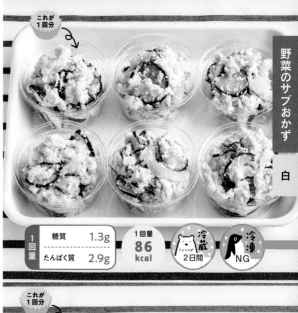

白

おからポテサラ マヨ味

皮むきや、つぶす作業がなくてラクチン

材料（6回分）
おから…150g
ハム…2枚
きゅうり…⅔本
セロリ…½本（50g）
塩…小さじ¼
A【マヨネーズ…大さじ3
　塩・こしょう…各少々】

作り方
1 きゅうり、筋を取り除いたセロ
　リは小口切りにして塩をまぶし、
　10分ほどおいてしんなりした
　ら水を絞る。ハムは半分に
　切ってから1cm幅の細切りに
　する。
2 耐熱ボウルにおからを入れ、
　ラップはせずに電子レンジで1〜
　2分加熱する。粗熱が取れたら
　1とAを加えて混ぜる。

糖質オフ！point
糖質の高いじゃがいもの代わりにおからが◎。レンジ加熱することで余
分な水分が飛びます。おからパウダーの場合は袋の表示通りに戻して。

1回量	糖質	1.3g
	たんぱく質	2.9g

1回量 86 kcal　冷蔵 2日間　冷凍 NG

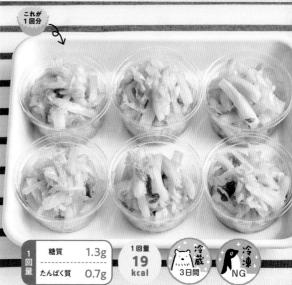

白菜としょうがのエスニックマリネ

レモンの風味でさっぱり食べられる　ナンプラー味

材料（6回分）
白菜…300g
塩…小さじ¼
しょうが…1かけ
A【ナンプラー・レモン汁
　…各大さじ1
　サラダ油…大さじ½
　ラカントS（顆粒）
　…小さじ1】

作り方
1 白菜は4cm長さに切り、1cm
　幅の細切りにする。ボウルに入
　れて塩をまぶし、10分ほどお
　いて水けを絞る。しょうがはせ
　ん切りにする。
2 ボウルにAを混ぜ合わせ、1を
　加えて和える。

1回量	糖質	1.3g
	たんぱく質	0.7g

1回量 19 kcal　冷蔵 3日間　冷凍 NG

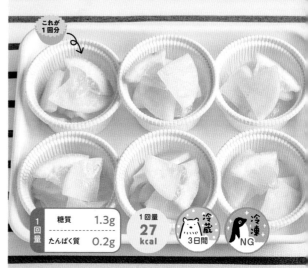

大根のレモンマリネ 酸味

レモンのクエン酸で疲労回復！

材料（6回分）
大根…200g
塩…小さじ¼
レモンスライス…2枚
A【オリーブオイル…大さじ1
　レモン汁…大さじ½
　塩・こしょう…各少々】

作り方
1 大根は2〜3mm厚さのいちょ
　う切りにする。ボウルに入れて
　塩をまぶし、10分ほどおいて
　水けを絞る。レモンは放射状に
　切る。
2 ボウルにAを混ぜ合わせ、1を
　加えて和える。

調理 point
大根は水分が多いので、水けをしっかり絞って。レモンは
果肉も加えると、見た目にもアクセントになります。

1回量	糖質	1.3g
	たんぱく質	0.2g

1回量 27 kcal　冷蔵 3日間　冷凍 NG

野菜の
サブおかず
- 白 -

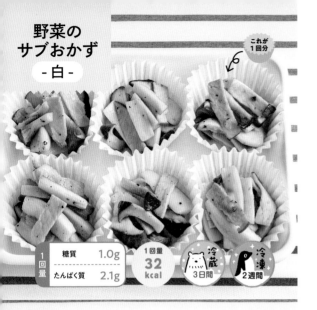

これが
1回分

| 1回量 | 糖質 | 1.0g |
| | たんぱく質 | 2.1g |

1回量
32
kcal

冷蔵
3日間

冷凍
2週間

エリンギとハムのバターソテー

ハムとバターで旨味倍増！　　　　　塩味

材料（6回分）
エリンギ…2パック（200g）
ハム…2枚
バター…10g
塩・粗びき黒こしょう
　…各少々

作り方
1 エリンギは長さを半分に切って
縦8等分に切る。ハムは半分に
切ってから1cm幅に切る。
2 フライパンにバターを中火で熱
し、**1**を炒める。しんなりした
ら塩、粗びき黒こしょうを加え
てさっと混ぜる。

＊おすすめ！糖質オフメインおかず＊

マスタードチキンソテー
→P38

鮭のトマト煮
→P96

これが
1回分

| 1回量 | 糖質 | 2.5g |
| | たんぱく質 | 0.3g |

1回量
14
kcal

冷蔵
4日間

冷凍
NG

玉ねぎの甘酢漬け　　酸味

シンプルな味つけで、いろいろな料理に合わせやすい

材料（6回分）
玉ねぎ…1個（200g）
塩…小さじ¼
A【酢…大さじ2
　ラカントS（顆粒）
　…大さじ1】

作り方
1 玉ねぎは薄切りにして水にさら
し、水けをきってボウルに入れ
る。塩をまぶして10分ほどお
いて水けをきる。
2 ボウルに**A**を混ぜ合わせ、**1**を
加えて20分以上漬ける。

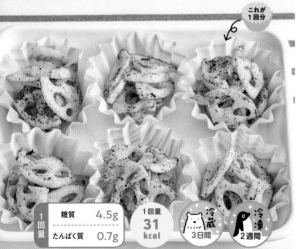

これが
1回分

| 1回量 | 糖質 | 4.5g |
| | たんぱく質 | 0.7g |

1回量
31
kcal

冷蔵
3日間

冷凍
2週間

れんこんの青のり炒め　　塩味

青のりをプラスするだけで風味豊かに！

材料（6回分）
れんこん…200g
ごま油…大さじ½
A【青のり…小さじ¼
　塩…少々】

作り方
1 れんこんはいちょう切りにして
水にさらし、水けをきる。
2 フライパンにごま油を中火で熱
し、**1**を炒める。しんなりした
ら**A**を加えて混ぜる。

糖質オフ！*point*

れんこんは少し糖質が高めですが、食物繊維が多く噛み応えもあるので、
少量で満足感につながります。調味料で糖質量を調整しましょう。

もやしのナムル 塩味

ごまのコクとにんにくの風味で満足感アップ

材料（6回分）
もやし…1袋（200g）
塩…小さじ⅓
A【白すりごま…大さじ2
　ごま油…大さじ1
　おろしにんにく・塩
　　…各少々】

作り方
1 もやしはあればひげ根を取ってゆでる。しんなりしたらザルにあげ、塩をふってさっと混ぜる。
2 1の粗熱が取れたら水けを絞ってボウルに入れ、Aを加えて和える。

＊おすすめ！糖質オフメインおかず＊

豚バラとチンゲン菜の
オイスター炒め→P52

いかといんげんの
ピリ辛煮→P107

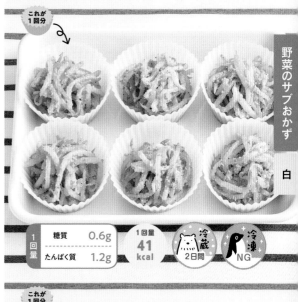

これが1回分

白

1回量	糖質	0.6g	1回量 41 kcal	冷蔵 2日間	冷凍 NG
	たんぱく質	1.2g			

もやしのマスタード炒め マスタード味

粒マスタードの酸味があとを引くおいしさ

材料（6回分）
もやし…1袋（200g）
サラダ油…小さじ1
A【粒マスタード…大さじ½
　しょうゆ…小さじ1
　塩…少々】

作り方
1 もやしはあればひげ根を取る。
2 フライパンにサラダ油を中火で熱し、1を炒める。しんなりしたらAを加えて炒める。

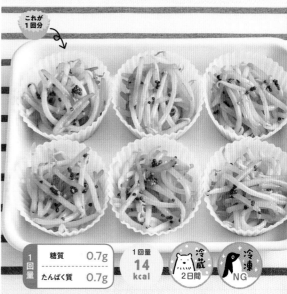

これが1回分

1回量	糖質	0.7g	1回量 14 kcal	冷蔵 2日間	冷凍 NG
	たんぱく質	0.7g			

しらたきのゆずこしょうサラダ

ツナの旨味にゆずこしょうが効いた一品 ゆずこしょう味

材料（6回分）
しらたき…1袋（200g）
ツナ缶…小1缶（70g）
水菜…30g
A【酢…大さじ½
　しょうゆ…小さじ2
　ごま油…小さじ1
　ゆずこしょう…小さじ¼強
　塩…少々】

作り方
1 しらたきは2～3分下ゆでし、食べやすい長さに切る。ツナは汁けをきる。水菜は3cm長さに切る。
2 ボウルにAを混ぜ合わせ、1を加えて和える。

糖質オフ！point
春雨を使う代わりに、しらたきを使うことで糖質＆カロリーをカット。下ゆですることでドレッシングがからみやすくなり、臭みも取れます。

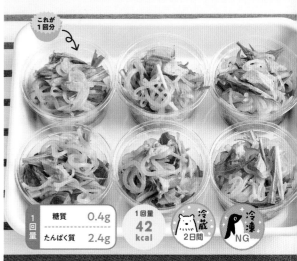

これが1回分

1回量	糖質	0.4g	1回量 42 kcal	冷蔵 2日間	冷凍 NG
	たんぱく質	2.4g			

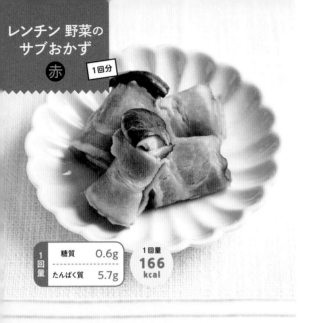

1回量	糖質	0.6g	1回量
	たんぱく質	5.7g	**166** kcal

エリンギのベーコン巻き　塩味

ベーコンの塩けとエリンギの食感がいい

材料（1回分）
エリンギ…20g
ベーコン…2枚(40g)

作り方
1 エリンギは棒状に切り、半分に切ったベーコンを巻く。
2 巻き終わりを下にして耐熱皿に並べ、ラップをして電子レンジで40秒ほど加熱する。

レンチン point
巻き終わりを下にして皿に並べると、楊枝などで止めなくても、加熱することでベーコン同士がくっつきます。

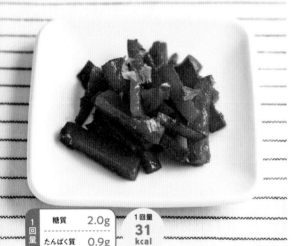

1回量	糖質	2.0g	1回量
	たんぱく質	0.9g	**31** kcal

赤パプリカのおかか炒め風　しょうゆ味

ごま油とおかかの香りが広がっておいしい

材料（1回分）
赤パプリカ…⅕個(30g)
A【ごま油・しょうゆ
　…各小さじ½】
かつお節…ひとつまみ

―代わりにこんな食材―

セロリ、なす、ズッキーニ、絹さや、かぶなど

作り方
1 パプリカは細切りにし、長さを3等分に切る。
2 耐熱ボウルに1とAを入れ、ラップをして電子レンジで1分ほど加熱する。
3 しんなりしたらかつお節を加えて混ぜる。

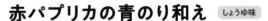

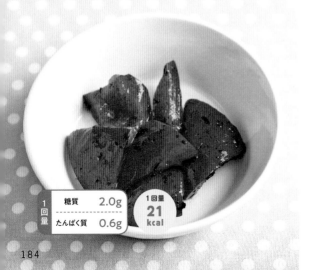

1回量	糖質	2.0g	1回量
	たんぱく質	0.6g	**21** kcal

赤パプリカの青のり和え　しょうゆ味

乱切りのパプリカは食べ応えあり！

材料（1回分）
赤パプリカ…30g
A【しょうゆ…小さじ½
　ごま油…小さじ¼
　青のり…少々】

―代わりにこんな食材―

ブロッコリー、ズッキーニ、スナップえんどうなど

作り方
1 パプリカは乱切りにする。
2 耐熱ボウルに1を入れ、ラップをして電子レンジで40〜50秒加熱する。
3 2の水けをきり、Aを加えて和える。

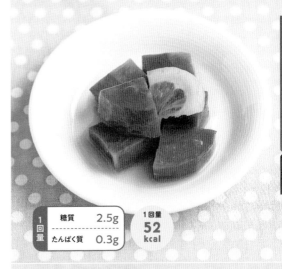

にんじんのレモンバター煮 酸味

にんじんの甘味にレモンの酸味でさわやか

材料（1回分）

にんじん…30g

A【スライスレモン…¼枚
　レモン汁…小さじ1
　ラカントS（顆粒）
　　…小さじ½
　バター…5g
　塩…少々】

作り方

1 にんじんは1cm厚さのいちょう切りにする。

2 耐熱ボウルにAと1を入れ、ラップをして電子レンジで1分ほど加熱する。

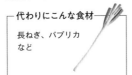

代わりにこんな食材

長ねぎ、パプリカ
など

1回量	糖質	2.5g	1回量
	たんぱく質	0.3g	**52** kcal

にんじんと桜えびの塩きんぴら 塩味

桜えびが食感と味のアクセントに！

材料（1回分）

にんじん…30g

A【桜えび…大さじ1
　ごま油・酒…各小さじ½
　塩…少々】

作り方

1 にんじんは細切りする。

2 耐熱ボウルに1とAを入れてさっと混ぜ、ラップをして電子レンジで1分ほど加熱する。

糖質オフ！point

甘辛の味つけではなく、塩味のきんぴらにして糖質をオフ。桜えびを加えることで香ばしくなり、カルシウムも摂ることができます。

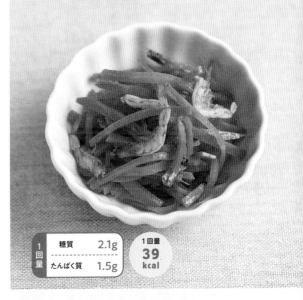

1回量	糖質	2.1g	1回量
	たんぱく質	1.5g	**39** kcal

かぶのトマト煮 トマト味

バターを加えてコクがアップ！

材料（1回分）

ツナ缶…小¼缶（18g）

かぶ…½個

カットトマト缶…30g

トマトケチャップ…小さじ1

バター…5g

塩・こしょう…各少々

作り方

1 かぶは1.5cm角に切る。茎は2cm長さに切る。

2 耐熱ボウルに全ての材料を入れ、ラップをして電子レンジで1分30秒ほど加熱する。

調理point

バターを加えることで、レンジ調理でも長く煮込んだようなコクが出て、風味豊かに仕上がります。

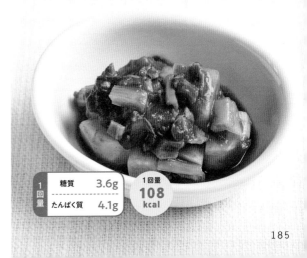

1回量	糖質	3.6g	1回量
	たんぱく質	4.1g	**108** kcal

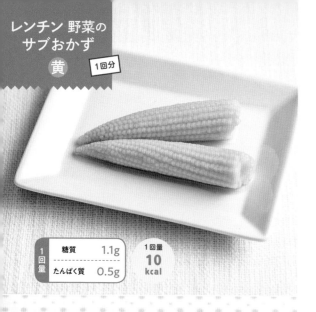

1回量	糖質	1.1g	1回量
	たんぱく質	0.5g	**10** kcal

ヤングコーンのピクルス 酸味

フレッシュなヤングコーンをさっぱりといただく

材料（1回分）

ヤングコーン（水煮）…2本
A【酢・水…各大さじ1
　ラカントS（顆粒）
　　…大さじ½
　塩…少々】

作り方

1 耐熱ボウルにヤングコーンとA
　を入れてさっと混ぜ、落とし
　ラップをして電子レンジで30
　秒ほど加熱する。
2 そのまま粗熱を取る。

> レンチン
> *point*
> レンジ加熱でしっかりとラカントを溶かし、落としラップ
> をすることでピクルス液がしみやすくなります。

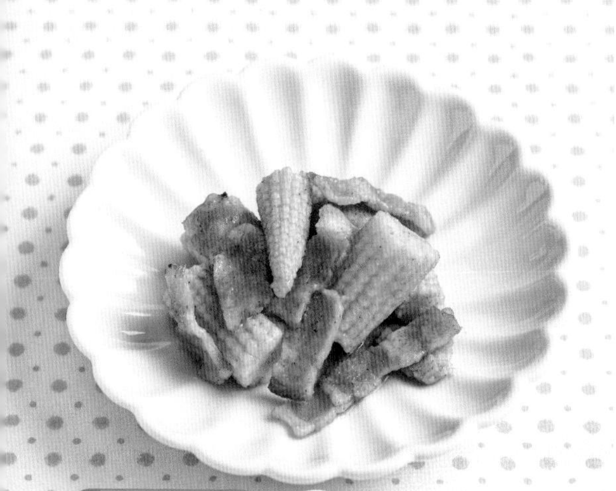

ヤングコーンとベーコンの
カレー炒め風 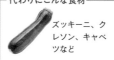カレー味

甘味のあるヤングコーンをスパイシーに

材料（1回分）

ヤングコーン（水煮）…2本
ベーコン…½枚（10g）
カレー粉…小さじ⅛
オリーブオイル…小さじ½
塩…少々

作り方

1 ヤングコーンは1本を3等分に
　切り、ベーコンは1cm幅の細
　切りにする。
2 耐熱ボウルに1とAを入れて
　さっと混ぜ、ラップをして電子
　レンジで30秒ほど加熱する。

─ 代わりにこんな食材 ─
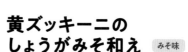
ズッキーニ、ク
レソン、キャベ
ツなど

1回量	糖質	0.8g	1回量
	たんぱく質	1.8g	**66** kcal

黄ズッキーニの
しょうがみそ和え みそ味

発酵食品のみそで腸内環境を整える！

材料（1回分）

黄ズッキーニ…⅕本（30g）
A【みそ…小さじ¼
　おろししょうが…小さじ⅙
　ラカントS（顆粒）・ごま油
　　…各小さじ⅛】

作り方

1 ズッキーニは小さめの乱切りに
　する。
2 耐熱ボウルに1を入れ、ラップ
　をして電子レンジで40秒ほど
　加熱する。
3 しんなりしたらAを加えて和え
　る。

─ 代わりにこんな食材 ─
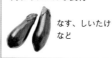
なす、しいたけ
など

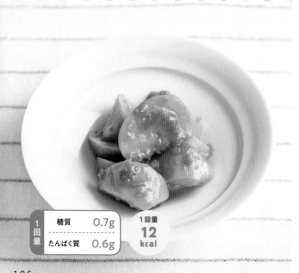

1回量	糖質	0.7g	1回量
	たんぱく質	0.6g	**12** kcal

黄ズッキーニのスープ煮 コンソメ味

やさしい味つけでズッキーニのおいしさを堪能

材料（1回分）
黄ズッキーニ…⅕本(30g)
A【洋風スープの素…小さじ¼
　水…大さじ2
　塩…少々】
粗びき黒こしょう…少々

─ 代わりにこんな食材 ─
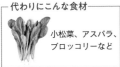
小松菜、アスパラ、
ブロッコリーなど

作り方
1 ズッキーニは1cm厚さの輪切りにする。
2 耐熱ボウルに1とAを入れてさっと混ぜ、ラップをして電子レンジで1分ほど加熱する。
3 仕上げに粗びき黒こしょうをふる。

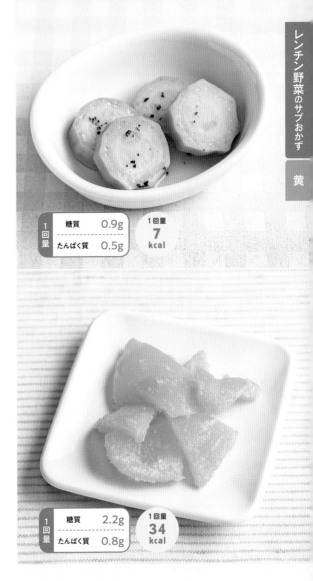

1回量	糖質	0.9g	1回量 7 kcal
	たんぱく質	0.5g	

黄パプリカのチーズ和え チーズ味

粉チーズとオリーブオイルでコクをプラス

材料（1回分）
黄パプリカ…¼個(40g)
A【粉チーズ・オリーブオイル
　…各小さじ2
　塩…少々】

作り方
1 パプリカは小さめの乱切りにする。
2 耐熱ボウルに1を入れ、ラップをして電子レンジで30秒ほど加熱する。
3 2の水けをふき取り、Aを加えて和える。

─ 糖質オフ！point ─
粉チーズは糖質が低く、塩けと風味のバランスが◎。粉チーズがよくからむので、パプリカは皮をむかなくてもOKです。

1回量	糖質	2.2g	1回量 34 kcal
	たんぱく質	0.8g	

黄パプリカのザーサイ炒め風 塩味

冷蔵庫で余りがちなザーサイを活用！

材料（1回分）
黄パプリカ…30g
ザーサイ…10g
A【ごま油…小さじ½
　白いりごま・塩…各少々】

─ 代わりにこんな食材 ─
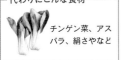
チンゲン菜、アスパラ、絹さやなど

作り方
1 パプリカは細切りにし、長さを半分に切る。ザーサイはせん切りにする。
2 耐熱ボウルに1とAを入れて混ぜ、ラップをして電子レンジで40〜50秒加熱する。

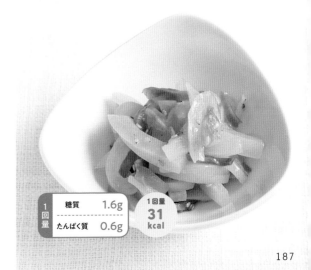

1回量	糖質	1.6g	1回量 31 kcal
	たんぱく質	0.6g	

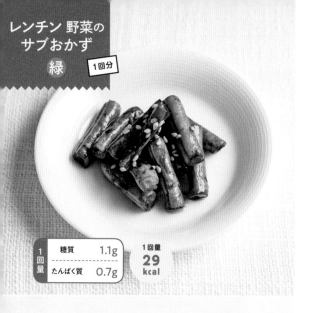

	糖質	1.1g	1回量
1回量	たんぱく質	0.7g	**29** kcal

いんげんのレンジきんぴら

ごまとオイスターソースの味わいで箸が進む

材料（1回分）

さやいんげん…3本(20g)

A【オイスターソース・
　ごま油…各小さじ½】

白いりごま…少々

作り方

1 いんげんは3cm長さに切る。

2 耐熱ボウルに**1**と**A**を入れてか
　らめ、ラップをして電子レンジ
　で2〜3分加熱する。

3 仕上げに白ごまをふる。

> レンチン
> *point*
>
> いんげんは加熱しすぎると水分が飛び、シワシワで固くなり
> ます。調味料をからめ、ラップをして様子を見ながら加熱を。

小松菜のレンジナムル

シャキシャキの小松菜でカルシウム補給

材料（1回分）

小松菜…40g

わかめ(乾燥)…小さじ½

A【白すりごま・ごま油
　　…各小さじ1
　　塩…少々】

─ 代わりにこんな食材 ─

 もやし、にんじん、
チンゲン菜、にら
など

作り方

1 わかめは水で戻して水けをきる。
　小松菜は4cm長さに切る。

2 耐熱ボウルに小松菜を入れ、
　ラップをして電子レンジで1分
　ほど加熱する。

3 **2**の水けをきり、わかめと**A**を
　加えて和える。

	糖質	0.4g	1回量
1回量	たんぱく質	1.3g	**61** kcal

アスパラとクレソンの
マスタード蒸し

クレソンの苦味とマスタードで大人好みの味わいに

材料（1回分）

グリーンアスパラガス
　…1本(20g)

クレソン…20g

A【オリーブオイル・
　粒マスタード…各小さじ½
　塩・こしょう…各少々】

作り方

1 アスパラは根元を切り落として
　下⅓程度の皮をむき、4cm長
　さに切る。クレソンは4cm長
　さに切る。

2 耐熱ボウルに**1**を入れ、ラップ
　をして電子レンジで40〜50秒
　加熱する。

3 **2**の水けをふき取り、**A**を加え
　て和える。

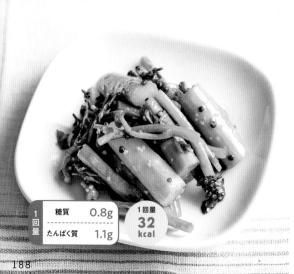

	糖質	0.8g	1回量
1回量	たんぱく質	1.1g	**32** kcal

チンゲン菜のお浸し しょうゆ味

シャキっとした食感がたまらない

材料（1回分）
チンゲン菜…40g
A【だし汁…大さじ1
　しょうゆ…小さじ½
　塩…少々】

┌─ 代わりにこんな食材 ─
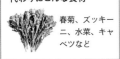 春菊、ズッキーニ、水菜、キャベツなど
└─────────────

作り方
1 チンゲン菜は3cm長さに切り、大きければ縦半分に切る。
2 耐熱ボウルに1とAを入れて混ぜ、ラップをして電子レンジで1分30秒ほど加熱する。

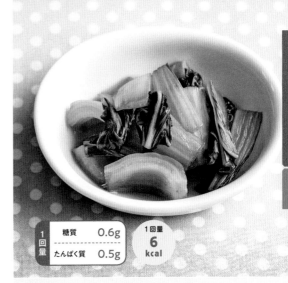

| 1回量 | 糖質 | 0.6g |
| | たんぱく質 | 0.5g |

1回量
6 kcal

ピーマンの梅和え 梅味

ピーマンのビタミンCと梅のクエン酸で疲労回復

材料（1回分）
ピーマン…1個(20g)
A【梅肉・ごま油…各小さじ½】

┌─ 代わりにこんな食材 ─
 ミニトマト、カリフラワー、さやいんげん、しめじなど
└─────────────

作り方
1 ピーマンは細切りにする。
2 耐熱ボウルに1を入れ、ラップをして電子レンジで40秒ほど加熱する。
3 2の水けをふき取り、Aを加えて和える。

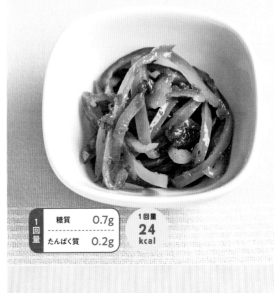

| 1回量 | 糖質 | 0.7g |
| | たんぱく質 | 0.2g |

1回量
24 kcal

カリフラワーの パセリアンチョビ炒め風 塩味

パセリの苦味とアンチョビの風味がクセになる

材料（1回分）
カリフラワー…40g
アンチョビフィレ…½枚
A【パセリ（みじん切り）
　　…小さじ2
　オリーブオイル…小さじ½】

作り方
1 カリフラワーは小房に分けて耐熱ボウルに入れる。
2 アンチョビはみじん切りにして1に加え、Aも加えてさっと混ぜる。
3 ラップをして電子レンジで30秒ほど加熱する。

 レンチン point　パセリもレンジ加熱すると香りが立ちやすく、食べやすくなります。アンチョビはしっかりみじん切りにして和えると◎。

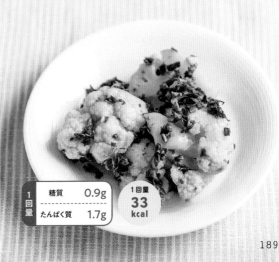

| 1回量 | 糖質 | 0.9g |
| | たんぱく質 | 1.7g |

1回量
33 kcal

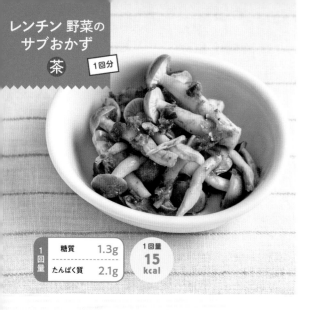

1回量	糖質	1.3g	1回量 15 kcal
	たんぱく質	2.1g	

しめじのおかかポン酢　酸味

ポン酢でさっぱり食べられる!

材料（1回分）

しめじ…½パック(50g)

A【かつお節…ひとつまみ
　ポン酢しょうゆ
　…大さじ½】

┌ 代わりにこんな食材 ┐

ピーマン、ミニト
マト、ズッキーニ、
さやいんげんなど

作り方

1 しめじは小房に分ける。

2 耐熱ボウルに1を入れ、ラップ
をして電子レンジで40秒ほど
加熱する。

3 2の水けをきり、Aを加えて和
える。

まいたけののりわさび和え　しょうゆ味

わさびじょうゆの味つけでお弁当のアクセントに

材料（1回分）

まいたけ…40g

焼きのり…少々

A【わさび…小さじ⅛
　しょうゆ…小さじ½】

作り方

1 まいたけは小房に分ける。

2 耐熱ボウルに1を入れ、ラップ
をして電子レンジで1分ほど加
熱する。

3 2の水けをふき取り、ちぎった
焼きのり、Aを加えて和える。

┌ 糖質オフ! point ┐

全ての食材が低糖質。旨味の強いまいたけに、焼きのりで風味をプラス
し、わさびの香りも効かせると、食べ飽きない、満足感のある副菜に。

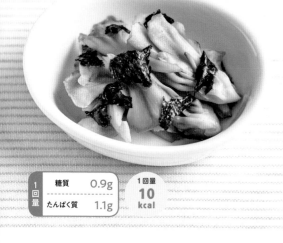

1回量	糖質	0.9g	1回量 10 kcal
	たんぱく質	1.1g	

しいたけの含め煮　甘辛味

肉厚なしいたけの旨味がジュワーと広がる

材料（1回分）

しいたけ…2枚(30g)

A【しょうゆ・酒・ラカントS
　(顆粒)…各小さじ1】

作り方

1 しいたけは半分にそぎ切りにす
る。

2 耐熱ボウルに1とAを入れてか
らめ、ラップをして電子レンジ
で1分ほど加熱する。

┌ レンチン point ┐

しいたけはそぎ切りにすると火が通りやすい&食べやすい。
調味料にからめてから加熱すると味がなじみやすくて◎。

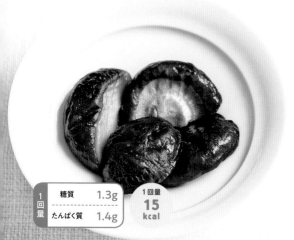

1回量	糖質	1.3g	1回量 15 kcal
	たんぱく質	1.4g	

きのこのジンジャーマリネ 酸味

しょうがとごま油の風味がよく合う

材料（1回分）

しめじ…20g
しいたけ…1枚（15g）
エリンギ…30g
A【おろししょうが・
　しょうゆ・酢・ごま油
　…各小さじ½】

┌─ 代わりにこんな食材 ─┐

なす、ピーマン、
ブロッコリー、
もやしなど
└────────────┘

作り方

1 しめじは小房に分ける。しいたけは5mm幅の薄切り、エリンギは一口大の薄切りにする。
2 耐熱ボウルに1を入れ、ラップをして電子レンジで1分ほど加熱する。
3 2の水けをふき取り、Aを加えて和える。

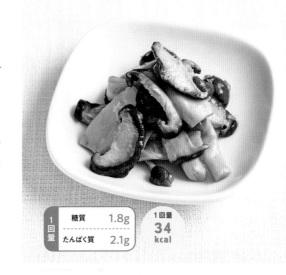

1回量	糖質	1.8g	1回量
	たんぱく質	2.1g	**34** kcal

ごぼうと油揚げの煮物 甘辛味

食物繊維豊富なごぼうでお腹すっきり

材料（1回分）

ごぼう…30g
油揚げ…¼枚
A【だし汁…大さじ2
　しょうゆ…小さじ1強
　ラカントS（顆粒）
　…小さじ1】

作り方

1 ごぼうは2〜3mm厚さの斜め切りにして水にさらして、水けをきる。油揚げは1cm幅の細切りにする。
2 耐熱ボウルにAを混ぜ合わせ、1を加え、ラップをして電子レンジで2分ほど加熱する。

レンチン point
火が通りにくいごぼうも、レンジで加熱すると簡単です。加熱してから一度冷ますと、味がよくしみます。

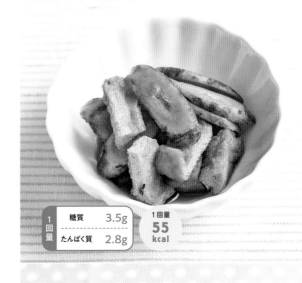

1回量	糖質	3.5g	1回量
	たんぱく質	2.8g	**55** kcal

れんこんの黒ごまきんぴら 甘辛味

れんこんの食感とすりごまの風味で満足感◎

材料（1回分）

れんこん…40g
A【しょうゆ・ラカントS
　（顆粒）…各小さじ½
　ごま油…小さじ¼】
黒すりごま…小さじ½

┌─ 代わりにこんな食材 ─┐

大根、ごぼう、
にんじんなど
└────────────┘

作り方

1 れんこんは2〜3mm厚さのいちょう切りにして水にさらし、水けをきる。
2 耐熱ボウルに1を入れてAをからめ、ラップをして電子レンジで1分ほど加熱する。
3 黒ごまを加えてからめる。

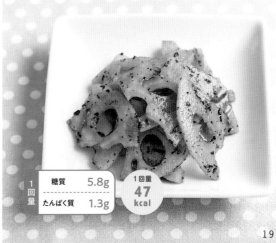

1回量	糖質	5.8g	1回量
	たんぱく質	1.3g	**47** kcal

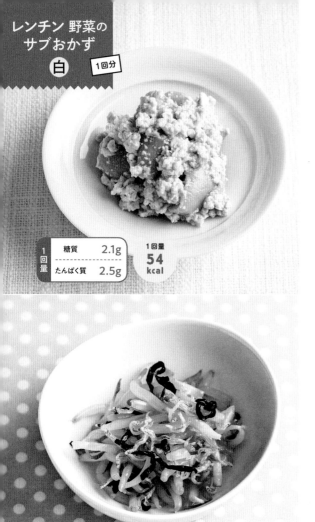

	糖質	2.1g	1回量
1回量	たんぱく質	2.5g	**54** kcal

蒸しなすの辛子白和え　塩味

砂糖を使わずヘルシー！ 辛子であとを引くおいしさ

材料（1回分）

なす…½本(40g)

木綿豆腐…30g

A【ごま油…小さじ½

　練り辛子…小さじ¼

　塩…少々】

作り方

1 なすは皮をむき、ラップで包んで電子レンジで2分ほど加熱し、一口大に切る。

2 豆腐はペーパータオルに包んで耐熱皿にのせ、電子レンジで30秒ほど加熱して水きりする。

3 ボウルに2を入れてスプーンなどでつぶし、Aを加えて混ぜる。1を加えてさっと和える。

 レンチン point なすは皮をむくと口当たりが◎。豆腐はペーパータオルに包んでレンジ加熱すれば水きりが簡単。加熱し過ぎに注意。

	糖質	0.5g	1回量
1回量	たんぱく質	1.6g	**28** kcal

もやしのじゃこ昆布和え　塩味

じゃこと昆布の組み合わせで味わい深く

材料（1回分）

もやし…30g

A【塩昆布…ひとつまみ

　ちりめんじゃこ…大さじ½

　ごま油…小さじ½

　塩…少々】

┌ 代わりにこんな食材 ─

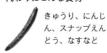 きゅうり、にんじん、スナップえんどう、なすなど

作り方

1 もやしはあればひげ根を取る。

2 耐熱ボウルに1を入れ、ラップをして電子レンジで2分ほど加熱する。

3 2の水けをきり、Aを加えて和える。

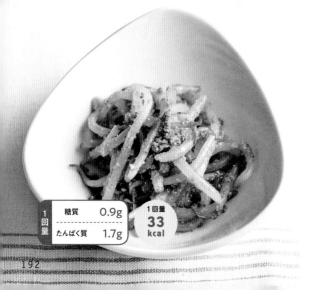

	糖質	0.9g	1回量
1回量	たんぱく質	1.7g	**33** kcal

もやしのごま和え　甘辛味

淡白なもやしも、ごま和えなら満足感ある一品に

材料（1回分）

もやし…30g

A【白すりごま…大さじ½

　しょうゆ・ラカントS

　（顆粒）・水…各小さじ½】

┌ 代わりにこんな食材 ─

 ほうれん草、アスパラ、さやいんげん、しいたけなど

作り方

1 もやしはあればひげ根を取る。

2 耐熱ボウルに1を入れ、ラップをして電子レンジで2分ほど加熱する。

3 2の水けをきり、Aを加えて和える。

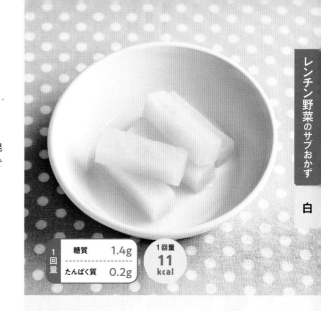

レンチン野菜のサブおかず

白

大根の甘酢漬け 酸味

大根の食感が楽しめて、箸休めにぴったり

材料（1回分）

大根 … 40g

A【酢・水 … 各大さじ1
　ラカントS（顆粒）
　　… 大さじ½
　塩 … 少々】

――代わりにこんな食材――

かぶ、にんじん、
きゅうりなど

作り方

1 大根は1cm角の棒状に切る。
2 耐熱ボウルに1とAを入れて混ぜ、ラップをして電子レンジで1分30秒ほど加熱する。

1回量	糖質	1.4g	1回量 11 kcal
	たんぱく質	0.2g	

かぶの煮浸し しょうゆ味

カルシウム豊富な桜えびを加えて香りよく

材料（1回分）

かぶ … ½個

桜えび … 大さじ½

A【だし汁 … 大さじ2
　しょうゆ … 小さじ½
　塩 … 少々】

――代わりにこんな食材――
大根、小松菜、春菊、
ほうれん草など

作り方

1 かぶは茎を2〜3cm残して3〜4等分のくし形切りにする。
2 耐熱ボウルに1、A、桜えびを入れて混ぜ、ラップをして電子レンジで1分30秒〜2分加熱する。

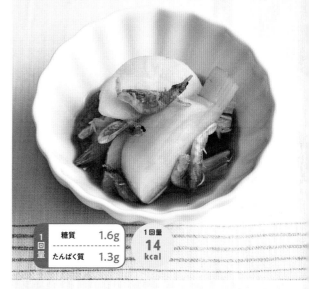

1回量	糖質	1.6g	1回量 14 kcal
	たんぱく質	1.3g	

カリフラワーとアーモンドのデリサラダ チーズ味

クリーミーな味わいと食材の食感が◎

材料（1回分）

カリフラワー … 40g

アーモンド … 2粒

A【クリームチーズ … 大さじ1
　粒マスタード … 小さじ1
　塩・こしょう … 各少々】

――代わりにこんな食材――
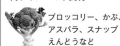
ブロッコリー、かぶ、
アスパラ、スナップ
えんどうなど

作り方

1 カリフラワーは小房に分けて耐熱皿にのせ、ラップをして電子レンジで1分ほど加熱する。アーモンドは粗く刻む。
2 ボウルにAを混ぜ合わせ、1を加えて和える。

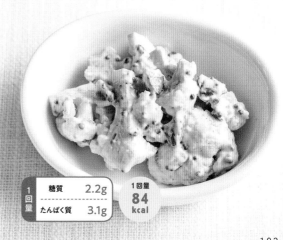

1回量	糖質	2.2g	1回量 84 kcal
	たんぱく質	3.1g	

193

ゆる糖質オフならOK！
低糖質の主食レシピ

ゆる糖質ダイエットは、1食だけなら主食を食べてもOKです。おからやカリフラワー、しらたきを使った低糖質のごはんや、ブランパンで作るサンドイッチを紹介します。

＼ おからごはんでおにぎりバリエ ／　1回分

オリーブとベーコンのおにぎり　塩味

オリーブとベーコンの塩けがおいしい

材料（1回分）

おから20g、ごはん80g、グリーンオリーブ2個、ベーコン½枚（10g）、塩少々

作り方

1 おからは耐熱ボウルに入れ、ラップはせずに電子レンジで1分ほど加熱する。オリーブは輪切りにする。
2 ベーコンは1cm幅の細切りにし、中火で熱したフライパンでさっと炒める。
3 ボウルにごはん、1、2、塩を入れて混ぜ、三角に握る。

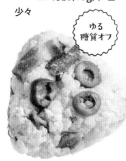
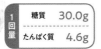

ゆる糖質オフ

| 1回量 | 糖質 | 30.0g |
| | たんぱく質 | 4.6g |

1回量 **206** kcal

たらこと炒り卵のおにぎり

やさしい色合いで、お弁当が明るく！　塩味

材料（1回分）

おから20g、ごはん80g、たらこ10g、溶き卵⅓個分、サラダ油・塩各少々

作り方

1 おからは耐熱ボウルに入れ、ラップはせずに電子レンジで1分ほど加熱する。たらこはグリルで焼いてほぐす。
2 溶き卵に塩を加えて混ぜる。サラダ油を中火で熱したフライパンに入れて炒め、炒り卵を作る。
3 ボウルにごはん、1、2を入れて混ぜ、塩をつけた手で俵形に握る。

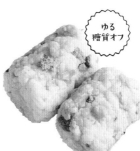

ゆる糖質オフ

| 1回量 | 糖質 | 30.0g |
| | たんぱく質 | 7.7g |

1回量 **200** kcal

ツナみそおにぎり　みそ味

濃厚なツナみそにさわやかな青じそが絶妙

材料（1回分）

おから20g、ごはん80g、ツナ缶小¼缶（17g）、青じそ½枚、A【みそ小さじ½、ラカントS（顆粒）小さじ¼】、焼きのり⅛枚

作り方

1 ツナは汁けをきり、粗みじん切りにした青じそとAを加えて混ぜる。
2 おからは耐熱ボウルに入れ、ラップはせずに電子レンジで1分ほど加熱する。
3 2にごはんを加えて混ぜ、1を具にし、塩をつけた手で平たい丸に握り、のりを巻く。

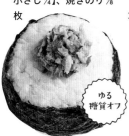

ゆる糖質オフ

| 1回量 | 糖質 | 30.4g |
| | たんぱく質 | 6.8g |

1回量 **209** kcal

ゆかりとクレソンのおにぎり

香りがよく、さっぱりと食べられる　梅味

材料（1回分）

おから20g、ごはん80g、ゆかり小さじ⅙、クレソン10g

作り方

1 おからは耐熱ボウルに入れ、ラップはせずに電子レンジで1分ほど加熱する。
2 クレソンは1cm幅に切る。
3 1にごはん、ゆかり、2を加えてさっくりと混ぜ、三角に握る。

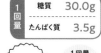

| 1回量 | 糖質 | 30.0g |
| | たんぱく質 | 3.5g |

ゆる糖質オフ

1回量 **159** kcal

カリフラワー＆しらたきでチャーハンバリエ

`1回分`

ハムと青ねぎの ザーサイチャーハン `しょうゆ味`

ザーサイの食感と味わいがアクセント！

材料（1回分）
カリフラワー・ごはん各80g、ハム1枚、万能ねぎ2本、ザーサイ10g、溶き卵½個分、サラダ油小さじ1、A【しょうゆ小さじ½、塩少々】

作り方
1 ハムは1cm四方、万能ねぎは小口切りにする。ザーサイ、カリフラワーは粗みじん切りにする。
2 フライパンにサラダ油を中火で熱し、ハム、ザーサイ、カリフラワーを炒める。しんなりしたら溶き卵、ごはんを加えて炒める。
3 パラッとしたら万能ねぎを加えてさっと炒め合わせ、Aで調味する。

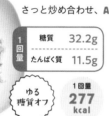

1回量	糖質	32.2g
	たんぱく質	11.5g

ゆる糖質オフ

1回量 277 kcal

ウインナーといんげん、 パプリカのピラフ風チャーハン

ウインナーの旨味とパプリカの甘味が◎ `コンソメ味`

材料（1回分）
カリフラワー・ごはん各80g、ウインナーソーセージ1本、さやいんげん2本、黄パプリカ⅛個（20g）、バター5g、A【洋風スープの素小さじ¼、塩・こしょう各少々】

作り方
1 ウインナーは1cm幅の輪切りにする。いんげんは2cm幅に切る。パプリカは1cm四方に切る。カリフラワーは粗みじん切りにする。
2 フライパンにバターを中火で熱し、いんげんを炒める。油が回ってしんなりしたらウインナー、パプリカ、カリフラワーを加えて炒め、しんなりしたらごはんを加えて炒める。
3 パラッとしたらAを加えて炒め合わせる。

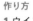

ゆる糖質オフ

1回量	糖質	33.7g
	たんぱく質	7.5g

1回量 268 kcal

鮭フレークとピーマンのチャーハン

鮭の塩けとピーマンの苦味がマッチ `しょうゆ味`

材料（1回分）
しらたき½袋（100g）、ごはん80g、鮭フレーク（市販品）20g、ピーマン1個（20g）、サラダ油小さじ1、A【しょうゆ小さじ¼、塩少々】

作り方
1 しらたきは粗く刻む。ピーマンは1cm四方に切る。
2 フライパンを中火で熱し、しらたきをから炒りする。水分が飛んでチリチリと音がするようになったらサラダ油を加えてピーマンを炒め、しんなりしたらごはんを加えて炒める。
3 パラッとしたら鮭フレークを加えて炒め合わせ、Aで調味する。

ゆる糖質オフ

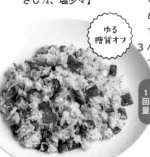

1回量	糖質	30.3g
	たんぱく質	8.3g

1回量 217 kcal

しらすと小松菜の塩昆布チャーハン

パラパラの口当たりと、しらすの旨味が◎ `しょうゆ味`

材料（1回分）
しらたき½袋（100g）、ごはん80g、しらす干し大さじ2、小松菜50g、サラダ油小さじ⅓、塩昆布ひとつまみ、A【しょうゆ小さじ1/4、塩少々】

作り方
1 しらたきは粗く刻む。小松菜は1cm幅に切る。
2 フライパンを中火で熱し、しらたきをから炒りする。水分が飛んでチリチリと音がするようになったらサラダ油を加えて小松菜を炒め、しんなりしたらごはんを加えて炒める。
3 パラッとしたらしらす、塩昆布を加えて炒め合わせ、Aで調味する。

ゆる糖質オフ

1回量	糖質	30.1g
	たんぱく質	6.0g

1回量 181 kcal

ブランパンでサンドイッチバリエ

1回分

しょうが焼きサンド 甘辛味
パンとしょうが焼きの組み合わせが新鮮！

材料（1回分）
豚バラ薄切り肉50g、サラダ油小さじ½、A【しょうゆ・酒・ラカントS（顆粒）各小さじ1、おろししょうが小さじ½】、キャベツ20g、赤パプリカ5g、ブランパン2個

作り方
1 キャベツはせん切り、パプリカは薄切りにして混ぜ合わせておく。
2 フライパンにサラダ油を中火で熱し、豚肉を炒め、混ぜ合わせたAを加えてさっとからめる。
3 切れ目を入れたブランパンに1と2を挟む。

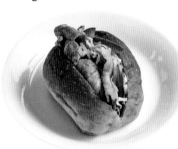

| 1回量 | 糖質 | 6.4g |
| | たんぱく質 | 20.4g |

1回量 **372** kcal

ツナアボカドサンド マヨ味
玉ねぎとゆずこしょうが入ったツナマヨが美味

材料（1回分）
ツナ缶小½缶（35g）、A【玉ねぎ（みじん切り）・マヨネーズ各大さじ1、ゆずこしょう小さじ¼】、アボカド・トマト各⅙個、ブランパン2個

作り方
1 ツナは汁けをきってAを混ぜる。アボカド、トマトは薄切りにする。
2 切れ目を入れたブランパンに1を挟む。

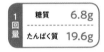
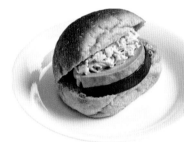

| 1回量 | 糖質 | 6.8g |
| | たんぱく質 | 19.6g |

1回量 **366** kcal

スモークサーモンとチーズのサンド チーズ味
切って挟むだけで簡単だから、忙しい朝に◎

材料（1回分）
カマンベールチーズ2個（32g）、スモークサーモン2枚、クレソン適量、ブランパン2個

作り方
1 チーズは1個を3等分に切る。スモークサーモンは半分に切る。
2 切れ目を入れたブランパンに1とクレソンを挟む。

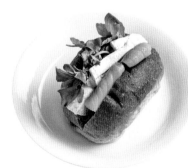

| 1回量 | 糖質 | 4.7g |
| | たんぱく質 | 23.9g |

1回量 **273** kcal

生ハムレタスサンド マヨ味
大人に大人気！ 辛子マヨネーズがアクセント

材料（1回分）
生ハム2枚（20g）、レタス1枚（25g）、きゅうり20g、A【マヨネーズ小さじ2、練り辛子小さじ¼】、ブランパン2個

作り方
1 きゅうりは斜め薄切りにする。レタスはちぎる。
2 切れ目を入れたブランパンに混ぜ合わせたAを塗り、1と生ハムを挟む。

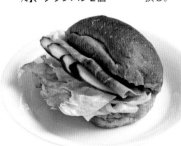

| 1回量 | 糖質 | 6.3g |
| | たんぱく質 | 17.8g |

1回量 **256** kcal

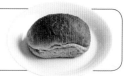

きゅうりサンド ヨーグルト味

ヨーグルトとディルが入ってさわやか!

材料（1回分）

きゅうり1本、塩小さじ¼、A【マヨネーズ・プレーンヨーグルト各小さじ2】、ディル適量、ブランパン2個

作り方

1 きゅうりは小口切りにして塩をまぶし、10分ほどおく。しんなりしたら水けを絞り、刻んだディル、Aで和える。
2 切れ目を入れたブランパンに1を挟む。

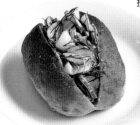

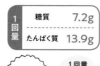

1回量	糖質	7.2g
	たんぱく質	13.9g

ゆる糖質オフ

1回量 **216** kcal

にんじんの和風サラダサンド

かつお節の風味があとを引く しょうゆ味

材料（1回分）

にんじん50g、塩小さじ¼、A【オリーブオイル・しょうゆ各小さじ1、酢小さじ½、かつお節ひとつまみ】、サニーレタス½枚、ブランパン2個

作り方

1 にんじんはせん切りにして塩をまぶし、10分ほどおく。しんなりしたら水けを絞り、Aで和える。サニーレタスはちぎる。
2 切れ目を入れたブランパンに1を挟む。

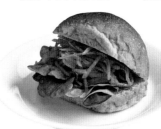

1回量	糖質	8.4g
	たんぱく質	13.7g

ゆる糖質オフ

1回量 **205** kcal

ルッコラとマッシュルームのオムレツサンド マヨ味

低糖質野菜と卵を使って栄養バランスもgood

材料（1回分）

卵・マッシュルーム・ラディッシュ各1個、ルッコラ10g、A【牛乳大さじ½、マヨネーズ小さじ1、塩・こしょう各少々】、オリーブオイル小さじ1、ブランパン2個

作り方

1 マッシュルームは薄切り、ルッコラはざく切りにする。ラディッシュは輪切りにする。
2 ボウルに卵を溶きほぐし、A、ルッコラを加えて混ぜる。
3 フライパンにオリーブオイルを中火で熱し、マッシュルームを炒める。しんなりしたら2を流し入れてさっと炒める。
4 切れ目を入れたブランパンに3とラディッシュを挟む。

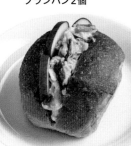

1回量	糖質	5.4g
	たんぱく質	19.6g

1回量 **291** kcal

えびとスプラウトのサンド マヨ味

えびの食感とアボカドのコクが◎

材料（1回分）

アボカド½個、A【スプラウト15g、マヨネーズ大さじ1½、塩少々】、えび3尾、ブランパン2個

作り方

1 アボカドは皮と種を取り、ボウルに入れてつぶし、Aを加えて和える。えびは殻と背ワタを取ってゆで、厚みを半分に切る。
2 切れ目を入れたブランパンに1を挟む。

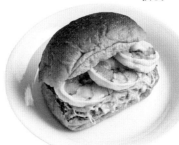

1回量	糖質	6.0g
	たんぱく質	20.7g

1回量 **427** kcal

スープで満足度アップ！
低糖質のスープレシピ

スープジャーがあると、温かいスープが楽しめます。しらたきやこんにゃく、野菜、
糖質オフの麺を使った低糖質のスープをお弁当にプラスすれば、満足度もアップします。

＼ 野菜たっぷりスープバリエ ／ 　1回分

鶏がらスープで
さっぱり！

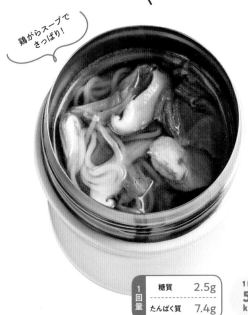

1回量	糖質	2.5g	1回量
	たんぱく質	7.4g	**58** kcal

ほっとする
やさしいスープ

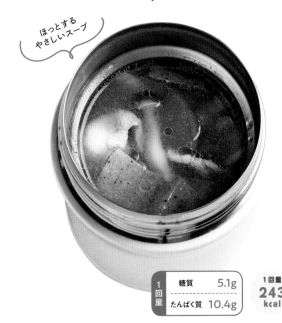

1回量	糖質	5.1g	1回量
	たんぱく質	10.4g	**243** kcal

中華風しらたきスープ　しょうゆ味
しらたきでヘルシーにかさ増しできる

材料（1回分）

鶏ささみ½本(25g)、し
いたけ1枚、白菜50g、
しらたき80g、しょうが
（せん切り）少々、A【水
1カップ、鶏がらスープ
の素小さじ½、しょうゆ
小さじ1、ごま油小さじ
¼、塩・こしょう各少々】

作り方

1 しいたけは薄切り、白菜は1cm
幅の細切りにする。ささみは筋を
取ってそぎ切りにする。しらたき
は食べやすい長さに切って2～3
分下ゆでする。

2 スープジャーに熱湯適量（分量外）
を入れて温めておく。

3 鍋にAを中火で煮立て、1としょ
うがを入れてささみに火が通るま
で煮る。

4 スープジャーの湯を捨てて3を入
れ、蓋をして2時間以上保温する。

豚汁　みそ味
豚バラの旨味たっぷりのスープがおいしい

材料（1回分）

豚バラ薄切り肉50g、し
めじ・にんじん・こんにゃ
く各30g、だし汁1カッ
プ、みそ小さじ2～大さ
じ1

作り方

1 豚肉は一口大に切る。しめじは小
房に分ける。にんじんは1～
2mm厚さのいちょう切り、こん
にゃくは食べやすい大きさの薄切
りにする。

2 スープジャーに熱湯（分量外）を入
れて温めておく。

3 鍋を中火で熱し、豚肉を炒める。
色が変わったらにんじんを加えて
さっと炒め、だし汁、しめじ、こ
んにゃくを加えて煮立たせる。火
を止めてみそを加える。

4 スープジャーの湯を捨てて3を入
れ、蓋をして2時間以上保温する。

> 糖質オフ*memo*
>
> ## 具だくさんにして満足度をアップ
>
> 汁物を添えると満足感が得られます。糖質の低いきのこやこんにゃく、野菜をたっぷり入れて、たんぱく質をプラスすれば、さらに満足度がアップします。主食がなくても◎。

ブランパンや糖質ゼロ麺に◎

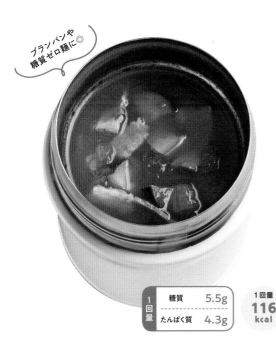

1回量	糖質	5.5g	1回量
	たんぱく質	4.3g	**116** kcal

ゴロゴロ野菜で食べ応え満点!

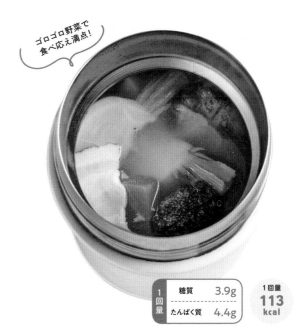

1回量	糖質	3.9g	1回量
	たんぱく質	4.4g	**113** kcal

ベーコンとズッキーニのトマトスープ トマト味

トマトスープの鮮やかな彩りでお弁当に◎

材料（1回分）

ベーコン1枚(20g)、ズッキーニ¼本(40g)、黄パプリカ⅛個(30g)、なす½本(40g)、A【水¾カップ、カットトマト缶50g、洋風スープの素小さじ¼、塩・こしょう各少々】

作り方

1 ベーコンは1cm幅の細切りにする。ズッキーニ、パプリカ、なすは1cm角程度に切る。
2 スープジャーに熱湯（分量外）を入れて温めておく。
3 鍋にAを中火で煮立て、1を入れて一煮立ちさせる。
4 スープジャーの湯を捨てて3を入れ、蓋をして2時間以上保温する。

ポトフ コンソメ味

野菜をたっぷり食べられる♪

材料（1回分）

ベーコン1枚(20g)、かぶ½個、にんじん・ブロッコリー各30g、A【洋風スープの素小さじ¼、塩・こしょう各少々、熱湯¾カップ】

作り方

1 ベーコンは2cm幅に切る。かぶは茎を2cmほど残して4等分のくし形切り、にんじんは1cm厚さのいちょう切りにする。ブロッコリーは小房に分ける。
2 スープジャーに熱湯（分量外）を入れて温め、湯を捨てる。1を入れて再び熱湯（分量外）を注ぎ、蓋をして2分ほどおいて温め、湯を捨てる。
3 Aを加え、蓋をして2時間以上保温する。

糖質オフの麺でスープバリエ

ごまの風味と
ピリ辛が最高!

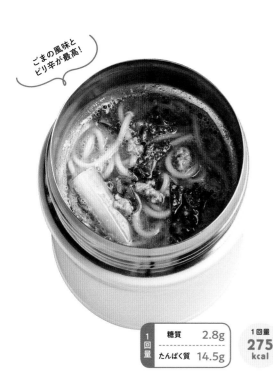

レモンが入った
すっきりスープ

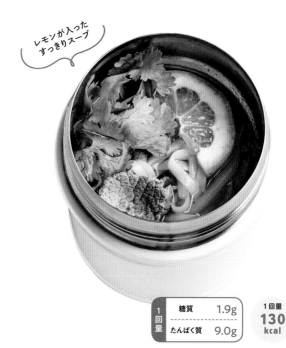

1回量	糖質	2.8g	1回量 275 kcal
	たんぱく質	14.5g	

1回量	糖質	1.9g	1回量 130 kcal
	たんぱく質	9.0g	

担々麺風　ねりごま味

うま辛のスープが麺によくからむ!

材料（1回分）

糖質オフの麺（丸麺タイプ）½袋（90g）、豚ひき肉50g、小松菜40g、**A**【しょうが（みじん切り）・にんにく（みじん切り）・豆板醤各小さじ¼】、サラダ油小さじ½、**B**【水1カップ、白ねりごま大さじ1、しょうゆ大さじ½、鶏がらスープの素小さじ½、ラカントS（顆粒）小さじ¼、ラー油・塩各少々】

作り方

1. 小松菜は3cm長さに切る。糖質オフの麺は水けをきる。
2. スープジャーに熱湯適量（分量外）を入れて温めておく。
3. 鍋にサラダ油、**A**を入れて弱火で炒める。香りが出たら中火にし、ひき肉を加えて炒め、色が変わったら**B**と**1**を加えて一煮立ちさせる。
4. スープジャーの湯を捨てて**3**を入れ、蓋をして2時間以上保温する。

フォー風　ナンプラー味

定番のベトナム料理を糖質オフの麺で楽しむ

材料（1回分）

糖質オフの麺（平麺タイプ）½袋（90g）、牛薄切り肉40g、もやし30g、パクチー適量、**A**【水1カップ、鶏がらスープの素小さじ½、ナンプラー大さじ½、塩・こしょう各少々】、スライスレモン½枚

作り方

1. 牛肉は大きければ食べやすい大きさに切る。もやしはあればひげ根を取る。パクチーはざく切りにする。糖質オフの麺は水けをきる。
2. スープジャーに熱湯適量（分量外）を入れて温めておく。
3. 鍋に**A**を中火で煮立て、パクチー以外の**1**を入れて牛肉に火が通るまで煮る。
4. スープジャーの湯を捨てて**3**を入れ、パクチーとレモンを加え、蓋をして2時間以上保温する。

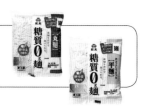

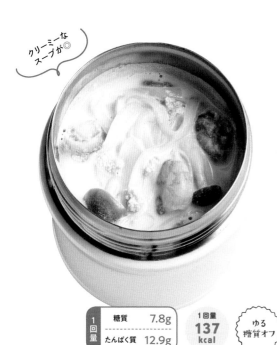

糖質オフの麺を使えば麺料理も楽しめる

おから麺やこんにゃく麺などの糖質オフの麺を使えば、麺を使った料理も思う存分味わえます。クセがなく、形もさまざまなので、いろいろなアレンジができます。

クリーミーなスープが◎

みそとバターの風味が美味!

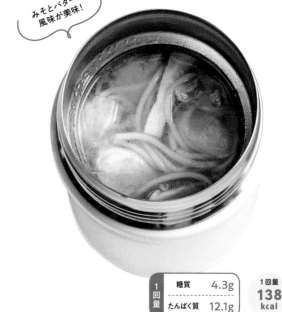

1回量	糖質	7.8g
	たんぱく質	12.9g

137 kcal

ゆる糖質オフ

1回量	糖質	4.3g
	たんぱく質	12.1g

138 kcal

明太チャウダー風 明太子味

魚介の旨味と牛乳のコクがたまらない!

材料（1回分）

糖質オフの麺（平麺タイプ）½袋（90g）、シーフードミックス40g、玉ねぎ・しめじ各20g、辛子明太子大さじ1、**A**【牛乳・水各½カップ、洋風スープの素小さじ½、塩・こしょう各少々】

作り方

1 玉ねぎは薄切り、しめじは小房に分ける。糖質オフの麺は水けをきる。

2 スープジャーに熱湯適量（分量外）を入れて温めておく。

3 鍋に**A**を中火で煮立て、1とシーフードミックス、明太子を入れてシーフードミックスに火が通るまで煮る。

4 スープジャーの湯を捨てて3を入れ、蓋をして2時間以上保温する。

みそバターラーメン風 みそ味

鮭や野菜が入って栄養バランスも◎

材料（1回分）

糖質オフの麺（丸麺タイプ）½袋（90g）、生鮭（切り身）½切れ（40g）、塩・こしょう各少々、キャベツ40g、エリンギ20g、**A**【水1カップ、みそ小さじ2、鶏がらスープの素・ラカントS（顆粒）各小さじ½、塩・こしょう各少々】、バター5g

作り方

1 鮭は一口大のそぎ切りにして塩、こしょうをふる。キャベツは3cm四方のざく切り、エリンギは一口大の薄切りにする。糖質オフの麺は水けをきる。

2 スープジャーに熱湯適量（分量外）を入れて温めておく。

3 鍋に**A**を中火で煮立て、1を入れて鮭に火が通るまで煮て、バターを加える。

4 スープジャーの湯を捨てて3を入れ、蓋をして2時間以上保温する。

さくいん

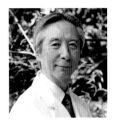

著者

江部康二（えべこうじ）

内科医／漢方医／一般財団法人高雄病院理事長／一般社団法人日本糖質制限医療推進協会理事長。
1950年京都府生まれ。1974年京都大学医学部卒業、京都大学胸部疾患研究所で研修。1978年より高雄病院に医局長として勤務。1999年に高雄病院に糖質制限食を導入し、2000年理事長就任、2001年から糖質制限食に本格的に取り組む。2002年に自ら糖尿病であると気づいて以来、さらに糖尿病治療の研究に力を注ぎ「糖質制限食」体系を確立。これにより自身の糖尿病を克服。主な著書・監修書に『決定版！スグやせ！糖質オフのラクうまレシピ150』（ナツメ社）、『内臓脂肪がストンと落ちる食事術』（ダイヤモンド社）など、多数ある。

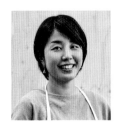

料理（レシピ制作・調理）

新谷友里江（にいやゆりえ）

管理栄養士、料理家、フードコーディネーター。祐成陽子クッキングアートセミナー卒業後、同講師、料理家・祐成二葉氏のアシスタントを経て独立。書籍・雑誌・広告などで、料理・お菓子のレシピ開発やフードスタイリング、メニュー提案などを行っている。お家ごはんを中心に、簡単でおいしい料理に定評がある。主な著書・監修書に『定番おかずがぜ〜んぶおいしく冷凍できちゃった100』（主婦の友社）、『医師が考えた 万能さば缶＆いわし缶レシピ』（学研プラス）、『まとめて作ってすぐラクごはん♪ つくりおき幼児食 1歳半〜5歳』（西東社）などがある。

Staff

撮影	田中宏幸
デザイン	矢﨑進　森尻夏実
	竹鶴仁恵（yahhos）
イラスト	高旗将雄
調理アシスタント	紺野理奈　今牧美幸
	松岡裕里子　高橋結　寺島萌香
編集協力／執筆協力	丸山みき　岩本明子（SORA企画）
編集アシスタント／スタイリング	大森奈津
栄養計算	角島理美
編集担当	遠藤やよい（ナツメ出版企画）

本書に関するお問い合わせは、書名・発行日・該当ページを明記の上、下記のいずれかの方法にてお送りください。電話でのお問い合わせはお受けしておりません。
・ナツメ社webサイトの問い合わせフォーム
　https://www.natsume.co.jp/contact
・FAX（03-3291-1305）
・郵送（下記、ナツメ出版企画株式会社宛て）
なお、回答までに日にちをいただく場合があります。正誤のお問い合わせ以外の書籍内容に関する解説・個別の相談は行っておりません。あらかじめご了承ください。

決定版！作りおき&レンチンで簡単！糖質オフのやせる！ラクうま弁当350

2020年2月4日　初版発行
2021年7月1日　第4刷発行

著　者	江部康二（えべこうじ）	©Ebe Koji, 2020
料　理	新谷友里江（にいやゆりえ）	Niiya Yurie, 2020
発行者	田村正隆	

発行所　**株式会社ナツメ社**
　　　　東京都千代田区神田神保町1-52　ナツメ社ビル1F（〒101-0051）
　　　　電話 03-3291-1257（代表）　FAX 03-3291-5761
　　　　振替 00130-1-58661

制　作　**ナツメ出版企画株式会社**
　　　　東京都千代田区神田神保町1-52　ナツメ社ビル3F（〒101-0051）
　　　　電話 03-3295-3921（代表）

印刷所　**図書印刷株式会社**

ISBN978-4-8163-6770-0
©ingectar-e

Printed in Japan

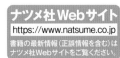

ナツメ社Webサイト
https://www.natsume.co.jp
書籍の最新情報（正誤情報を含む）はナツメ社Webサイトをご覧ください。